Psychosomatische Gynäkologie und Geburtshilfe

Beiträge der Jahrestagung 1997

Der Band **Psychosomatische Gynäkologie und Geburtshilfe 1997/98** enthält die Vorträge des 26. Seminarkongresses für psychosomatische Gynäkologie und Geburtshilfe, der 1997 in Freiburg i. Br. stattfand.

Folgende Themenschwerpunkte wurden behandelt:

- Spannungsfeld Reproduktionsmedizin: das Kindewunsch-Paar zwischen der technischen Machbarkeit der modernen Reproduktionsmedizin und den eigenen emotionalen und sexuellen Bedürfnissen.
- Das Frauenbild in seiner Bedeutung für Gynäkologie und Geburtshilfe
- Das Hauptthema „Psychosomatische Geburtshilfe" enthält kritische Reflexionen über den Mythos von der guten Mutter, psychosomatische Aspekte des Mannes während Schwangerschaft, Geburt und Wochenbett und Chancen und Möglichkeiten einer psychosomatischen Einwirkung auf die junge Mutter im Rahmen der frauenärztlichen Betreuung nach der Geburt.
- Die Beiträge „Subjektive Krankheitstheorien onkologischer Patientinnnen und Interventionsmöglichkeiten behandelnden Gynäkologen" sowie „Psychosomatische Therapie chronischer Unterbauchschmerzen" zeigen neue ganzheitliche Behandlungsmethoden auf.
- Der aktuelle Beitrag „Anspruch und Wirklichkeit in der frauenärztlichen Praxis" widmet sich den zunehmenden, auch wirtschaftlichen Schwierigkeiten, mit denen sich ein psychosomatisch orientierter Frauenarzt auseinandersetzen muß.
- Neben einer Vielzahl von weiteren Beiträgen aus der psychosomatischen Forschung und Praxis aus dem Gebiet der gesamten Frauenheilkunde findet sich als besonderes Thema die Übersichtsarbeit des Sexualforschers Gunther Schmidt: „Spätmoderne Sexualverhältnisse – zum sozialpsychologischen Hintergrund sexualtherapeutischer Arbeit."

Der neue Band dieser Fortbildungsreihe vermittelt Gynäkologen, interessierten Ärzten anderer medizinischer Fachdisziplinen sowie klinisch tätigen Psychologen das notwendige Wissen über psychosomatische Zusammenhänge und Störungen. Er enthält praxisnahe Hinweise für eine erfolgreiche Behandlung auf diesem für Arzt und Patientin problematischen Gebiet.

Reihe »edition psychosozial«

Psychosomatische Gynäkologie und Geburtshilfe

Beiträge der Jahrestagung 1997

Herausgegeben von
Dietmar Richter · Walther Schuth · Katharina Müller

Psychosozial-Verlag

Die Deutsche Bibliothek – CIP-Einheitsaufnahme

Psychosomatische Gynäkologie und Geburtshilfe:
Beiträge der Jahrestagung ... / Deutsche Gesellschaft für Psychosomatische Geburtshilfe und Gynäkologie. - Giessen : Psychosozial-Verl. (Edition Psychosozial)
Bis 22. 1993/94 im Verl. Springer, Berlin, Heidelberg, New York, London, Paris, Tokyo, Hong Kong, Barcelona, Budapest
Bis 15. 1986 (1987) u.d.T.: Psychosomatische Probleme in der Gynäkologie und Geburtshilfe ...
ISSN 0949-1511
NE: Deutsche Gesellschaft für Psychosomatische Geburtshilfe und Gynäkologie 1997/98. Beiträge der Jahrestagung 1997.
ISBN 978-3-932133-35-0

E-Mail: info@psychosozial-verlag.de
www.psychosozial-verlag.de

Umschlagabbildung: Claudia Hillemann, „Ausblick“, 1993
Umschlaggestaltung nach einem Reihenentwurf des Ateliers Warminski, Büdingen
Printed in Germany
ISBN 978-3-932133-35-0

Inhaltsverzeichnis

Vorworte

I. Spannungsfeld Reproduktionsmedizin

II. Sexualität

III. Das Frauenbild und die Frauenheilkunde

IV. Angewandte Psychosomatik

V. Psychosomatische Geburtshilfe

VI. Ein anderer Weg zum gleichen Ziel

VII. Aus Forschung und Praxis

Anhang

Vorworte

Vorwort

Im vorliegenden Band Psychosomatische Gynäkologie und Geburtshilfe 1997/98 sind die zum Teil erweiterten Vorträge der 26. Jahrestagung der Deutschen Gesellschaft für Psychosomatische Geburtshilfe und Gynäkologie veröffentlicht. Nach 1982 fand dieser Kongreß 1997 zum zweitenmal in Freiburg i. Brg. statt. Die hohe Teilnehmerzahl von über 500 Frauenärztinnen und Frauenärzten, Psychiatern, Psychotherapeuten, Psychologen und Ärzten anderer Fachrichtungen unterstreicht die Beliebtheit und unverminderte Aktualität dieser traditionsreichen psychosomatischen Tagung. Sie bietet nicht nur die Möglichkeit, psychosomatische Kenntnisse durch Vorträge und Vorlesungen zu erwerben, sondern führt auch durch die gleichzeitig angebotene Gruppenarbeit ein praxisnahes Erlernen psychosomatischer Denk- und Handlungsweisen. Ziel dieser psychosomatischen Fortbildung ist für den Frauenarzt ein kontinuierlicher Entwicklungsprozeß hin zu mehr psychosozialer Kompetenz für die zahlreichen nicht oder nicht in erster Linie somatisch bedingten Krankheiten, Konflikte und Probleme unserer Patientinnen.

Seit 1994 gehört eine Grundausbildung in psychosomatischer Medizin zur Pflichtausbildung für jede Frauenärztin und jeden Frauenarzt. Nachzuweisen sind folgende Weiterbildungsinhalte: Theorieseminare (20 Stunden), Vermittlung und Einübung verbaler Interventionstechnik (30 Stunden) und Balint-Gruppenarbeit mit Darstellung von 3 eigenen Fällen (30 Stunden). Nach Prüfung der Inhalte dieser Tagung durch die Frauenärztliche Akademie und die Ärztekammer Südbaden wurde erstmals eine offizielle Anerkennung dieser Tagung für die Weiterbildung Psychosomatische Grundversorgung in der Frauenheilkunde und Geburtshilfe ausgesprochen.

Im einzelnen werden folgende Themenschwerpunkte behandelt. Das erste Hauptthema behandelte das *Spannungsfeld Reproduktiosmedizin*: Das Kinderwunschpaar zwischen technischer Machbarkeit der modernen Reproduktionsmedizin und den eigenen emotionalen und sexuellen Wünschen und Bedürfnissen. Ein weiteres viel diskutiertes Hauptthema – das *Frauenbild und die Frauenheilkunde* – führte zu kritischen Reflexionen über das historische und sich in einer Wandlung befindliche aktuelle Frauenbild in seiner Bedeutung für Gynäkologie und Geburtshilfe. Im Kapitel *Psychosomatische Geburtshilfe* geht es um den Mythos von der guten Mutter, um psychosomatische Aspekte des Mannes während Schwangerschaft, Geburt und Wochenbett, und um Chancen und Möglichkeiten einer psychosomatischen Einwirkung auf die junge Mutter im Rahmen der Betreuung nach der Geburt. Die

Beiträge *Subjektive Krankheitstheorien onkologischer Patientinnen und Interventionsmöglichkeiten des Arztes* sowie *Psychosomatische Therapie von Patientinnen mit chronischen Unterbauchschmerzen* zeigen neue ganzheitliche Behandlungsmöglichkeiten auf. Ein ganz aktueller Beitrag, *Anspruch und Wirklichkeit in der frauenärztlichen Praxis,* widmet sich den zunehmenden, auch wirtschaftlichen Schwierigkeiten, mit denen sich ein psychosomatisch orientierter Frauenarzt auseinandersetzen muß. Die Übersichtsarbeit des renommierten Sexualforschers Gunther Schmidt – als Festvortrag gehalten – *Heterosexuelle Beziehungen im Wandel der Zeit* stellt einen lesenswerten Höhepunkt dieses Bandes dar. Das Kapitel *Ein anderer Weg zum gleichen Ziel* enthält ausschließlich Beiträge unserer ostdeutschen Kolleginnen und Kollegen, und zeigt, daß sich auch in der Zeit politischer Behinderung eine lebendige psychosomatische Wissenschaft und Gesellschaft entwickelt hat. Der Themenbereich *Aus Forschung und Praxis* umfaßt in zwei Kapiteln kürzere Beiträge zu aktuellen Fragen, Forschungsergebnissen und Erfahrungsberichten aus dem gesamten Bereich der psychosomatischen Gynäkologie und Geburtshilfe.

Das vorliegende Buch vermittel Gynäkologen, interessierten Ärzten anderer medizinischer Fachdisziplinen sowie klinisch tätigen Psychologen das notwendige Wissen über psychosomatische Zusammenhänge und Störungen. Es enthält praxisnahe Hinweise für eine erfolgreiche Behandlung. Dieser Band erweitert die schon vorhandene Reihe der Psychosomatischen Präsenzbibliothek in der Frauenheilkunde.

Freiburg, im Dezember 1997

Dietmar Richter
Walter Schuth
Katharina Müller

Eröffnungsansprache

Heribert Kentenich, Präsident der Deutschen Gesellschaft für Psychosomatische Geburtshilfe und Gynäkologie

Sehr verehrter Herr Dekan,
sehr verehrter Herr Oberbürgermeister,
liebe Kolleginnen und Kollegen,

ich darf Sie recht herzlich im winterlichen Freiburg begrüßen. Wir sind nunmehr, nachdem wir uns im letzten Jahr in Bremen getroffen haben, ganz in den Süden Deutschlands gezogen in ein herrliches Ambiente – eigentlich die wärmste Ecke Deutschlands.

Über ein Jahr lang haben Frau Dr. Barth- Juninger, Frau Dr. von Bülow, Frau Dr. Müller, Herr Dr. Noelle, Priv.-Doz. Dr. Schuth und vor allen Dingen Herr Prof. Richter, unser Tagungspräsident, diesen Kongreß vorbereitet.

Wie schon in den vergangenen Jahren, so ist dies das Ergebnis eines Teams, das sich kontinuierlich getroffen hat. Man muß die Arbeit von Prof. Richter aber besonders herausheben, der nach 1982 wiederum einen Kongreß unserer Gesellschaft in Freiburg organisiert hat.

Mit ihm verbinden sich nicht nur organisatorisches Geschick, sondern auch langjährige, sehr praxisorientierte Erfahrungen in der psychosomatischen Frauenheilkunde, die er uns schon in vielen Vorträgen weitergegeben hat. Dank auch an die Kongreßorganisation Geber & Reusch, die wie immer alles gut vorbereitet hat.

Doch nun zu einigen uns betreffende politischen Fragen:

Die sprechende Medizin und ihre Bezahlung

Das Jahr 1996 war das Jahr der sogenannten EBM-Reform, die uns, die wir in der Frauenheilkunde die sprechende Medizin in den Vordergrund gerückt haben, vom ökonomischen Aspekt her hart getroffen hat. Sie kennen das Problem der Pauschalierung und damit Abwertung der Gesprächsziffern. Sehr bedenklich war insbesondere die Pauschalierung der Ziffer 851, welche eine qualifizierte Ziffer der psychosomatischen Grundversorgung ist. Viele von Ihnen haben sich an den Vorstand gewandt, und ich selbst habe im Juni 1996 unseren Standpunkt eindeutig beim Vorstand der Kassenärztlichen Bundesvereinigung zum Ausdruck gebracht. Zudem war nicht zu akzeptieren, daß Frauenärzte nur auf 30 Punkte pauschaliert werden sollten und damit eindeutig schlechter gestellt werden sollten als Allgemeinärzte.

Jeder von uns weiß, daß Frauenärzte viele Aufgaben der primärärztlichen Versorgung haben (Kontrazeptionsberatung, Familienplanung, Beratung in Lebensübergängen).

Nunmehr steht uns das Praxisbudget ins Haus. Positiv ist anzumerken, daß die psychosomatischen Ziffern in ein Zusatzbudget gelegt wurden, so daß sie einen gewissen Schutz erfahren. Wir werden aber auch in Zukunft unser Augenmerk auf zwei Seiten diesbezüglich richten müssen. Auf der einen Seite werden wir bei der KBV die adäquate Honorierung der sprechenden Medizin fordern müssen. Auf der anderen Seite werden wir auch über Mißbrauch mit diesen qualifizierten Ziffern (850 und 851) zu sprechen haben, denn diese werden oft von Kollegen in Ansatz gebracht, ohne daß die entsprechende Qualität dahintersteckt.

Weiterbildung

Die Musterweiterbildungsordnung und Musterweiterbildungsrichtlinien schreiben die Integration der Psychosomatik in das Fach der Frauenheilkunde vor.

Die Landesärztekammern haben die zentralen Vorschläge der Bundesärztekammer aus dem Jahr 1992 und 1994 auf Länderebene übernommen. Denn nur die Ausformulierung auf Länderebene ist bindend.

Seit nunmehr fast zwei Jahren arbeitet unsere Gesellschaft an der Entwicklung und Anerkennung von Curricula zur Vermittlung dieser Inhalte. Es besteht ein Dilemma darin, daß den Chefärzten, die die Befugnis zur Weiterbildung haben, nicht vorgeschrieben werden kann, wie diese Inhalte zu vermitteln sind. Es können lediglich Empfehlungen ausgesprochen werden.

Wir sind aber stolz darauf, daß die gemeinsame Weiterbildungskommission unserer Muttergesellschaft, der Deutschen Gesellschaft für Gynäkologie und Geburtshilfe, sowie des Berufsverbandes der Frauenärzte auf ihrer Sitzung im Dezember 1996 unser Konzept vorbehaltlos unterstützt hat. Dies bedeutet, daß die Chefärzte angehalten werden, die psychosomatische Frauenheilkunde entsprechend unseren Vorschlägen zu vermitteln.

Konkret setzen wir in München, im Raum Freiburg und in Berlin solche Curricula organisatorisch um und werden sie im laufenden Jahr in allen drei Standorten lokal anbieten. Dieses Angebot gilt selbstverständlich für alle in Weiterbildung befindlichen Kollegen in der Bundesrepublik.

Dies bedeutet auch, daß unsere Jahreskongresse in das Konzept der Weiterbildung integriert werden müssen und daß die Inhalte unserer Jahreskongresse diesbezüglich anerkannt werden müssen. Dies ist für den Freiburger Kongreß durch Prof. Richter in Absprache mit der Ärztekammer Süd-Baden gelungen.

Qualitätssicherung und Leitlinien der psychosomatischen Frauenheilkunde

Es steht nunmehr die Entwicklung von Leitlinien der Diagnostik und Therapie in unserem Fach an. In diesen kurzgefaßten Leitlinien soll dargestellt werden, wie entsprechend dem Standard der Medizin ein bestimmtes Symptom diagnostiziert werden bzw. wie bei einer bestimmten Diagnose therapeutisch vorgegangen werden soll.
So soll in der Medizin einem Wildwuchs unkontrollierter Methoden begegnet werden. Wir begrüßen dies sehr. Auf der Ebene der Weiterbildungskommission der Deutschen Gesellschaft für Gynäkologie und Geburtshilfe sind wir in diesen Prozeß der Formulierung von Leitlinien eingebunden und können so unserem Anspruch gerecht werden, die psychosomatischen Inhalte integrativ in unser Fach einzubringen.
Des weiteren steht das Problem der Qualitätssicherung an. Wir müssen davon ausgehen, daß nicht alles, was sich psychosomatische Grundversorgung nennt, auch inhaltlich dem entspricht. Überprüfung der Qualität ist angesagt. Dieses Projekt werden wir gemeinsam mit anderen psychosozialen Fachgesellschaften unter Mitwirkung des Deutschen Kollegiums für Psychosomatische Medizin (DKPM) angehen.

Neue Approbationsordnung

Die Weiterentwicklung der Approbationsordnung steht an. In den Referentenentwürfen war vorgesehen, die bisherigen Inhalte an psychosomatischer und psychosozialer Medizin weitgehend zu streichen und durch „Ethik in der Medizin" zu ersetzen. Zwar ist die Diskussion ethischer Fragen bei dem rasanten medizinischen Fortschritt nötiger denn je, dies darf aber nicht zu Lasten der Ausbildungsinhalte von psychosomatisch-psychosozialen Fächern gehen. Auch hier haben wir im gemeinsamen Schulterschluß mit anderen psychosozialen und psychosomatischen Fachgesellschaften einen Vorstoß bei der Arbeitsgemeinschaft Medizinisch Wissenschaftlicher Fachverbände (AWMF) sowie beim Medizinischen Fakultätentag unternommen.
Denn nur durch die gemeinsame Interessenvertretung der psychosozialen Fachgesellschaften wird hier überhaupt etwas zu ändern sein.

Doch genug zur Berufspolitik.

Ihnen wünsche ich anregende, positiv aufregende, aber auch entspannende Tage in Freiburg und darf dieses mit einem nochmaligen Dank an Prof. Richter und seine Freiburger Mannschaft verbinden.

I

Spannungsfeld Reproduktionsmedizin

Psychologie der Sterilität: Forschungsergebnisse und praktische Umsetzung

Elmar Brähler, H. Felder, B. Strauß

Inhaltsübersicht

Die Arbeit gibt einen Überblick zum Stand der Ergebnisse des BMFT-Forschungsschwerpunktes „Psychosomatik der Fertilitätsstörungen" zum Zeitpunkt der Beendigung der ersten Förderphase von 1993 bis 1997.
Im ersten Abschnitt werden der Stand der psychologischen Forschung im Themenfeld vor Projektbeginn beschrieben und die zwei großen kooperierenden Forschungsverbünde des Schwerpunktes mit ihren Einzelprojekten und deren Forschungsthemen vorgestellt.
Anschließend werden sowohl die wesentlichen Ergebnisse der Projekte beschrieben als auch wichtige Erträge für Klinik und Praxis wie z.B. Betreuungskonzepte abgeleitet.
Die sich daraus ergebenden Probleme bezüglich der notwendigen Rahmenbedingungen für die Realisierung psychosomatischer Betreuungskonzepte einerseits und der Bedeutung sozialpsychologischer und präventiv medizinischer Aspekte andererseits, werden im letzten Teil angesprochen.
Abschließend gibt es einen kurzen Ausblick auf die fortführenden Forschungsinteressen innerhalb des psychosomatischen Forschungsschwerpunkts in der zweiten Förderphase.

Einleitung

Psychologische bzw. psychosomatische Untersuchungen zur Sterilität sind im deutschen Raum nur sehr vereinzelt vorgenommen worden, bis es 1993 zu einer Schwerpunktförderung in diesem Bereich kam. Am Jahresende 1996 bzw. im Frühjahr 1997 wurde die erste Förderphase zur Psychosomatik der Fertilitätsstörungen abgeschlossen. Dies ist Anlaß, hier eine Zwischenbilanz zu ziehen und eine Vorschau auf die zweite Phase zu geben.
Die Bundesregierung gab bereits am 22. Dezember 1989 bekannt, Forschungs- und Entwicklungsvorhaben im Bereich der Fertilitätsforschung zu fördern. In einem Ausschreibungstext hieß es: „Störungen der medizinischen Fortpflanzung bilden ein wis-

senschaftliches Problemfeld, in dem medizinische, biologische und psychosoziale Fragestellungen eng verzahnt sind. Daraus können sich ethisch-rechtliche Probleme ergeben. Die Bundesregierung hat sich mit diesem Thema auseinandergesetzt und in ihrem Kabinettsbericht vom 23.2.1988 zum Ausdruck gebracht, daß verstärkte Anstrengungen unternommen werden müssen, um den Ursachen der Sterilität und Infertilität nachzugehen und präventiv tätig zu werden. Ziel dieser Fördermaßnahmen ist es, durch Aufklärung ursächlicher pathogenetischer Zusammenhänge neue Ansatzpunkte für eine wirksame Verhütung von Fertilitätsstörungen zu gewinnen, die Behandlungsmöglichkeiten unter Berücksichtigung individueller und sozialer Belange zu verbessern. Die Forschung auf dem Gebiet der Fertilitätsstörung ist ihrem Wesen nach eine interdisziplinäre Aufgabe. Sie erfordert insbesondere die Verbindung von moderner naturwissenschaftlicher Forschung mit patientenorientierter klinischer und sozialwissenschaftlicher Forschung. Daher soll in Themenbereichen, die kooperative Lösungsansätze erfordern, verstärkt auf eine übergreifende Zusammenarbeit in Forschungsschwerpunkten hingewirkt werden.
Die außerordentliche Betonung psychosozialer und psychosomatischer Anteile des Problems im Ausschreibungstext erklärt sich wohl vorrangig aus dem Wesen der Fertilitätsstörung. Jedoch ist das persönliche Engagement der an der Vorbereitung des Forschungsschwerpunktes beteiligten Wissenschaftler besonders hervorzuheben, welche die Notwendigkeit einer umfassenden interdisziplinären Forschung sahen, wie die Referatsleiterin für Grundsatzfragen im Gesundheitsministerium, die Gynäkologin Dr. Heike Langenbucher und Psychosomatiker wie u. a. Manfred Stauber, Claus Buddeberg und Christa Brähler.
Unter über 150 Projektankündigungen, die beim Ministerium eingingen, befanden sich rund 45 Vorhaben, die sich mit psychosomatischen Fragestellungen befassen wollten. Von 13 in die engere Wahl genommenen Forschungsvorhaben wurden 12 ab Herbst 1993 bzw. Frühjahr 1994 gefördert.

Stand der psychologischen Forschung vor Projektbeginn 1993

Obwohl die Geschichte der Fruchtbarkeitsstörungen weit in die Vergangenheit reicht und sich die psychologische Forschung von ihren Anfängen bis in die Gegenwart mit psychosomatischen Phänomenen beschäftigt, hat dieses Gebiet bisher wenig Beachtung gefunden. Daher kann das 1979 erschienene Buch „Die Psychosomatik der sterilen Ehe“ von Manfred Stauber fast als ein „Meilenstein“ gesehen werden. Stauber hat in dieser Monographie den Wissensstand der Zeit umfassend dargestellt. Neu gegenüber dem psychosomatischen Erkenntnisstand Anfang der 50er Jahre war vor allem die Erkenntnis von Fruchtbarkeitsstörungen des Mannes. Die Unfruchtbarkeit eines Paares kann jedoch nicht nur eine Störung des Mannes oder der Frau oder beider sein, sondern die Ursachen der Störung können in deren Interaktion liegen, d.h. es kann sich um ein sozial verursachtes Symptom handeln (s. Knorre 1991).

Anhand einer empirischen Untersuchung stellt Stauber neben den bereits gewonnenen Erkenntnissen das Phänomen fest, daß viele Paare, die im zeitlichen Zusammenhang mit dem Aufsuchen der Sterilitätsambulanz der Frauenklinik in Berlin ohne jegliche medizinische Behandlung schwanger wurden, woraus auf ein rein psychisches Phänomen geschlossen werden kann.
Nachdem bis zu diesem Zeitpunkt Fallberichte in der Forschung dominierten, waren bei Stauber ein interdisziplinärer Forschungsansatz und seine konsequente empirische Durchführung innovativ. Nach dieser bahnbrechenden Arbeit, die zur Grundlage vieler Nachfolgeuntersuchungen in der Psychosomatik wurde, gab es in der Ätiologie der Sterilität aus psychosomatischer Sicht kaum neuere Erkenntnisse. Spätere Arbeiten widmeten sich Problemen des Prozeßverlaufs und der Verarbeitung (vgl. auch Stauber 1996).
Betrachtet man die Literatur zur Fertilitätsproblematik bis zum Projektbeginn 1993, lassen sich verschiedene Merkmale beschreiben (vgl. Brähler 1990, Brähler, Meyer 1991, Strauß 1991, Brähler 1993, Davies-Osterkamp 1991, Hölzle 1990):
– Diskrepanzen zwischen klinischen Beobachtungen und den Ergebnissen empirisch-psychologischer Untersuchungen dominieren in der Forschung. In vielen Fallbeschreibungen wird vor allem die Psychopathologie der Frau bzw. des Paares hervorgehoben – ein Befund, der in der Regel nicht statistisch abgesichert wurde.
– Die Erforschung von Fruchtbarkeitsstörungen konzentrierte sich dabei vor allem auf die Frauen, obwohl die Notwendigkeit von Paaruntersuchungen immer betont wurde. Ausnahmen bildeten hier die Arbeiten von Stauber 1979, Christa Brähler 1990 und Frick-Bruder (1980, 1989a, 1989b), die eindeutig die Paarbeziehung in den Vordergrund stellten.
– Durch eine psychodiagnostische Charakterisierung der Frauen mit Fruchtbarkeitsstörungen wurde vielfach versucht, bestimmte spezifische Persönlichkeitsmerkmale zu identifizieren. Körperwahrnehmungsstörungen, vegetative Dystonie, aber auch sexuelle Funktionsstörungen schon vor der Fertilitätstherapie stellten sich als wichtige Merkmale heraus. Ebenfalls wurde eine Neigung zur Delegation des Symptoms der Kinderlosigkeit beschrieben, d. h. daß Töchter mit Fruchtbarkeitsstörungen durch ihre Mütter, die ebenso davon betroffen waren, in gewisser Weise vorbelastet waren. Eine Behandlung wurde als Anlaß beschrieben, der Sexualität jede Spontaneität zu entziehen. Kinderlosigkeit konnte auch als Kommunikationsstörung gedeutet werden (z. B. Springer-Kremser 1989). Dabei war nicht beachtet worden, daß die Prävalenzrate von 20-25% psychischer Auffälligkeiten bei unfruchtbaren Paaren bzw. Frauen nicht höher ist als die Prävalenzrate in der Allgemeinbevölkerung (Schepank 1987). Hier wiederholt sich die Spezifitätsdebatte der Psychosomatik (vgl. z. B. Putzke, Brähler 1992). Die gefundenen Auffälligkeiten scheinen eher eine Folge der Sterilität zu sein als deren Ursache, wie dies z.B. bei der „Krebspersönlichkeit“ beobachtet wird. (vgl. Schwarz 1994).
– Ein Teil der Untersuchungen problematisierte die Stärke und die Motive des Kinderwunsches unfruchtbarer Frauen – z. B. durch die Kategorien „überwertiger Kinderwunsch“ oder „narzißtischer Kinderwunsch“ –, ohne daß ähnliche Ergebnis-

se zu Kinderwunschmotiven und deren Ausprägung bei fertilen Paaren gleichen Status und Alters vergleichend diskutiert worden wären.

– Hinsichtlich der Entwicklung der durch In-vitro-Fertilisation (IVF) gezeugten Kinder gab es ein großes Forschungsdefizit, wobei dennoch Arbeiten auf die zu erwartende problematische Entwicklung der durch IVF oder heterologe Insemination gezeugten Kinder hinwiesen. Die einzig vorliegende empirische Untersuchung über Kinder, die durch heterologe Insemination gezeugt wurden, beschrieb eine unauffällige Entwicklung, wurde jedoch weitgehend ignoriert (Snowden et al. 1985).

– Eine Konkurrenz hinsichtlich der Erfolgsrate medizinischer Verfahren zwischen organisch orientierten Medizinern und Psychotherapeuten erschwerte die (Forschungs-)Arbeit. Psychotherapeuten hatten Frauen oder Paare behandelt, die in der Psychotherapiephase schwanger wurden. Ebenso hatte auch die assistierte Medizin Erfolgsraten zu verzeichnen (vgl. Hölzle und Wiesing 1991).

– Strauß (1991) konstatierte, daß wissenschaftliche Nachweise über die Wirksamkeit psychologischer oder psychotherapeutischer Begleitung von Paaren mit Fruchtbarkeitsstörungen hinsichtlich eingetretener Schwangerschaften, aber auch psychischer Befindlichkeiten bisher fehlten, obgleich die Notwendigkeit solcher Begleitung klinisch evident erschien. Ebenso gab es kaum Studien zu Aufgaben und Zielen psychologischer bzw. psychotherapeutischer Betreuung.

– In den meisten Publikationen findet sich die Behauptung, daß in Deutschland (West) 15-20% aller Paare ungewollt kinderlos seien und daß diese Zahl im Steigen begriffen sei. Belege für diese Prävalenzrate wurden jedoch nicht vorgelegt.

Psychosomatische Forschungsverbünde

Die zwölf geförderten Projekte wurden nach intensiver Diskussion in die folgenden beiden Verbünde gruppiert:
Verbund I „Psychosomatische Diagnostik und Beratung/Therapie bei Fertilitätsstörungen“ (Koordinator: Bernhard Strauß, Kiel).

1. Psychologische Diagnostik und Intervention bei männlicher Infertilität. (Marburg: Prof. Dr. Irmela Florin, Prof. Dr. Walter Krause)
2. Prognostische Bedeutung psychosozialer Faktoren für den Verlauf einer Sterilitätsbehandlung. Entwicklung und Evaluation eines Beratungskonzepts für Sterilitätspatienten. (Kiel: Prof. Dr. Bernhard Strauß)
3. Entwicklung eines psychosomatischen Beratungskonzepts für Paare mit unerfülltem Kinderwunsch. „Heidelberger Kinderwunschsprechstunde“ – eine multimodale, prospektive und kontrollierte Studie. (Heidelberg: Prof. Dr. Ingrid Gerhard, Prof. Dr. Rolf Verres)
4. Patienten mit Fertilitätsstörungen in der Allgemeinpraxis. Entwicklung und Evaluation eines Sprechstundenmodells. (Göttingen: Prof. Dr. Michael Kochen, Dr. Wolfgang Himmel)

5. Psychologisch-prognostische Kriterien für den Verlauf medizinischer Sterilitätsbehandlung. Der Einfluß von psychotherapeutischer Beratung auf die Lebenszufriedenheit und Fertilität ungewollt kinderloser Paare. (Münster/Gießen: Dr. Hildegard Felder, Prof. Dr. Christina Hölzle)
6. Psychosomatisches Betreuungskonzept steriler ausländischer Paare. (Berlin: Prof. Dr. Heribert Kentenich)

Verbund II: „Auswirkungen und Belastungen von Diagnose und medizinischer Behandlung bei unerfülltem Kinderwunsch" (Koordination: Elmar Brähler, Leipzig und Hildegard Felder, Gießen).

1. Longitudinalstudie zu den Auswirkungen und der Verarbeitung des unerfüllten Kinderwunsches bei Patienten und Patientinnen einer medizinisch-genetischen Beratungsstelle. (Homburg/Saar: Prof. Dr. Klaus D. Zang)
2. Psychische Verarbeitung von Fertilitätsstörungen bei Männern im zeitlichen Verlauf. (Heidelberg: Prof. Dr. Joachim Küchenhoff)
3. Paarbeziehung und Behandlungsverlauf bei In-Vitro-Fertilisation. (Leipzig: Prof. Dr. Elmar Brähler)
4. Evaluation der psychischen Belastungen von ungewollt kinderlosen Paaren bei verschiedenen reproduktionsmedizinischen Verfahren. (Gießen: Dr. Hildegard Felder)
5. Schwangerschaft, Geburt und frühe Kindesentwicklung nach durch IVF erfülltem Kinderwunsch. (Berlin: Prof. Dr. Heribert Kentenich)
6. Elternschaft und kindliche Entwicklung nach durch IVF erfülltem Kinderwunsch. (Hamburg: Prof. Dr. Margarete Berger)

Neben der biomedizinischen Grundlagenforschung einerseits und den epidemiologischen Untersuchungen einiger Gynäkologen, Sozialmediziner, Epidemiologen und Medizinsoziologen in ausgewählten deutschen Städten und Regionen andererseits, die Bestandteil einer europaweiten Untersuchung sind, stellen die beiden Verbünde einen bedeutenden Anteil im Rahmen des Förderschwerpunktes.

In gemeinsamer Arbeit sollten Ergebnisse unter anderem zu den folgenden Zielen erbracht werden:

– Es sollten Risikopaare identifiziert werden können, d. h. Paare, bei denen eine problematische Verarbeitung einer Behandlung wahrscheinlich ist.
– Die bisher immer noch vernachlässigte Betrachtung der Männer bei Paaren mit Fruchtbarkeitsstörungen sollte verstärkt werden.
– Das Coping der Betroffenen sollte im Behandlungsverlauf untersucht werden, wobei mehr Augenmerk auf den Prozeßverlauf gelegt werden sollte.
– Die Behandlung sollte als kurz-, mittel- oder langfristiger Stressor genauer analysiert werden.

– Spezifikationen von Hilfsangeboten sollten erweitert werden. Es sollte den Fragen nachgegangen werden, welche Paare psychologischer Hilfe bedürfen und welche Paare diese in Anspruch nehmen.
– Die Entwicklung der durch IVF gezeugten Kinder während und nach der Schwangerschaft sollte ebenso langfristig untersucht werden wie dies ebenso bezüglich der Paarkonstellation der Eltern notwendig ist.
– Erstmals bot sich die Möglichkeit, Metaanalysen für die Projekte durchzuführen. Dies brachte die Möglichkeit einer insgesamt besseren Datenbearbeitung. Grundlage dafür bildete ein einheitliches Dokumentationssystem, sowohl für die medizinischen als auch für die psychologischen und soziodemographischen Grunddaten. Möglich war dies durch die Vereinheitlichung der wichtigsten Projektinstrumente.
– Auf der Grundlage dieser ausführlichen Dokumentation soziodemographischer Angaben sollten die bislang eher vernachlässigten sozialpsychologischen Aspekte in besonderer Weise betont werden.
– Verschiedene Kooperationsmodelle zwischen Psychologen bzw. Psychosomatikern und Andrologen und Gynäkologen waren zu erproben.

Wesentliche Ergebnisse der Projekte

Die Ergebnisse von zwölf Projekten lassen sich in diesem Rahmen nicht vollständig beschreiben. Daher beschränken wir uns hier auf einige wesentliche Resultate:
– Paare, die sich einer IVF-Behandlung unterziehen, erleben sich mit ihrer Partnerschaft, sowie hinsichtlich ihrer Lebensumstände als sehr zufrieden und glücklich. Dies trifft in ähnlichem Ausmaß auch auf den überwiegenden Teil der Paare zu, die durch diese Behandlung nicht schwanger geworden sind. Allgemein konnte festgestellt werden, daß die behandelten Paare im Vergleich mit anderen Paaren keine überdurchschnittlichen psychischen Probleme haben, d.h., nicht mehr oder weniger psychische Auffälligkeiten zeigen. Jedoch gibt es sogenannte „Risikopaare", die im Verlauf der Behandlung weitaus stärker psychisch belastet sind und einer verstärkten psychologischen Unterstützung bedürfen. Da es jedoch bei der IVF-Behandlung häufig nicht zu einer Schwangerschaft kommt, ist es um so tragischer, wenn eine erfolgte Schwangerschaft mit einem Abort endet. Dieser Anteil ist mit ca. 10% der Schwangerschaften durch IVF relativ hoch. Auffällig ist, daß eine derartige Enttäuschung die allgemeine Lebenszufriedenheit extrem einschränkt und bei den Paaren anhaltende Depressionen auslösen kann. (Strauß et al. 1997)
– Paare, die *psychologische Hilfe* benötigen, werden oft nicht erreicht. Dies betrifft vor allem Paare mit einem organmedizinischen Krankheitsverständnis, die von sich aus keine Hilfe aufsuchen. (Felder et al. 1997)
– Die Bedeutung der *Sexualanamnese* wird nach wie vor weit unterschätzt. Ein großer Prozentsatz der Paare mit Fruchtbarkeitsstörungen hat an den fruchtbaren Tagen keinen Geschlechtsverkehr. Erstaunlich viele Paare haben über den Zusammenhang von Zyklusverlauf und Fruchtbarkeit trotz Liberalisierung der Sexualität

und allgemeiner Zugänglichkeit von Aufklärungsmaterial keine Kenntnisse. Doch auch Paare, die diese Kenntnisse haben, verhalten sich nicht dementsprechend, sei es, daß sie von Ambivalenzen geplagt sind oder sei es, daß ihnen die Lust vergangen ist. (Zinser et al. 1997)

– Die Bezeichnung *„idiopathische Sterilität"* ist in ihrer Gleichsetzung mit „psychosomatisch mitbedingt" sehr problematisch, da es sich dabei um eine Ausschlußdiagnose handelt. Nur ein Bruchteil der Diagnosen lautet „idiopathisch steril". Dennoch wäre es ein Mißverständnis, anzunehmen, daß bei angeblich eindeutig bestimmten andrologischen oder gynäkologischen Ursachenfaktoren die seelischen Faktoren keine Rolle spielen. Fruchtbarkeitsstörungen beinhalten jedoch immer seelische und körperliche Komponenten. (Ochsendorf, Beschmann 1996)

– In Berlin wurde eine Gruppe von türkischen Patienten gesondert untersucht. Dabei zeigte sich, daß die herkömmlichen Beratungskonzepte versagten. Besonderer Wert muß bei dieser Gruppe auf Sachinformationen gelegt werden, die nicht in schriftlicher Form zu vermitteln sind, sondern mit kulturspezifischen Medien, z. B. mittels Videofilmen oder mündlicher Aufklärung in der Landessprache. Daraus läßt sich schließen, daß Beratungskonzepte kulturspezifisch angelegt sein sollten. (Yüksel, Kentenich 1997)

– Im Zusammenhang mit dieser Patientengruppe ist aufgefallen, daß eine Gruppe von vorwiegend jungen Patientenpaaren zu schnell und zu invasiv behandelt wird, denn bei Wartekontrollgruppen junger türkischer Patientenpaare zeigten sich hohe spontane Schwangerschaftsraten. (Yüksel, Kentenich 1997)

– Ein anderes wichtiges Ergebnis ist die Erkenntnis, daß hilfesuchende Paare mit Fruchtbarkeitsstörungen durchschnittlich zu *hohe Erwartungen* an den Behandlungserfolg stellen. Die Mehrzahl der Paare glaubt fest daran, durch die Behandlung zu einem Kind zu kommen. Hier ist eine sachgerechtere Information notwendig.

– Entgegen vielfältiger Annahmen verläuft die Kindesentwicklung der durch IVF gezeugten Kinder (bezogen auf Einlinge) im Vergleich zu normal gezeugten Kindern gleichermaßen unproblematisch, d.h. im Verlauf treten Entwicklungsstörungen nicht häufiger auf. Allerdings treten mit einer Wahrscheinlichkeit von 20% der Schwangerschaften Mehrlingsschwangerschaften (Zwillinge bzw. Drillinge) ein. Untersucht man die kindliche Entwicklung von Mehrlingen und Frühgeborenen im Verlauf, so gibt es einen höheren Anteil an Komplikationen. Die Wahrscheinlichkeit längerfristiger psychomotorischer, kognitiver und/oder psychischer Entwicklungsauffälligkeiten ist daher erhöht. Hier sind einerseits sowohl medizinische als auch psychologische präventive Maßnahmen erforderlich, um diese Zahl zu senken (vgl. Beier 1996) und unterstützende Maßnahmen für Eltern anzubieten (Berger et al. 1997, Ulrich et al. 1997, Zinser et al. 1997).

– Die DESIS-Studie, aber auch schon die Untersuchungen vom MAFO-Institut 1989, haben deutlich gemacht, daß die Anzahl der Paare, die an ungewollter Kinderlosigkeit leiden, weit überschätzt worden ist. Die Behauptung, daß 15-20% der Ehepaare ungewollt kinderlos seien und diese Zahl steigend sei, ist nachweislich falsch. Vielmehr sind deutlich unter 10% der Paare ungewollt kinderlos (Däßler et al. 1995).

Die genannte Überschätzung kann aus der Beobachtung resultieren, daß die Nachfrage nach reproduktionsmedizinischen Maßnahmen größer geworden ist. Der Großteil der Paare hat sich früher nicht in Behandlung begeben, während sich heute viel mehr Paare aufgefordert fühlen, sofort medizinische Behandlung aufzusuchen. Dies basiert auf einer künstlich erzeugten Nachfrage, die nicht zuletzt aufgrund vieler Erfolgsmeldungen der Reproduktionsmedizin zustandekommt. Nach den Ergebnissen der DESIS-Studie suchen 46% der unfruchtbaren Paare nach Hilfe, davon 93% beim ärztlichen Spezialisten. Viele dieser Paare suchen bereits in den ersten sechs Monaten der Unfruchtbarkeit nach Hilfe. Ein weiteres interessantes Ergebnis der DESIS-Studie ist die Tatsache, daß 30% aller Frauen mit Kindern mindestens einmal länger als 12 Monate auf eine Schwangerschaft warten mußten. Mehr als 30% der über 35jährigen mußten länger als ein Jahr auf ein Kind warten.

Interessant ist in diesem Zusammenhang die (gewollte und ungewollte) Kinderlosigkeit in der ehemaligen DDR und dem früheren Bundesgebiet (vgl. Abb. 1).

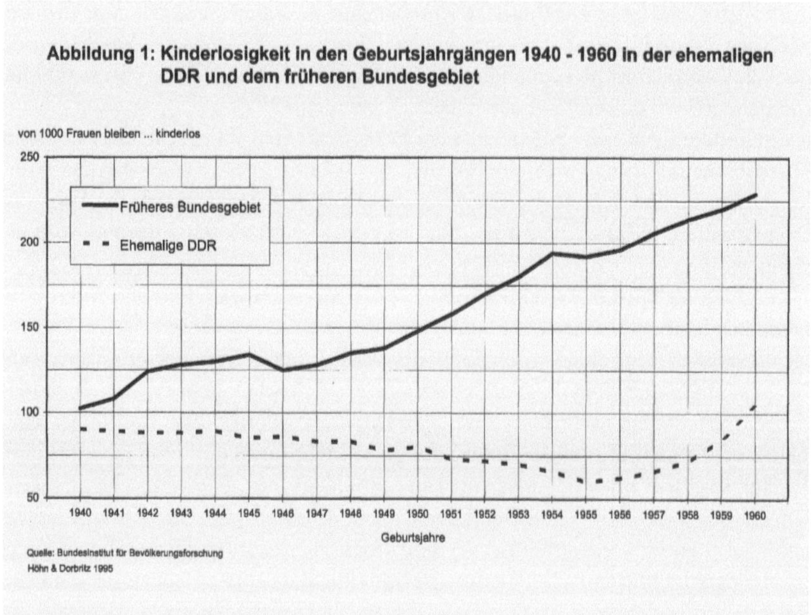

Abbildung 1: Kinderlosigkeit in den Geburtsjahrgängen 1940 - 1960 in der ehemaligen DDR und dem früheren Bundesgebiet

Während der Anteil der gewollt und ungewollt kinderlos bleibenden Frauen in den alten Ländern kontinuierlich anstieg, lag die Zahl in den neuen Ländern stets deutlich darunter, bei vielen Jahrgängen weit unter 10%.

Mögliche Erträge für Klinik und Praxis

Die Mehrzahl der Projekte beider Forschungsverbünde beschäftigte sich mit differenzierten diagnostischen Fragen, insbesondere damit, ob auf der Basis psychologischer Ausgangsmerkmale der untersuchten Paare Prognosen für den weiteren Verlauf der Behandlung möglich sind. Die daraus resultierenden Ergebnisse sollen künftig die Indikationsstellung in der Fertilitätsmedizin verbessern helfen. Es ist zu erwarten, daß die an den Verbünden beteiligten Arbeitsgruppen dementsprechend differenziertere Kriterien für das Angebot psychosozialer Betreuung erarbeiten werden.

Eine im Kontext der Verbundprojekte durchgeführte Analyse der vorliegenden *Informationsbroschüren* für Patientinnen und Patienten in der Fertilitätsmedizin (Strauß, Ulrich-Fehlau, 1994) zeigte, daß besonders psychosoziale Aspekte der Behandlung in den schriftlichen Informationen unterrepräsentiert sind. Eine Patientinnenbefragung ergab, daß schriftliche Informationen eine ganz wesentliche Aufklärungsquelle darstellen, so daß das vorhandene Material dringend überarbeitungsbedürftig erscheint. Lokal wurde diesem Befund durch eine Modifikation der örtlichen Aufklärungsbroschüren bereits Rechnung getragen. Im Laufe der nächsten Monate soll eine gemeinsame Informationsbroschüre des Verbundes erarbeitet werden, die sich speziell mit den psychosomatischen Aspekten reproduktionsmedizinischer Behandlungen befaßt.

Die in den Verbünden geförderten Forschungsprojekte stellten eine Art Experimentierfeld dar, auf dem unterschiedliche Formen von Hilfsangeboten für ungewollt kinderlose Paare erprobt wurden. So wurden beispielsweise Informationsabende veranstaltet und Kontakte zu den regionalen Selbsthilfegruppen hergestellt. Für die Zukunft ist zu erwarten, daß sich durch diese Aktivitäten eine *Vernetzung psychosozialer Betreuungsangebote* ergibt.

Im Zusammenhang mit der *In-Vitro-Fertilisationsbehandlung* ist seit geraumer Zeit per Gesetz eine psychosoziale Beratung vorgeschrieben, die jedoch an den meisten Behandlungszentren pro forma und eher oberflächlich durchgeführt wird. Die einzelnen Forschungsprojekte bieten einen Rahmen an, diese „Pflichtberatung" in eine nützliche Form zu bringen und insbesondere auch hier wissenschaftlich fundierte *Indikationskriterien* zu entwickeln.

Die Mehrzahl der in den Verbünden geförderten Projekte entstanden aus einer langjährigen *Kooperation* zwischen psychosomatischen bzw. medizinpsychologischen Institutionen, Frauenkliniken und anderen reproduktionsmedizinischen Einrichtungen. Dennoch wurde deutlich, daß es im Hinblick auf eine routinemäßige Integration psychosozialer Behandlungskonzepte noch eine Vielzahl von *Berührungsängsten* zwischen der Psychologie und der Medizin gibt. Diese Berührungsängste lassen sich nur abbauen durch den kontinuierlichen Austausch zwischen den beteiligten Gruppen und den Aufbau gegenseitigen Verständnisses. Dazu gehört nicht nur eine Sensibilisierung von Ärztinnen und Ärzten für psychologische Sichtweisen der Fertilitätsproblematik, sondern auch ein zunehmendes Ver-

ständnis der Ansprüche und Schwierigkeiten, denen Mediziner im Rahmen der Fertilitätsmedizin ausgesetzt sind, durch die an der Kooperation beteiligten Psychologinnen und Psychologen.
Einige Projekte beschäftigten sich mit dem Prozeßverlauf der Fertilitätsbehandlung und deren Folgen, was für die zweite Förderperiode insbesondere Aspekte der Verarbeitung ungewollter Kinderlosigkeit und – daraus folgend – der Nachsorge bei nicht erfolgreicher Behandlung in den Blickpunkt des Interesses gerückt hat. So werden seit Januar beispielsweise in Jena und Freiburg ungewollt kinderlose Paare im Alter von über 45 Jahren nach ihren *Bewältigungsstrategien* befragt. Daraus können wertvolle Hinweise für die Betreuung akut Betroffener abgeleitet werden.

Notwendige Rahmenbedingungen für die Realisierung psychosomatischer Betreuungskonzepte

Gegen Ende der ersten Förderperiode wurde in Form einer Expertenbefragung der Versuch unternommen, Lehren für die mögliche Umsetzung der Erfahrungen in die Praxis der Fertilitätsmedizin zu ziehen. Unter anderem wurden die beteiligten Projektmitarbeiter auch dazu befragt, welche Rahmenbedingungen für die Realisierung von psychosomatischen Betreuungskonzepten als notwendig erachtet werden.
Dabei werden *Interdisziplinarität* und die Einrichtung psychosozialer Beratungsmöglichkeiten in jedem reproduktionsmedizinischen Zentrum besonders betont. Ebenfalls häufig wurde die Notwendigkeit kontinuierlicher *Fortbildungsmaßnahmen* über Psychosomatik speziell bei niedergelassenen Ärztinnen und Ärzten postuliert. Denn nur so lassen sich unnötige „Behandlungsumwege“ und die Chronifizierung psychosomatischer Begleiterscheinungen der Fertilitätsbehandlung effektiv verhindern. Untersuchungen über die Bedeutung der Sterilitätsproblematik in der Allgemeinpraxis (an der Universität Göttingen) machten deutlich, daß gerade bei Allgemeinärzten, die oftmals die ersten Ansprechpartner für die Kinderwunschproblematik sind, deutliche Wissensdefizite im Hinblick auf mögliche reproduktionsmedizinische Behandlungsmaßnahmen bestehen.
Die Expertenbefragung ergab daneben die Einschätzung, daß Informationen über psychosomatische Zusammenhänge und Beratungsangebote verstärkt werden müssen und die Notwendigkeit, psychologisch geschulte Mitarbeiter gleichberechtigt in die Behandlungsteams zu integrieren. Die Einrichtung einer regelmäßigen *psychosozialen Sprechstunde* wäre eine Möglichkeit, diese Vorstellungen umzusetzen. Insbesondere wegen der Behandlungskonsequenzen für den Beruf wurde vielerorts die Einbeziehung sozialpädagogischer Aspekte in die Beratung für notwendig erachtet.
Psychosomatische Betreuungskonzepte in der Fertilitätsmedizin können jedoch nur dann realisiert werden, wenn psychologische Diagnostik ebenso zum Standard gehört wie Hormonbestimmungen und andrologische Diagnostik.
Zum Teil wenig zufriedenstellende Erfahrungen wurden in den Projekten mit der Erhebung medizinischer Diagnostik und der *Dokumentation* der Diagnostikergeb-

nisse gemacht. Die befragten Projekte wiesen nachdrücklich auf die Notwendigkeit einer Verbesserung der Kooperation zwischen medizinischen Teildisziplinen hin, um *Doppeluntersuchungen* vermeiden zu können. Dazu wäre es notwendig, eine Diskussion der *diagnostischen Standards* der somatischen Daten in der Reproduktionsmedizin vorzunehmen, da diese von Zentrum zu Zentrum offensichtlich erheblich variieren. Auf diese Weise könnte die Qualität der Dokumentation diagnostischer Informationen erhöht und die Zusammenführung psychologischer und medizinischer Daten erleichtert werden.

Eine wesentliche Erkenntnis der Forschungsprojekte war, daß sich nach Anlaufschwierigkeiten eine Kooperation zwischen psychosozialen Einrichtungen und fertilitätsmedizinischen Teams herstellen ließ und diese Kooperation zunehmend fruchtbarer wurde.

Die psychosoziale Betreuung ist mit einem hohen personellen Aufwand verbunden, der im Rahmen der Forschungsprojekte durch die vorhandenen Drittmittel bewältigt werden konnte. Nach dem Wegfall dieser Mittel jedoch, wird in einzelnen Zentren die gute Kooperation mit hoher Wahrscheinlichkeit versiegen, es sei denn, die Einrichtungen finden Wege, einen finanziellen Rahmen für die Weiterführung der Betreuung zu schaffen. Eine *Einrichtung von Planstellen* für psychologisch geschultes Personal ist für eine dauerhafte Etablierung psychosomatischer Betreuungskonzepte demzufolge unumgänglich. Die Akquisition von Mitteln für derartige Planstellen wird wiederum auf Dauer nur dann möglich sein, wenn es gelingt, die Wirksamkeit psychosomatischer Ansätze überzeugend zu belegen.

Es besteht Grund zu der Hoffnung, daß derartige Belege nach der Auswertung aller interventionsbezogenen Teilstudien der Projekte des BMBF-Verbundes vorliegen und somit auch als Argumentationshilfen gegenüber den Kostenträgern bereitstehen werden.

Sozialpsychologische und präventivmedizinische Aspekte

In der Medizin wie in der Psychologie werden sozialpsychologische, gesellschaftspolitische und präventive Aspekte sehr oft vernachlässigt und das Kurative in den Vordergrund gestellt. An dieser Stelle sollen jedoch einige wichtige Punkte aufgegriffen werden:

– In den alten Bundesländern ist eine gewollte Kinderlosigkeit zu Beginn der Ehe meist beruflich und materiell begründet (Nave-Herz 1988). Im späteren Verlauf der Ehe werden psychologische Faktoren für die bewußte Kinderlosigkeit maßgeblicher. Während am Anfang der Ehe die physiologisch bedingte Kinderlosigkeit noch kaum eine Rolle spielt, tritt sie zehn Jahre nach Eheschließung weitaus stärker in den Vordergrund (vgl. Tabelle 1). Zusammengefaßt heißt das, daß viele junge Paare sich aus beruflichen und materiellen Gründen gegen ein Kind entscheiden, sobald aber diese nicht mehr so relevant sind, sich ein Kind wünschen. Da sich die Konzeptionsraten mit zunehmendem Alter jedoch verschlechtern, geraten viele Paare in eine medizinisch bedingte Kinderlosigkeit. Zur ihrer Prävention wäre es für die Familienpolitik sinnvoll, die materiellen Bedingungen junger Paare vorteilhafter zu gestalten.

Tabelle 1: Gründe der Kinderlosigkeit zu Beginn der Ehe und 18 bzw. 8 Jahre später (Nave-Herz 1988)

	Ehebeginn 1970	1988	Ehebeginn 1980	1988
medizinisch bedingte Kinderlosigkeit	13%	63%	2%	21%
bisher nicht erfüllte Kinderwünsche	23%	8%	37%	42%
bewußt befristete Kinderlosigkeit	39%	–	49%	20%
bewußt lebenslange Kinderlosigkeit	22%	27%	10%	14%
keine Antwort	3%	3%	2%	3%

Hinsichtlich der geführten Kinderwunschdebatte stehen sehr oft psychologische Faktoren im Vordergrund. Der drastische Geburtenrückgang in den neuen Bundesländern nach der Wende zeigt jedoch, daß psychologische Aspekte zur Erklärung allein ungenügend sind (vgl. Abb. 2).

Abbildung 2: Zusammengefaßte Geburtenziffern in Ost- und Westdeutschland 1960 - 1996

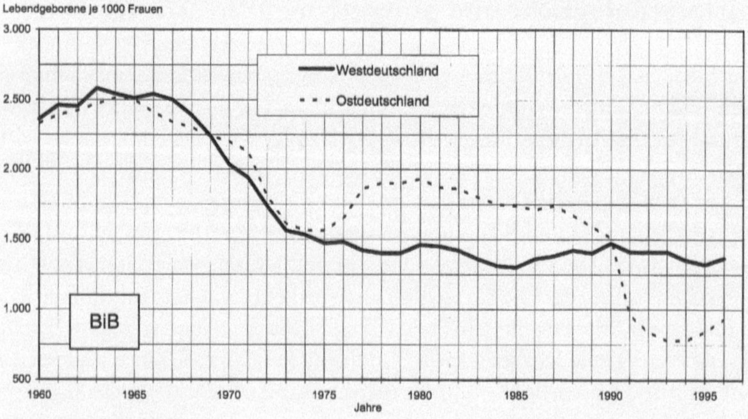

Lebendgeborene je 1000 Frauen

Westdeutschland
Ostdeutschland
BiB
Jahre

Quelle: Statistisches Bundesamt, eigene Berechnungen

Es zeigt sich, daß das soziale und ökonomische Beziehungsgefüge entscheidend für die Realisierung des Kinderwunsches in frühen Jahren ist. Gewollte Kinderlosigkeit war in der früheren DDR eine zu vernachlässigende demographische Größe (Liebscher et al. 1995). In den Jahren nach der Wende hat eine Angleichung an die alten Länder stattgefunden.

Die Situation einer drastisch gesunkenen Geburtenzahl in den neuen Bundesländern läßt für die nähere Zukunft eine relative Geburtenexplosion erwarten, damit allerdings auch einen drastischen Anstieg ungewollter Kinderlosigkeit, welche vor der Wende aufgrund des niedrigeren Erstgraviditätsalters in den neuen Bundesländern niedriger war als in den alten Bundesländern.

Als weitere präventive Maßnahme wäre die Aufklärung junger Menschen über die Tatsache erforderlich, daß sich parallel mit der Verlängerung einer „Verhütungskarriere" die Wartezeit auf eine gewünschte Schwangerschaft verlängert. Diese Information brauchen junge Paare, um sie individuell in ihren Entscheidungsprozeß einbeziehen zu können.

Im Gegensatz dazu vermitteln die Erfolgsmeldungen der Reproduktionsmedizin vielen jungen Menschen den Eindruck, daß man sich den Kinderwunsch jederzeit erfüllen kann, notfalls mit Hilfe der Reproduktionsmedizin. Jedoch liegt der Anteil der mit Hilfe der Reproduktionsmedizin geborenen Kindern an der Geburtenrate zur Zeit bei 1,4%. Im Vergleich zu den reproduktiven Verlusten, die durch sozialpolitische Vorgaben entstehen und entstanden, ist diese Zahl verschwindend gering.

Neuere medizinische Entwicklungen

Bis vor kurzem konnten die Fortpflanzungsexperten mit der mittlerweile als klassisch bezeichneten In-Vitro-Fertilisation (IVF) oft nur bei Unfruchtbarkeit der Frau helfen. Mittels ICSI und insbesondere TESE und MESA können Männer, die bis vor kurzem als steril galten, ihren Kinderwunsch möglicherweise realisieren.

Für die heterologe Insemination gibt es daher praktisch keine Indikation mehr (ausgenommen humangenetische Gründe). ICSI wird inzwischen in 47 Zentren Deutschlands angewendet (Ende 1995). 1995 wurden ca. 2500 Kinder nach ICSI geboren. Die Mikroinjektion hat die IVF zahlenmäßig fast erreicht. Über 13000 Behandlungszyklen und damit eine Zunahme auf mehr als das Doppelte weist das IVF-Register für 1995 aus (Rjosk et al. 1996).

Im letzten Jahr ist die Frage in den Vordergrund gerückt, ob die Spermaqualität des Mannes in den letzten Jahrzehnten abgenommen hat. Die Befunde darüber sind bisher widersprüchlich, so daß eindeutige Aussagen bislang nicht getroffen werden konnten. Neue Ergebnisse dazu sind in Zusammenhang mit einem im Dezember 1996 neu ausgeschriebenen Forschungsschwerpunkt zu Thema „Chemikalien in der Umwelt mit Wirkung auf das endokrine System" zu erwarten.

Ausblick

Im Frühjahr 1997 begann die zweite Förderperiode der psychosomatischen Forschungsverbünde. Hierbei werden einerseits Fragestellungen aus der ersten Förderperiode weiterverfolgt, um Langzeitergebnisse zu erhalten, und zum anderen neu aufgetretene Problemfelder untersucht, wie z.B. Spermaqualität oder sozialpsychologische Aspekte. Die Projekte der zweiten Förderphase gliedern sich wie folgt:

Verbund I : Projekte des Jenaer (vormals Kieler) Verbundes ab 1997 (Koordination Prof. Dr. B. Strauß, Jena).

1. Primärärztliche Betreuung von Patienten mit Kinderwunsch. (Prof. Dr. Kochen, Dr. W. Himmel, Göttingen)
2. Entwicklung und Evaluation von Beratungsmaterialien für sterile türkische Paare. (Prof. Dr. H. Kentenich, Berlin)
3. Untersuchung zur langfristigen Bewältigung von Kinderlosigkeit und möglichen Konsequenzen für psychosoziale Betreuungskonzepte. (Prof. Dr. B. Strauß, Jena; Prof. Dr. Dr. J. Bengel, Freiburg)
4. „Heidelberger Kinderwunsch-Sprechstunde" – Entwicklung, Implementierung und Evaluation eines Fortbildungskonzeptes für Behandler von Fertilitätsstörungen. (Prof. Dr. R. Verres, Dipl. Psych. T. Wischmann, Prof. Dr. I. Gerhard, Heidelberg)
5. Manualisierung von Beratungs- und Therapiekonzepten und Auswertung verbundübergreifender Untersuchungen. (Koordination: Prof. Dr. B. Strauß, Jena)

Verbund II: Leipzig-Gießener Verbund ab 1997 (Koordination: Prof. Dr. E. Brähler, Leipzig und Dr. H. Felder, Gießen).

1. Entwicklung von Eltern und Kindern nach IVF und ICSI im Kleinkindalter mit besonderer Berücksichtigung präventiver und praxisrelevanter Aspekte. (Prof. Dr. M. Berger, Hamburg)
2. Entwicklung des Schwangerschaftsverlaufs bei Paaren nach reproduktionsmedizinischer Behandlung (IVF, ICSI) sowie Folgeuntersuchung von Familien nach durch IVF erfülltem Kinderwunsch. (Prof. H. Kentenich, Berlin)
3. Alltagsbelastungen und Spermaqualität (Prof. Dr. E. Brähler, Prof. Dr. H. J. Glander, Leipzig)
4. Soziologische und sozialpsychologische Determinanten des generativen Verhaltens – Untersuchungen in Ost- und Westdeutschland. (Prof. Dr. E. Brähler, Leipzig/Dr. H. Felder, Gießen)
5. Projektkoordinierung – Zentrale Datenauswertung (Metaanalyse). (Prof. Dr. E. Brähler, Leipzig/Dr. H. Felder, Gießen)

Schlußbemerkungen

Insgesamt läßt sich festhalten, daß die Förderung von wissenschaftlichen Projekten auf psychosomatischem Gebiet einen wesentlichen Beitrag zur Verbesserung psychologischer Betreuung von Paaren mit Fruchtbarkeitsstörungen geleistet hat.
Zudem geben derartige Forschungsprojekte beachtliche Gründe, die Zusammenarbeit von Psychologen und Psychosomatikern mit Gynäkologen, Andrologen und Urologen zukünftig aufzunehmen und auszubauen, um sie zum festen Bestandteil der Behandlung von Fruchtbarkeitsstörungen werden zu lassen. Für die an der Forschung beteiligten Disziplinen selbst war die Zusammenarbeit durch einen langfristigen Lernprozeß gekennzeichnet, der im Verlauf der Arbeit in effizienterer interdisziplinärer Verständigung sichtbar wurde.
Das entscheidende für die Zukunft wird es jedoch sein, die in der Forschung aufgebaute Zusammenarbeit bestehen zu lassen, d.h. Möglichkeiten zu finden, auch nach Ablauf der Forschungen psychologische und psychosomatische Aspekte in Gynäkologie und Andrologie zu integrieren.

Literatur

Beier, H. M. (1996): Assistierte Reproduktion zum Stand der Therapieverfahren in der Bundesrepublik Deutschland. Gutachten im Auftrag des Bundesministeriums für Gesundheit.

Berger, M.; Bindt, C., Ohlsen, K. (1997): Klinische und praxisrelevante Gesichtspunkte zur frühen Kindes- und Familienentwicklung. Unveröffentlichter Vortrag beim Workshop „Psychologie der Infertilität“ in Marburg am 18.1.1997.

Brähler, E. (1990): Familie, Kinderwunsch, Unfruchtbarkeit. Motivationen und Behandlungsverläufe bei künstlicher Befruchtung. Opladen (Westdeutscher Verlag).

Brähler, E., Meyer, A. (1991): Psychologische Probleme in der Reproduktionsmedizin. Jahrbuch der medizinischen Psychologie 5. Berlin (Springer).

Brähler, E. (1993): Fruchtbarkeitsstörungen – Trends in der psychosomatischen Forschung, PPmP, 43, 298-303.

Däßler, U., Häberlein, U., Helfferich, C., Kandt, I., Karnaus, W., Küppers-Chinnow, M., Müller, E., Neumann, H.-G., Pennanen, P., Runge, J., Schehr, K., Wanitschke, A. (1995): Untersuchungen zur Infertilität und Subfekundität. Deutscher Beitrag zur EG-Studie. Rostock (Institut für Gesundheitswissenschaften).

Davies-Osterkamp, S. (1991): Psychologie und Gynäkologie. Weinheim (Edition Medizin VCH).

Felder, H.; Osborn, W.; Schultze-Leva, A., Hölzle, C. (1997): Psychotherapiemotivation im Verlauf der Sterilitätsgeschichte. Unveröffentlichter Vortrag beim Workshop „Psychologie der Infertilität“ in Marburg am 18.1.1997.

Frick-Bruder, V. (1980): Psychologische Gesichtspunkte der kinderlosen Ehe. In: C. Schirren, F. Leidenberger, P. Stoll: Die kinderlose Ehe. Köln (Deutscher Ärzte-Verlag).

Frick-Bruder, V. (1989a): Die Betreuung des infertilen Paares unter Einbeziehung psychosomatischer und psychodynamischer Aspekte. In: C. Schirren, G. Bettendorf, F. Leidenberger, V., Frick-Bruder (Hrsg.): Unerfüllter Kinderwunsch. Köln (Deutscher Ärzte-Verlag).

Frick-Bruder, V. (1989b): Das infertile Paar. In: G. Bettendorf, M. Breckwoldt (Hrsg.): Reproduktionsmedizin. Stuttgart (Fischer).

Höhn, Ch., Dorbritz, I. (1995): Zwischen Individualisierung und Institutionalisierung – Familiendemografische Trends im vereinten Deutschland. In: Nauck, B.; Onnen-Isemann, C. (Hrsg.): Familie im Brennpunkt von Wissenschaft und Forschung. Neuwied (Luchterhand).

Hölzle, C. (1990): Die psychische Bewältigung der In-vitro-Fertilisation. Münster (Lit.Verlag).

Hölzle, C., Wiesing, U. (1991): In-vitro-Fertilisation – Ein umstrittenes Experiment. Berlin (Springer).

Knorre, P.: Fertilität und Infertilität aus psychosomatischer Sicht. In: Brähler, E., Meyer, A. (1991): Psychologische Probleme in der Reproduktionsmedizin. Jahrbuch der medizinischen Psychologie 5. Berlin (Springer).

Liebscher, R., Menning, S., Nowossadeck, E. (1995): Bevölkerungsentwicklung und Bevölkerungsstrukturen. In: Winker, G. (Hrsg.): Sozialreport 1995. Daten und Fakten zur sozialen Lage in den neuen Bundesländern. Berlin (Sozialwissenschaftliches Forschungszentrum Berlin-Brandenburg e. V).

MAFO-Institut (1989): Ungewollte Kinderlosigkeit im Spiegel der Betroffenen. Schwalbach (Dr. Emil Bruckert)

Nave-Herz, R. (1988): Kinderlose Ehen. Eine empirische Studie über die Lebenssituation kinderloser Ehepaare und die Gründe für ihre Kinderlosigkeit. Weinheim (Juventa).

Ochsendorf; F., Beschmann, H. A. (1996): Männliche Infertilität. Klinik, Diagnostik, Therapie. Berlin (Springer).

Putzke, M., Brähler, E. (1992): Erich Stern – Ein vergessener Pionier der Psychosomatik. Zeitschrift Psychosomatische Medizin 38, 1-8.

Rjosk, H. K., Haeske-Seeberg, H., Seeberg, B.: IVF-Jahrbuch 1995 anläßlich des X. Jahrestreffens in Freiburg.

Schepank, H. (1987): Psychogene Erkrankungen der Stadtbevölkerung. Eine epidemiologisch-tiefenpsychologische Feldstudie in Mannheim. Heidelberg (Springer).

Schwarz, R. (1994): Die Krebspersönlichkeit. Stuttgart (Schattauer).

Snowden, R., Mitchell, G. D., Snowden, E. M. (1985): Artifizielle Reproduktion. Stuttgart (Enke).

Springer-Kremser, M. (1989): Management der Unfruchtbarkeit. In: J. Mohr, Ch. Schubert, O. Jürgensen (Hrsg.): Management der Unfruchtbarkeit. Heidelberg (Springer).

Stauber, M. (1979): Psychosomatik der sterilen Ehe. Berlin (Grosse).

Strauß, B. (1991): Psychosomatik der Sterilität und der Sterilitätsbehandlung. Stuttgart (Enke).

Strauß, B., Ulrich-Fehlau, P. (1994): Patientenaufklärung im Rahmen der IVF/ET-Behandlung. Eine Inhaltsanalyse schriftlicher Informationsbroschüren. Fertilität 10, 48 - 53

Strauß, B., Städing, G., Hepp, U., Mettler, L. (1997): Schwierigkeiten bei der Identifikation von Risikopatient(inn)en in der Fertilitätsmedizin. Unveröffentlichter Vortrag beim Workshop „Psychologie der Infertilität" in Marburg am 18.1.1997.

Ulrich, D., Gagel, D. E., Kentenich, H. (1997): Schwangerschaft nach IVF/ICSI: Eine „ganz normale" Sache ...? Unveröffentlichter Vortrag beim Workshop „Psychologie der Infertilität" in Marburg am18.1.1997.

Yüksel, E., Kentenich, H. (1997): Die Betreuung steriler türkischer Paare: Probleme, Hindernisse, Lösungsansätze. Unveröffentlichter Vortrag beim Workshop „Psychologie der Infertilität" in Marburg am 18.1.1997.

Zinser, K.; Pook, H.; Florin, I.; Krause, W., Tuschen-Caffier, B. (1997): Psychotherapie bei idiopathischer männlicher Infertilität. Unveröffentlichter Vortrag beim Workshop „Psychologie der Infertilität" in Marburg am 18.1.1997.

Praktische Sterilitätstherapie im Spannungsfeld zwischen Beratung und High-Tech-Medizin

Heribert Kentenich

Einleitung

Praktische Sterilitätstherapie hat ihre Grundlage im ärztlichen Gespräch. Im Vordergrund steht die Erfassung des psychischen Problems und danach die medizinische Diagnostik.
Die Therapie kann relativ einfach sein: Information und Beratung, Hormonkorrektur, Zyklusbeobachtung oder leichte Stimulationstherapie.
Die weitergehenden Angebote der modernen Sterilitätstherapie sind jedoch vielfältig: Insemination, in-vitro-Fertilisation (IVF), intratubarer Gametentransfer (GIFT), intrazytoplasmatische Spermainjektion (ICSI) und viele weitere Varianten. Diese Behandlungen sind von ihrem Ablauf für das Paar sehr aufwendig: Jeder Schritt beinhaltet Blutentnahmen, Injektionen, Ultraschalluntersuchungen. Außerdem kann die Einschätzung jedes einzelnen Schrittes zur Folge haben, daß die Behandlung abgebrochen werden muß. All dies ist so kompliziert, daß sich die betreuenden Ärzte der Hilfe von Biologen, medizinisch-technischen Assistenten, Embryologen etc. bedienen müssen, um überhaupt Erfolg haben zu können. Ein einzelner ist kaum noch in der Lage, das gesamte reproduktionsmedizinische Gebiet gedanklich zu erfassen oder zu beherrschen. Schon die Spezialisierung seiner Ausbildung dauert mehrere Jahre.

Doch zunächst gilt es, die psychische Situation zu erfassen:
Die Unfruchtbarkeit wird von den betroffenen Paaren – vor allem von den Frauen – häufig als sehr leidvoll erlebt. Mit diesem Leid wenden sie sich meistens an den Arzt mit der Bitte um Hilfe. Es ist Aufgabe des Arztes, das Paar über die in Frage kommenden Behandlungsmöglichkeiten umfassend zu informieren und mit dem Paar gemeinsam abzuwägen, welche therapeutische Methode je nach Diagnose als die sinnvollste erscheint.
Aufgrund der Komplexität der zu berücksichtigenden Faktoren (medizinischer Befund, psychische Situation des Paares) handelt es sich hier um eine schwierige Aufgabe.

Der Wunsch nach einem Kind

Bevor die Probleme einer Sterilitäts-Behandlung und der Sinn eines Betreuungskonzeptes näher diskutiert werden, ist zunächst die Erörterung einer banalen Frage wesentlich: „Warum haben Paare Kinderwunsch?"
Wird diese Frage den sterilen Paaren gestellt, so sind häufige Antworten: „Weil es zum Paar dazugehört", „weil Kinder dem Leben einen Sinn geben" oder „weil man sich in den Kindern wiederfindet." Die Antworten zeigen schon, daß Kinder gewünscht werden, weil diese für die eigene Person wesentlich sind. Man spricht von einem narzißtischen Gewinn, denn Kinder geben einem selbst viel Positives zurück. Selbstverständlich werden Kinder auch um ihrer selbst willen geliebt.
Den Wunsch nach Nachwuchs kann man vielleicht bei den Tieren als ein triebimmanentes, instinktgesteuertes Bedürfnis ansehen. Bei den Menschen reicht dies weiter: Waren früher leibliche Kinder zur Altersvorsorge (vor der Einführung der Rentenversicherung) wesentlich, so stehen heute andere Bedürfnisse im Vordergrund. Die Entstehung des Kinderwunsches ist Ergebnis einer Persönlichkeitsentwicklung, denn der Kinderwunsch ist nicht von Anfang an da, sondern wächst im Laufe des Lebens. Zugleich ist er das Ergebnis der individuellen Reifung, wie sie sich im psychosozialen Umfeld abspielt (Frick-Bruder und Schütt 1991). Diese umgebenden psychosozialen Faktoren modulieren den Kinderwunsch. In Industriegesellschaften steht bei bestimmten Bevölkerungsschichten zunächst die Karriere im Vordergrund, während es in anderen Gesellschaften vollkommen „normal" ist, wenn bereits 17jährige Frauen das Bedürfnis haben, schwanger zu werden. In jedem Fall ist aber der Kinderwunsch eingebettet in eine Partnerbeziehung, bzw. er entwickelt sich in der Dynamik der Beziehung zwischen beiden Partnern.

Das Problem der Sterilität

Wenn wir nun den Kinderwunsch als das Ergebnis eines psychischen Reifungsprozesses auffassen, so ist die Auseinandersetzung bei der Frau (und beim Mann) mit dem Kinderwunsch doch von Ambivalenz geprägt. Es gibt Gründe, die für ein Kind sprechen (narzißtischer Gewinn; Liebe, die vom Kind zurückgegeben wird). Es gibt aber auch Gründe, die gegen ein Kind sprechen: Kinder und Beruf erfordern Prioritätensetzung, der gesamte Tagesablauf ändert sich durch ein Kind, Freizeit und Urlaub müssen anders gestaltet werden, und die Partnerbeziehung wird durch ein Kind neu definiert.
Wenn aber in einer Partnerbeziehung der Kinderwunsch heranreift, und die Frau wird nicht schwanger, so kann das Problem der Sterilität zu einer schweren Krise führen (Brähler und Meyer 1991, Frick-Bruder und Schütt 1991, Strauß 1991, Stauber 1993). Zunächst ist die Frau überrascht, daß sie nach ein, zwei oder drei Monaten des Wartens nicht schwanger wurde. Sie wundert sich über den Beginn der Regelblutung, denn „eigentlich hätte es ja klappen müssen". Schließlich (nach wei-

teren Monaten oder Jahren des Wartens) ist sie in ihrem Selbstwertgefühl gekränkt (narzißtische Kränkung). Daß sie selbst vom Problem der Sterilität betroffen ist, hat sie sich nicht vorstellen können. Dies kannte sie nur von anderen. Sie konsultiert schließlich einen Arzt. Dieser untersucht sie, gibt ihr Ratschläge oder Medikamente, aber es klappt trotzdem nicht. Zu dem Problem der Kränkung tritt nunmehr das Problem der Hilflosigkeit: Was kann die Patientin tun? Schließlich treten Schuldgefühle auf: „Was habe ich falsch gemacht? Habe ich früher eine Eileiterentzündung nicht auskuriert?" Zudem überkommen sie Gefühle der Trauer und der Verzweiflung. Jede Monatsblutung ist eine erneute „Niederlage". Die Sterilität wird dann schließlich auch zum Paarproblem: Es ist die Frage zu klären, wer „Schuld" an der Sterilität hat und ob man sich überhaupt weiter in die Hände eines Arztes begeben soll (Menning 1980).

Erstgespräch

Für das Erstgespräch sind Fragen des Settings wesentlich: So sollte man sich möglichst das Paar gemeinsam bestellen und einen Zeitraum von etwa 20–30 Minuten einplanen. Wenn die Patientin aber alleine kommt oder auch mehrfach Entschuldigungen für das Nichterscheinen des Partners benennt, so sollte man dieses mit dem „dritten Ohr" wahrnehmen. Mitunter ist ein sehr ungleichmäßig verteilter Kinderwunsch und starker eigener Druck zur Behandlung hinter einem solchen Problem vorhanden.
Im Erstgespräch sollte man außerdem auf den Ablauf von Körperfunktionen eingehen. Das Wissen der Paare um die Körperfunktionen ist oft sehr spärlich. Nur wenige Paare haben klare Vorstellungen von Aussehen, Zustand und Funktion der Sexualorgane und von den Hormonabläufen. Dieses sollte man anhand von Zeichnungen und Informationsmaterial verdeutlichen. Gerade bei modernen Verfahren der Sterilitätstherapie (IVF/ICSI) besteht eine Diskrepanz zwischen dem vorhandenen Wissen der Paare und dem notwendigen Wissen zur Durchführung dieser therapeutischen Verfahren (Yüksel und Kentenich 1996). Bei der zunehmenden Technisierung sind die Paare überfordert, so daß eine sehr genaue Information und Aufklärung notwendig ist.

Ein häufig gemachter Fehler besteht darin, sich im Erstgespräch auf anatomische Befunde zu beschränken. So fragen Ärzte oft isoliert nur nach früheren Operationen oder bereits durchgeführten Hormonuntersuchungen und bleiben an diesen Befunden „kleben". Dies wird mitunter auch von den Paaren selbst gewünscht, weil sie sich ja über die Behebung von Störungen den schnellen Erfolg wünschen. Gerade das Erstgespräch sollte aber das Problem der Sterilität umfassender (von der somatischen und psychischen Seite her) ansprechen.
Daraus folgt aber nicht, daß man mit „Psychofragen ins Haus fallen" sollte. Fragen zur Befindlichkeit, zum Kinderwunsch, zum Leiden am Problem der Sterilität, um-

fassender zur Sterilitätskrise, müssen in das Erstgespräch gut integriert sein, so daß man nicht an der natürlich vorhandenen Abwehr der Patienten scheitert. Noch mehr gilt dies für Fragen der Sexualität. Ärzte sind kaum darin ausgebildet, Fragen der Sexualität anzusprechen. Sexualität umfaßt den persönlichsten Bereich des Paares, der mit einer normalen Scham auch geschützt wird. Fragen der Sexualität müssen nicht immer im ersten Gespräch angesprochen werden. Sie sollten aber natürlich in den diagnostisch-therapeutischen Ablauf integriert werden. Gut geeignet sind Fragen wie: „Wie geht es Ihnen mit Ihrer Sexualität?", „Wie zufrieden sind Sie mit Ihrer Sexualität?" (Näheres siehe unten: Schlüsselfragen).
Im Erstgespräch sollte der Arzt erspüren und verstehen können, warum das Paar auf Behandlung drängt: die Krise der Sterilität lastet so schwer, daß eine Lösung nur über die schnell erzeugte Schwangerschaft möglich zu sein scheint. Insofern soll der Arzt erkennen, warum das Paar „drängt, etwas zu tun". Viele Ärzte geben vorschnell diesem Wunsch nach, so daß oft hektischer Aktionismus entsteht. Wesentlicher ist, dieses Drängen der Paare zu verstehen und einen medizinisch rationellen und psychisch nachvollziehbaren Diagnostik- und Therapiefaden zu erstellen.

Ein weiterer Fehler besteht darin, beim Abschluß des Erstgespräches eine eindeutige Diagnose zu benennen. Mediziner lieben es, schnell zu klaren Festlegungen zu kommen, weil es ihren Vorstellungen vom Menschen und seinen Krankheiten entspricht. Oft genug werden Patientinnen dann mit speziellen „Etiketten" (Corpus-luteum-Insuffizienz, Tubensterilität etc.) belegt, ohne daß es zu diesem Zeitpunkt wirklich eindeutige Beweise für diese Diagnosen gibt.

Diagnostische Phase

Ein häufig begangener Fehler besteht darin, durchgeführte Untersuchungen zu wiederholen. Die Untersuchung von Hormonen ist sinnvoll. Man sollte sich aber vergegenwärtigen, daß Hormone auch tageszeitlichen Schwankungen unterworfen sind und daß die Zyklen nicht gleichmäßig ablaufen. Insofern sind Hormonbefunde immer mit großer Vorsicht zu interpretieren (The ESHRE Capri Workshop 1996). Man erhält nicht unbedingt eine größere Klarheit, wenn man diese Hormonuntersuchungen mehrfach veranlaßt, weil auch diese Wiederholungen immer nur einen partiellen Ausschnitt der Zyklusabläufe wiedergeben. Das gleiche gilt für Spermiogramme: Spermiogramme sind jahreszeitlichen und individuellen Schwankungen unterworfen (Lerchl und Nieschlag 1996). Insofern ist hier auch nur selten ein Erkenntnisgewinn über mehr als zwei Spermiogramme zu erwarten.
Das Führen von Basal-Temperaturkurven ist sinnvoll, erlauben sie es doch, der Patientin den zyklischen Hormonablauf darzustellen und darüber den Körper und seine Funktionen besser kennenzulernen. Auf der anderen Seite kann man mit Basaltemperaturen auch viel Unsinn anrichten: sie zwingen die Patientin, bestimmte Tagesabläufe streng einzuhalten (Messen der Temperatur vor dem Aufstehen) und be-

inhalten eine Vielfalt von Fehlermöglichkeiten (Veränderung des Schlafrhythmus, Fehleranfälligkeit durch Infekte). Insofern sollte man nicht mehr als zwei bis drei Basal-Temperaturkurven führen lassen.
Auch der Postkoital-Test beinhaltet Vor- und Nachteile. Ein Vorteil ist sicherlich darin zu sehen, daß man in Zyklusmitte einige Erkenntnisse über die Cervix, über Cervixschleim sowie Spermien-Cervixinteraktion gewinnen kann. Auf der anderen Seite ist dieser Test schwer zu standardisieren, und man neigt daher auch zur Überinterpretation der gewonnen Befunde. Aus diesem Grunde sieht die European Society of Human Reproduction and Embryology (ESHRE) in ihren Richtlinien (The ESHRE Capri Workshop 1996) diese Methode als nicht sehr sinnvoll an.

Die Probleme des Mannes bei der Sterilitätsbehandlung

Eine Reihe von Untersuchungen konnte zeigen, daß beruflicher und familiärer Streß zu einer Verschlechterung der Spermiogrammparameter führen kann (Stauber 1993). Allerdings ist es oft schwierig, im Einzelfall eine Auswirkung des Stresses auf das Spermiogramm nachzuweisen, da die Spermiogrammwerte sehr stark schwanken und da die Zeit der Spermiogenese in Hoden und Nebenhoden etwa drei Monate dauert. Wir wissen aber, daß der Partner psychisch durchaus bei einer Therapie mitreagiert. So empfinden die Partner die medizinischen Teile einer IVF-Behandlung (Eizellpunktion) deutlich unangenehmer als die Patientin selbst. Hiermit drücken sie offensichtlich ihr Mitgefühl aus. Auch Männer stehen während einer solchen Behandlung unter Streß. Denn schließlich „leiden sie mit", wenn die Follikelreifung nicht optimal verläuft. Nahezu 30% der Männer geben weiterhin an, daß für sie die Art und Weise der Masturbation bei der IVF-Behandlung deutlich unangenehm ist (Kentenich und Stauber 1991). Denn schließlich werden sie aufgefordert, „Samen zu spenden", wenn bei der Frau bereits Eizellen gewonnen werden konnten. Dies setzt sie zusätzlich unter Druck. Insofern überrascht es nicht, wenn auch der Mann bei der Sterilität und bei der Sterilitätstherapie häufiger mit Sexualstörungen reagiert (Pusch et al. 1989).

Kontraindikation gegen Therapie

Allgemein gelten als Kontraindikationen diejenigen, die gegen eine Schwangerschaft sprechen. Aufgrund der medizinischen Fortschritte sind aber z. B. Diabetes mellitus, Hypertonus und Gefäßerkrankungen nur sehr selten noch als eindeutige Kontraindikation gegen eine Schwangerschaft anzusehen.
Bezüglich der Infektionen bleibt die HIV-Infektion weiterhin eine Kontraindikation gegen eine aktive Sterilitätstherapie, da trotz weiterer Fortschritte der Medizin noch mit einem Infektionsrisiko des neugeborenen Kindes von etwa 13–15% zu rechnen ist (Schäfer und Friese 1996).

Die Psychose sowie die schwere Neurose müssen als Kontraindikationen angesehen werden, wenn die Betreuung des Kindes nicht möglich sein wird. Dieses bedarf jedoch im Einzelfall einer sehr genauen Abklärung, die interdisziplinär (mit Psychiater/Psychotherapeut gemeinsam) durchgeführt werden sollte. Beachtet man dies nicht, so begibt man sich sehr schnell in eine ethisch schwierige Situation. Der Arzt darf nämlich nicht zur letztlichen Instanz darüber werden, wem eine Schwangerschaft gegönnt und wem sie verwehrt wird. Ethisch akzeptabel ist nur, wenn dem Paar durch Aufklärung, Information und Beratung eine weitgehend autonome Entscheidung ermöglicht wird.
In der Regel bleibt es die Entscheidung des Paares, ob eine Kinderwunschbehandlung durchgeführt wird oder nicht.
Abgeleitet davon (und teilweise unabhängig davon) ist aber die Entscheidung zu sehen, ob der Arzt die Behandlung dann selbst durchführt oder nicht. Jeder Arzt wird und muß seine individuellen Grenzen finden, was die Therapie angeht. Dieses muß im Zweifelsfall auch der Patientin/dem Paar gegenüber verdeutlicht werden.
Schwierigkeiten bereitet auch das Vorgehen bei psychogener Sterilität. Psychogene Sterilität und psychosomatische Faktoren der Sterilität dürfen nicht miteinander gleichgesetzt werden. Psychogene Sterilität bedarf einer sehr strengen Definition. Es müssen nämlich psychische Gründe vorhanden sein, die ursächlich zu einer Sterilität führen. Wenn dies nachweislich der Fall ist, dann sollte keine medizinisch orientierte Therapie durchführt werden. Dem Paar muß verdeutlicht werden, daß eine psychische Betreuung oder Psychotherapie/Paartherapie eher die Lösung des Problems darstellt. Schwierig wird es aber dann, wenn das Paar innerlich nicht bereit ist, diese psychogenen Faktoren zu akzeptieren. Auch hier muß der Arzt dann seine eigene Position definieren. Er sollte sich aber hüten, eine rein medizinisch orientierte Therapie bei Hinweis auf psychogene Sterilität zu beginnen.

Intensivere psychische Befragung und Betreuung

Innerhalb einer Sterilitätssprechstunde suchen oft Frauen und Männer bei Zustand nach Sterilisation um Hilfe. Dieses ist lebensgeschichtlich in den meisten Fällen nachvollziehbar. Man sollte aber den Patientinnen widerspiegeln, daß sie sich zu einem früheren Zeitpunkt sehr eindeutig gegen eine Schwangerschaft ausgesprochen haben und sich nunmehr sehr eindeutig für das Zustandekommen einer Schwangerschaft einsetzen. Dieses sollte gemeinsam mit dem Paar psychodynamisch aufbereitet werden. Das gleiche gilt bei (mehrmaliger) Abruptio. Da Schwangerschaft immer einen Ambivalenzkonflikt beinhaltet, muß bei vorangegangenen Schwangerschaftsabbrüchen vermieden werden, das Thema im Sinne einer Schuldzuweisung aufzuarbeiten. Auch hier gilt es, lebensgeschichtlich nachzuvollziehen, warum sich die Patientin nicht in der Lage sah, sich zu einem früheren Zeitpunkt für das Leben des Kindes auszusprechen.

Gerade in Ballungsräumen und Großstädten haben viele Patientinnen/Paare Erfahrungen mit Psychotherapie oder ähnlichen therapeutischen Verfahren. Oft wurde von der Patientin wegen früherer partnerschaftlicher Krisen ein Psychotherapeut in Anspruch genommen, aber auch wegen des Kinderwunsches. Wir sollten dieses im ärztlichen Gespräch aufgreifen und mit dem Paar überlegen, ob und wie medizinische und psychische Therapie miteinander verbunden werden bzw. eine medizinische Therapie auch mit zum Inhalt der Psychotherapie gemacht wird.
Eine intensivere psychische Befragung und Betreuung ist insbesondere bei den Patientinnen angezeigt, bei denen das Problem der Kinderlosigkeit zum Lebensmittelpunkt wurde. Dies sind die Patientinnen, die häufig den Arzt gewechselt haben und offensichtlich keinen stabilen therapeutischen Prozeß eingehen konnten. Intensivere Betreuung brauchen auch die Patientinnen über 40 Jahre, die ahnen, daß die Erfüllung des Kindeswunsches aufgrund ihres Alters nur noch schwer möglich ist und bei denen „die Zeit drängt". Gerade diese Patientinnen bedürfen unserer intensiveren psychosomatischen Betreuung.

Was ist Behandlungserfolg?

Diese Frage erscheint zunächst banal: Es gibt keine Zweifel, daß Schwangerschaft und Geburt die anzustrebenden Erfolgskriterien einer Sterilitätsbehandlung sind. Daran sollte nicht vorbeigeredet werden. Diese Definition sollte aber erweitert werden, gerade weil der Behandlungserfolg keinesfalls garantiert werden kann (Kemeter 1992).
Als Erfolg sollte auch definiert werden:

„Ehrliche" Beratung

Dem Paar sollten die ehrlichen Zahlen benannt werden, in einer bestimmten Sterilitätstherapie schwanger zu werden. Diese Zahlen sollten sich auf die Geburt beziehen und nicht auf die Schwangerschaft, denn das Paar ist an einem Kind interessiert und nicht an biochemischer Schwangerschaft oder Abort (Templeton et al. 1996). Die Risiken und Nebenwirkungen der Medikamente und therapeutischen Verfahren sollten klar benannt werden (Schenker und Ezra 1994).

Begrenzung der Behandlung auf einen für das Paar akzeptablen Weg

Sehr oft verlangen Paare die Fortsetzung einer Therapie, bis die Schwangerschaft eintritt. Aber eine Schwangerschaft kann nicht in jedem Fall erreicht werden. Insofern gilt auch als Erfolg, wenn es dem Paar ermöglicht wird, eine Grenze der Behandlung anzuerkennen. Diese Grenze ist immer individuell. Sie sollte nicht vom Arzt verordnet werden, sondern im Diskussionsprozeß mit dem Paar entstehen.

Vermeidung von Mehrlingsgeburten

Mehrlings- und Frühgeburten sind eines der größten Probleme der Reproduktionsmedizin. Man kann sich darüber streiten, ob Drillinge ein Behandlungserfolg oder -mißerfolg sind. Wir sollten aber wissen, daß eine Schwangerschaft von unter 32 Wochen – auch heute noch unter den Bedingungen einer intensiven Neonatalmedizin – ein hohes Risiko für eine Behinderung des Kindes mit sich bringt. Etwa 28% aller vor dem 32. Schwanderschaftswoche geborenen Kinder sind entweder blind, taub, haben schwere frühfetale Schäden oder einen IQ unter 70 (Ohrt et al. 1995).

Vermeidung von medizinischen Risiken

In früheren Zeiten wurden häufig unnötige Operationen (Antefixation) durchgeführt. Ein zweifelhafter „Erfolg“ dieser Operationen war oft, daß Patientinnen nunmehr endgültig (durch die Verwachsungen bedingt) tubensteril waren. Auch heutzutage sind Nutzen und Risiken abzuwägen. Überstimulationssyndrome sind eines der häufigsten Risiken der Stimulationsbehandlung (Schenker und Ezra 1994). Eine Vermeidung von schweren Überstimulationssyndromen kann also als Erfolg angesehen werden.

Befriedigendes Sexualleben

Nahezu ein Drittel aller sterilen Paare hat Sexualstörungen (Möller und Fallström 1991, Golombok 1992). Diese Störungen sind entweder schon vor Beginn der Therapie vorhanden, sehr häufig werden sie aber in der Therapie durch die Behandlungsmethoden verstärkt. Gerade dadurch, daß die Sexualität zielgerichtet ist (während der Stimulationsbehandlung) oder vermieden werden muß (homologe Insemination, IVF), ist die Spontaneität der Sexualität stark beinträchtigt. Die Spontaneität ist mit das wesentlichste einer zufrieden erlebten Sexualität. Wenn es dem Paar ermöglicht wird, Fragen der Sexualität zu diskutieren und die Therapie auch entsprechend auszurichten, so ist dies ein Behandlungserfolg.
Zu bedenken ist auch: Was bedeutet die sexualitätslose Zeugung im Labor für das Sexualleben des Paares, die Phantasien in bezug auf das werdende Kind und die spätere Elternschaft? Welche Möglichkeiten hat das Paar, die bei der Zeugung im Labor fehlende Intimität anderweitig zu erleben?

Akzeptieren der eigenen Grenzen

Die Reproduktionsmedizin gaukelt vor, daß fast alles möglich ist. Seit nahezu 20 Jahren können wir schwere Formen der tubaren Sterilität mit IVF behandeln. Heutzutage bietet sich die ICSI-Methode bei schweren Formen der männlichen Subfertilität an. Trotzdem kann eine Schwangerschaft keinesfalls in jedem Fall erreicht werden. Diese Grenzen sollten wir Ärzte auch akzeptieren.

Bewältigung der Sterilitätskrise

Wenn nach einem langen Behandlungs- und Beratungsprozeß die Sterilität akzeptiert werden kann, so ist dies ein Erfolg. Diese Akzeptanz der Sterilität und eine Hinwendung zu anderen Perspektiven im Leben bedeuten den ersten Schritt in eine neu formulierte Zukunft (Strauß 1991).

Probleme bei der Betreuung

Bei möglichen Problemen in der Arzt-Patienten-Beziehung sollten wir die Übertragung und Gegenübertragung genauer betrachten:

Umgang mit Übertragung

Das Phänomen der Übertragung bedeutet, daß die Patientin eigene Gefühle, die sie früher zu wichtigen Personen (Mutter oder Vater) hatte, in ihrem späteren Leben auf andere Personen überträgt. Diese Übertragung geschieht insbesondere dann, wenn diese Person für sie eine besondere Bedeutung bekommt. Oft ist der Arzt (im speziellen der Reproduktionsmediziner) das Ziel solcher Übertragungen, da die Patientin von ihm eine Lösung wesentlicher Lebensfragen erhofft. In dieser Übertragungssituation erlangt der Arzt dann eine Bedeutung, die er von sich aus unterschätzt.

Zugleich zeigen die Paare besondere Formen der psychischen Abwehr (sog. Abwehrmechanismen).

Sehr häufig benutzen Sterilitätspatientinnen z.B. die Abwehrform der Idealisierung. Sie idealisieren alles, was zu einer Schwangerschaft führt. So wird der Arzt „in höchsten Tönen" gelobt, die technische Medizin wird idealisiert, und das Kind kann nur von seinen guten Seiten her antizipiert werden. Eine andere Form der Abwehr ist die Verleugnung. Das Paar ist geneigt, die individuelle Chance, schwanger zu werden, zu überschätzen und die relativ niedrigen realen Erfolgsquoten zu verleugnen.

Gegenübertragung

Jeder Arzt und Berater hat seine eigene persönliche Historie und seine eigenen Persönlichkeitsmerkmale. Er wird also auf bestimmte Patienten in unterschiedlicher Weise reagieren. Dadurch wird er einige Patientinnen besonders „angenehm“, andere wiederum als besonders „unangenehm“ erleben. Wenn der Arzt z.B. sehr zwanghafte Züge hat, so wird er die Patientin eher akzeptieren, wenn sie sich in der medizinischen Behandlung sehr korrekt verhält.
Er wird aber seine Probleme mit einer eher hysterisch-strukturierten Patientin haben, die „alles nicht so genau nimmt“, zu spät zur Sprechstunde kommt oder die Tabletten falsch einnimmt (Kentenich 1993).

Eine unbewußte Verbindung zwischen Arzt und Patient

Eine unbewußte Verbindung zwischen Arzt und Patient wird in der Reproduktionsmedizin häufig beobachtet. Beide (Arzt und Patientin) bevorzugen die aktive Behandlung (Stimulation, IVF, ICSI). Wenn man aktiv etwas tun kann, dann braucht man keine Zeit zum Überlegen oder Diskutieren. Es bleibt keine Zeit, um Trauer zuzulassen. Diese unbewußte Einheit führt zur Abwehr von Emotionen, weil beide z.B. den Mißerfolg (Monatsblutung, keine Schwangerschaft, Fehlgeburt) schnell „vergessen“ wollen. Diese Einheit macht verständlich, warum in der Sterilitätstherapie die psychische Seite so wenig zugelassen wird. Dies bedeutet keinen Vorwurf an Arzt oder Patientin, denn von psychischer Seite her können wir dieses Phänomen verstehen. Der Arzt sollte sich dieses Problem jedoch vergegenwärtigen. Es ist auch sinnvoll, immer wieder Behandlungspausen zuzulassen, „um das Kind kommen zu lassen, wenn die Zeit reif ist“. In dieser Hinsicht denken wir, daß die Arzt-Patienten-Beziehung auch einen unbewußten Hintergrund hat.
Die Medizin läuft Gefahr, die Verleugnung des psychischen Problems der Sterilität zu unterstützen. Paare begeben sich oft über Jahre in medizinische Behandlung und wechseln häufig die Ärzte in der Hoffnung, eine günstigere Diagnose oder weitere Behandlungsvorschläge zu erhalten.
So vermeiden sie mit Hilfe der Medizin eine wirkliche Auseinandersetzung mit ihrer Sterilität. Auch weckt die aktive medizinische Behandlung mit ihren technischen Möglichkeiten die Illusion einer Kontrolle der Fruchtbarkeit.

Beratung kann kein Screening für Elternschaft sein

Im täglichen Leben ist jedem Paar erlaubt, ein Kind zu zeugen oder nicht. Insofern kann der Berater keinerlei Instanz sein, eine Entscheidung darüber herbeizuführen, welchem Paar es erlaubt ist, ein Kind zu bekommen und welchem nicht. Beratung und Betreuung von Paaren muß dem Paar die Möglichkeit eröffnen, diese Entscheidung selbst zu treffen – als weitgehend autonome Entscheidung.

Schlüsselfragen

Zum Schluß wollen wir anhand einger Schlüsselfragen (Tabelle 1 und 2) praxisorientierte Hinweise geben:

Wie lange versuchen Sie schon, schwanger zu werden?

Mitunter hat die Patientin gerade erst mit der Pille aufgehört und kommt schon in die Konsultation. Hier ist Information zu den Konzeptionschancen notwendig. Oder es steckt eine zwanghafte Herangehensweise dahinter, wenn die Patientin glaubt, daß in einem Lebensstil, wo alles planbar ist, auch der Körper wie eine Maschine zu reagieren hat.

Wer leidet mehr unter der Kinderlosigkeit?

In den meisten Fällen ist der Leidensdruck bei der Patientin größer als beim Partner (Strauß 1991). Dies ist verständlich, denn der Mann kann niemals selbst schwanger werden oder ein Kind bekommen. Auf der anderen Seite kann aber der Leidensdruck beim Ehemann sehr viel größer sein, wenn die Patientin z.B. Kinder aus früheren Beziehungen hat, oder wenn der Leidensdruck aufgrund einer männlich bedingten Sterilität für den Ehemann stärker ist. In dieser Situation trägt er zudem auch die „Schuld" der Sterilität, was sein subjektives Empfinden angeht.

Warum soll das Kind jetzt kommen?

Kinderwunsch entsteht in Partnersituationen zu bestimmten Zeiten. Oft ist zu beobachten, daß der Kinderwunsch dann aktuell wird, wenn ein Angehöriger vor kurzer Zeit gestorben ist oder wenn ein sonstiger schwerer Verlust zu beklagen ist. Wir sollten als Ärzte den zeitlichen Rahmen der Sterilität und die Aktualität des Kinderwunsches nachvollziehen können.

Was veränderte sich in Ihrem Leben seit dem Zeitpunkt der Sterilität?

Viele Paare haben ihr tägliches Leben nach Bekanntwerden der Sterilität vollkommen verändert. Die Sexualität wird oft nur zielgerichtet wahrgenommen. Mitunter glaubt die Patientin, durch Aufgabe ihres Berufes schneller schwanger werden zu können, weil sie sich dann ganz der Sterilitätsdiagnostik und -therapie widmen kann. Dies führt aber in den meisten Fällen zu einer größeren Fokussierung und Fixierung auf den Kinderwunsch und wirkt letztendlich kontraproduktiv.

Welche psychosomatischen Beschwerden haben Sie?

Wir sollten die Patientin auch nach psychosomatischen Beschwerden wie Asthma, Unterbauchschmerz, Magen-Darm-Problemen, Hauterkrankungen, Dysmenorrhoe etc. fragen. Auch die Frage nach psychiatrischen und psychotherapeutischen Vorbehandlungen oder aktuellen Behandlungen ist wesentlich. Eine Fokussierung auf rein körperliche Befunde kann den Menschen in seiner Ganzheit nicht erfassen. Viele Patienten haben eine Reihe von psychosomatischen Beschwerden, die sie zusätzlich belasten.

Wenn Sie auf Ihre eigene Kindheit blicken, was wollen Sie gleich machen, und was wollen Sie anders machen als Ihre Eltern?

Diese Frage eignet sich mitunter nicht für das Erstgespräch. Es ist aber wichtig, (gerade bei „komplizierten" Paaren) zu wissen, was das Paar während der eigenen Kindheit geprägt hat. Viele Patientinnen haben eine karge Kindheit gehabt, oder sie idealisieren ihre Kindheit (bzw. ihren Vater oder ihre Mutter), weil diese Idealisierung das Bild einer schönen Kindheit aufrechterhält. Hier besteht die Gefahr, daß das in der Sterilitätstherapie zu zeugende Kind gedanklich fixiert ist. Es soll diesem eine Kindheit gegeben werden, die der eigenen gleicht. Oder es soll genau das Gegenteil erfolgen: man will dem Kind die Sorgen und Nöte der eigenen Kindheit ersparen. Das zu zeugende Kind kann in dieser Situation instrumentalisiert werden.

Welche Alternativen gibt es für Sie?

Die Frage nach Alternativen, nach Behandlungsdauer und möglicher Beendigung der Therapie sowie die Frage, wie man sich ein Leben ohne Kind vorstellen kann, muß irgendwann im Verlauf des Beratungs-Prozesses diskutiert werden. Diese Fragen müssen nicht am Anfang stehen. Eine Steriltätstherapie ist aber dann ungenügend, wenn die Frage nach Alternativen erst am Ende einer frustranen Therapie auftaucht. Dann wird das Paar den Hinweis auf Alternativen als Strafe nach einer erfolglosen Therapie ansehen.

Zusammengefaßt bedeutet Beratung, dem Paar zum Zeitpunkt der Sterilitätskrise die Möglichkeit zu geben, diese besonders schmerzliche Erfahrung in einen größeren Zusammenhang des Lebens zu stellen. Beratung ist nicht formale Psychotherapie. Sie soll aber auf einer professionellen Grundlage einen Weg aus dieser Krise zeigen.

Die Therapie orientiert sich zieladaptiert auf die Diagnostik. Auch moderne Reproduktionsmedizin kann menschlich gestaltet werden. Sie ist in sich weder gut noch schlecht. Weder idealistische Bewunderung noch ideologische Ablehnung sind sinnvoll. Es kommt darauf an, das Paar im Zentrum zu sehen und Diagnostik und Therapie individuell anzupassen.

Literatur

Brähler E., Meyer A. (1991): Jahrbuch der medizinischen Psychologie. Psychologische Probleme in der Reproduktionsmedizin. Berlin - Heidelberg - New York (Springer).

Frick-Bruder V., Schütte E. (1991): Zur Psychologie des männlichen und weiblichen Kinderwunsches. In: Stauber M., Conrad F., Haselbacher G. (Hrsg.) Psychosomatische Gynäkologie und Geburtshilfe 1990/91. Berlin - Heidelberg - New York (Springer), S. 15-21

Golombok S. (1992): Psychological functioning in infertility patients. Human. Reprod., 7, S. 208-212.

Kemeter P. (1992): Psychologische Aspekte der modernen Fortpflanzungsmedizin. In: Ringler M., Fennecz U., Springer-Kremser M. (Hrsg.) Frauen „Krankheiten". Wien (WUV-Universitätsverlag), S. 240-257.

Kentenich H., Stauber M. (1991): Psychosomatische Aspekte bei IVF-Patientinnen. Gynäkol. Prax., 15, S. 529-541.

Kentenich H. (1993): Die Emotionen des Arztes in der Sterilitätssprechstunde. Gynäkologe, 26, S. 205-209.

Lerchl A., Nieschlag E. (1996): Gibt es eine Spermakrise? Deutsches Ärzteblatt, 93, B 1936-1939.

Menning B. E. (1980): The emotional needs of infertile couples. Fertil. Steril., 34, S. 313-319.

Möller A., Fallström K. (1991): Psychological consequences of infertility: a longitudinal study. J. Psychosom. Obstet. Gynecol., 12, S. 27-45.

Ohrt B., Riegel R. und Wolke D.: (1995): Langzeitprognose sehr kleiner Frühgeborener. Arch. Gyn. Obstet. 257; S. 480-492.

Pusch H. H., Urdl W. und Walcher W. (1989): Untersuchungen zum psychosozialen Hintergrund von Sterilitätspatientinnen. Arch. Gyn. Obstet., 245, S. 1055-1057.

Schäfer A., Friese K. (1996): Maßnahmen zur Senkung des maternofetalen HIV-Transmissionsrisikos. Deutsches Ärzteblatt 93, S. A 2234-2236.

Schenker J. G., Ezra Y. (1994): Complications of assisted reproductive techniques. Fertil. Steril., 61, S. 411-422.

Stauber M. (1993): Psychosomatik der ungewollten Kinderlosigkeit. Berlin (BMV).

Strauß B. (1991): Psychosomatik der Sterilität und der Sterilitätsbehandlung. Stuttgart (Enke).

Templeton A., Morris J. K., Parslow W. (1996): Factors that affect outcome of IVF treatment. Lancet, 348, 1402-1406.

The ESHRE Capri Workshop (1996): Guidelines: Prevalence, Diagnosis, Treatment and Management of Infertility. Excerpts on Human Reproduction. (Oxford University Press).

Yüksel E., Kentenich H. (1996): Sterile türkische Paare. „Sprachlosigkeit" erschwert die Behandlung. Münch. med. Wschr., 138, S. 65-68.

Anhang

Schlüsselfragen (I)

Wie lange haben Sie Kinderwunsch?
Wie lange sind Sie in Behandlung?
Bei wie vielen Ärzten waren Sie in Behandlung?
Was ist die Ursache Ihrer Sterilität (subjektive Therorie)?
Wer leidet mehr unter der Kinderlosigkeit (Mann oder Frau)?
Was hat sich in Ihrem Leben verändert seit dem Wissen um Sterilität?
Wie zufrieden sind Sie mit Ihrer Sexualität und Liebe?
(Frequenz, Anorgasmie, Dyspareunie, Lust)?
Was hat sich in Ihrer Sexualität verändert?

Schlüsselfragen (II)

Psychosomatische Krankheitsbilder (Ulcus, Asthma, Unterbauchschmerz, Haut)?
Psychiatrische/psychotherapeutische (Vor-)Behandlung (Lebenskrisen, Partnerschaft, Sterilität)?
Wenn Sie Ihre eigene Kindheit betrachten, was möchten Sie Ihrem Kind weitergeben, und was möchten Sie ihm ersparen?
Welche Therapie sollte Ihrer Ansicht nach durchgeführt werden?
Wie stehen Sie zu Alternativen (Adoption, Pflegekind)?
Wo sind Grenzen der Therapie? Dauer der Therapie?
Wie geht es weiter, falls wir nicht „erfolgreich“ sind?

Erleben der Sterilitätstherapie (IVF und ICSI)* beider Partner bei tubarer, endokrinologischer und andrologischer Sterilität

Ingrid Kowalcek, B. Michel, J. Wermeter, K. Diedrich

Die zur Erfüllung des Kinderwunsches eingeleitete Sterilitätstherapie (Down-Regulation, Stimulation, vaginale Follikelpunktion, Embryotransfer, Unterstützung der Lutealphase) ist ausschließlich an den somatischen Funktionsabläufen der Frau ausgerichtet. Die Anzahl der ungewollt kinderlosen Paare wird in Deutschland auf mehr als 1,5 Mio. geschätzt. Es wird davon ausgegangen, daß etwa 15-20% aller Paare unfruchtbar sind (Diedrich et al., 1996). Das Indikationsspektrum zur In-vitro-Fertilisation hat sich in den letzten vier Jahren mit der Etablierung von Verfahren zur assistierten Befruchtung auffallend von der tubaren zugunsten der männlichen Subfertilität verschoben (Al-Hasani et al., 1995). Mit bis zu 50% nimmt der Anteil männlicher Subfertilität einen zunehmend breiten Raum ein. Die Zahl der durchgeführten Follikelpunktionen in Deutschland stieg an von absolut 9.725 (1991) auf absolut 31.927 (1995) (Diedrich et al., 1996). Die einseitige Orientierung der Reproduktionsmedizin auf körperliche Funktionsabläufe schafft Distanz des Reproduktionsmediziners zu dem betroffenen Paar und seinem Leiden. In einer zunächst erlösenden Allianz zwischen Reproduktionsmedizin und Betroffenen wird das übereinstimmend erklärte Ziel „die Erfüllung des Wunsches nach einem eigenen Kind" unter Anwendung invasiver somatischer Interventionen angestrebt (Kowalcek, 1996). Die angebotene Professionalität im Handeln, die Rationalität im Denken und die aufgezeigte Planbarkeit des eigenen Zyklus läßt große Hoffnung bei den Betroffenen auf baldige Realisierung des Wunsches nach einem eigenen Kind zu (ebenda). Unabhängig von den somatischen Funktionsabläufen erfordert die Sterilitätstherapie die Wahrnehmung und Einbeziehung des emotionalen Erlebens beider Partner. Vielfach konnte gezeigt werden, daß die psychische Belastung der durchgeführten Sterilitätstherapie größer ist als die organische Belastung. Über die Qualität des emotionalen Erlebens im Verlauf der Stimulationsbehandlung bei Männern und Frauen ist bisher wenig bekannt.

---

* IVF – In-vitro-Fertilisation
ICSI – Intrazytoplasmatische Sperma-Injektion

Spezielle Fragestellung

Ziel der Untersuchung ist es, das emotionale Erleben der betroffenen Frauen und Männer in Abhängigkeit von der Sterilitätsursache explorativ zu erarbeiten. Im folgenden wird eine rein qualitative Untersuchung zur Hypothesenintegration vorgestellt.

Material/Methode

Beide Partner erhalten zu Beginn der Stimulationsbehandlung ein Tagebuch. Von Beginn der Behandlung bis zum Ausbleiben oder Eintreten der Schwangerschaft sollen täglich beide Partner getrennt in einer offenen Frage angeben, was sie am jeweiligen Tag beschäftigt hat.
Inhaltlich werden in dem Therapiezyklus zehn Zeitabschnitte unterschieden

Zeitpunkt 1: Tag vor Beginn der Stimulation
Zeitraum 2: Beginn der Stimulationsbehandlung bis zur ersten sonographischen Kontrolle
Zeitraum 3: Sonographische und endokrinologische Kontrolle der Stimulationsbehandlung bis zur Ovulationsinduktion
Zeitpunkt 4: Follikelpunktion
Zeitpunkt 5: Fertilisierung
Zeitpunkt 6: Embryotransfer
Zeitraum 7: Warten (1. bis 3. Tag nach dem Embryotransfer)
Zeitraum 8: Warten (4. bis 7. Tag nach dem Embryotransfer)
Zeitraum 9: Warten (8. Tag nach Embryotransfer bis einen Tag vor Eintreten der Blutung)
Zeitraum 10: Schwangerschaft oder Blutung

Den täglichen inhaltlichen Antworten der offenen Frage werden relevante Erlebnisbereiche und emotionale Reaktionen zugeordnet:

Alltag (Beruf, Eltern, Freunde, Hobby), Therapie (Stimulation, Follikelpunktion, Fertilisierung, Embryotransfer), Partner (Sorge um ..., Gedanken an ...), Ruhe, Entspannung, Auseinandersetzung mit Schwangerschaft, Mutter- und Vaterwerden, körperliche Beschwerden, Veränderungen im Körper, Freude, Hoffnung, Anspannung, Belastung, Unsicherheit, Zweifel, Angst, Resignation, Trauer, Unruhe, Ungeduld, Zukunftsphantasien, Angst vor Enttäuschung, Hilflosigkeit

Ergebnisse

Untersucht wird eine Stichprobe von insgesamt 48 Paaren im Alter von 22–39 Jahren. Die größte Gruppe umfaßt Paare mit andrologischer Sterilität n=25, die Gruppe mit tubarer Sterilität erreicht einen Stichprobenumfang von n=12 und die Gruppe der endokrinologischen Sterilität umfaßt n=11 Patientinnen. Die beiden Gruppen der tubaren und der endokrinologischen Sterilität werden zusammengefaßt. Auffällig ist, daß in dieser Gruppe keiner der Partner das Tagebuch ausfüllte. In der Gruppe der andrologischen Sterilität bearbeiteten 15 (60%) das Tagebuch. Unabhängig von der Sterilitätsursache geben die Frauen eine größere emotionale Belastung an. Ihr Tagesablauf wird fast ausschließlich von der somatischen Therapie bestimmt. Alltag und Beruf treten bei den Frauen in den Hintergrund. In der Gruppe der andrologischen Sterilität ist das Erleben positiver, körperliche Beschwerden während der Therapie werden in größerem Maße angegeben, und die Hoffnung auf Erfolg ist größer im Vergleich zu den Frauen mit endokrinologischer oder tubarer Sterilität.
Übergeordnet lassen sich inhaltlich deskriptiv folgende Erlebensphasen unterscheiden:

1. Frauen in der Gruppe der andrologischen Sterilität

    1. Phase des Alltags (vor Beginn der Stimulation)
    2. Phase der Anspannung und Unsicherheit (Beginn der Stimulationsbehandlung bis zur ersten klinischen Kontrolle)
    3. Phase der Erwartung und Hoffnung (ab sonographischer und endokrinologischer Kontrolle der Stimulation bis zur Ovulationsinduktion)
    4. Phase der Unsicherheit und Angst (Tag der Follikelpunktion)
    5. Phase der Hoffnung (Tag der Fertilisierung)
    6. Phase des Erfolges (Tag des erfolgreichen Embryotransfers)
    7. Phase der Hoffnung (1. bis 3. Tag nach dem Embryotransfer)
    8. Phase der Unruhe und Unsicherheit (vom 4. bis 7. Tag nach dem Embryotransfer)
    9. Phase der Angst, Unruhe und Unsicherheit (vom 8. Tag nach dem Embryotransfer bis einen Tag vor Eintreten der Blutung oder dem biochemischen Nachweis der Schwangerschaft)

    10a. Phase der Resignation und Trauer (nach Eintreten der Blutung)
    10b: Phase der Freude und Hoffnung (nach dem biochemischen Nachweis der Schwangerschaft)

2. Männer in der Gruppe der andrologischen Sterilität

    1. Phase des Alltags (vor Beginn der Stimulation)
    2. Phase des Alltags und der Sorge um die Partnerin (Beginn der Stimulationsbehandlung bis zur ersten klinischen Kontrolle)

3. Phase des Alltags (ab sonographischer und endokrinologischer Kontrolle der Stimulation bis zur Ovulationsinduktion)
4. Phase der Belastung und Anspannung (Tag der Follikelpunktion)
5. Phase der Belastung und Hoffnung (Tag der Fertilisierung)
6. Phase der Ruhe und Entspannung (Tag des erfolgreichen Embryotransfers)
7. Phase des Alltags und der Hoffnung (1. bis 3. Tag nach dem Embryotransfer)
8. Phase des Alltags und der Sorge um die Partnerin (vom 4. bis 7. Tag nach Embryotransfer)
9. Phase des Alltags (vom 8. Tag nach dem Embryotransfer bis einen Tag vor Eintreten der Blutung oder dem biochemischen Nachweis der Schwangerschaft)

10a: Phase der Hilflosigkeit (nach eingetretener Blutung)

10b: Phase der Freude und Hoffnung (nach dem biochemischen Nachweis der Schwangerschaft)

Die Frauen beschreiben sich im Vergleich zu den Männern während der somatischen Therapie als in größerem Ausmaß emotional beeinträchtigt. Bei Männern mit andrologischer Sterilität zeigt sich die größte Belastung zum Zeitpunkt der Fertilisierung. Die erlebte Enttäuschung und Verzweiflung ihrer Partnerin bei nicht eingetretener Schwangerschaft führt bei den Männern zu Hilflosigkeit.

3. Frauen in der Gruppe mit endokrinologischer und tubarer Sterilität

1. Phase des Alltags und der Angst (vor Beginn der Stimulation)
2. Phase der Anspannung, Unsicherheit und Angst (Beginn der Stimulationsbehandlung bis zur ersten klinischen Kontrolle)
3. Phase der Anspannung und Hoffnung (ab sonographischer und endokrinologischer Kontrolle der Stimulation bis zur Ovulationsinduktion)
4. Phase der Anspannung und Belastung (Follikelpunktion)
5. Phase der Angst und Unsicherheit (Fertilisierung)
6. Phase der Hoffnung und Angst (Embryotransfer)
7. Phase der Angst und Unsicherheit (1. bis 3. Tag nach dem Embryotransfer)
8. Phase der Angst, Unsicherheit und Resignation (4. bis 7. Tag nach dem Embryotransfer)
9. Phase der Angst, Unsicherheit und Resignation (vom 8. Tag nach dem Embryotransfer bis einen Tag vor Eintreten der Blutung oder dem biochemischen Nachweis einer Schwangerschaft)

10a: Phase der Resignation und Trauer (nach Eintreten der Blutung)

10b: Phase der Freude und Hoffnung (nach dem biochemischen Nachweis einer Schwangerschaft)

Diskussion

Dem psychischen Erleben der Sterilitätstherapie sollte Raum gegeben werden. Die unterschiedlichen Erlebensaspekte von Frau und Mann sind zu thematisieren. Auch bei der andrologischen Sterilität scheint die emotionale Verarbeitung der Sterilitätstherapie allein der Frau zuzukommen. Nach erfolgloser Therapie reagieren die Männer mit Hilflosigkeit. Die emotionale Belastung der Frau scheint größer, wenn eine tubare oder endokrinologische Sterilität vorliegt. Die ausschließlich auf die körperlichen Funktionen ausgerichtete somatische Therapie und die größere emotionale Belastung darf nicht dazu verleiten, ausschließlich die Frau in den Mittelpunkt möglicher psychotherapeutischer Interventionen zu stellen. Sie ist möglicherweise die Symptomträgerin für das Paar. In Zukunft sollte auch im Hinblick auf den erweiterten Indikationsbereich der Reproduktionsmedizin der Partner in größerem Maße als bisher in die emotionale Verarbeitung einbezogen werden.

Literatur

Al-Hasani, S., Diedrich, K., Prietl, G., Bauer, O., Van der Ven, H., Schmutzler, A. (1995): Männliche Fertilitätsstörungen: gynäkologisches Management. Gynäkol. Prax., 19, S. 67-80.

Diedrich, K., Felberbaum, R., Baumann, P. (1996): Assistierte Reproduktion – Ein Überblick. Gynäkologe, 29, S. 413-419.

Kowalcek, I. (1996): Reproduktionsmedizin und Psychosomatik – Gegensatz, Widerspruch oder Annäherung. Gynäkologe, 29, S. 487-494.

Inhalte und Effekte psychosozialer Beratung bei ungewollter Kinderlosigkeit

Bernhard Strauß, U. Hepp, G. Städing, L. Mettler

Seit sich Kliniker und Wissenschaftler aus psychosomatischer Sicht mit dem Phänomen der ungewollten Kinderlosigkeit befassen, ist die Notwendigkeit psychologischer Hilfen für betroffene Patienten zur Bewältigung der „Sterilitätskrise" unumstritten. Damit wird dem Umstand Rechnung getragen, daß die ungewollte Kinderlosigkeit Ursache von teilweise dramatischen emotionalen Reaktionen sein kann, die in der Literatur erschöpfend beschrieben wurden (z. B. Kraft et al., 1980). Zu diesen Reaktionen tragen sowohl individuelle und soziale Faktoren bei als auch Belastungen, die durch die teilweise lange dauernden Sterilitätsbehandlungen mit ihrem nur begrenzten Erfolg entstehen (vergl. Strauß 1991).
Parallel zur Beschreibung der emotionalen Begleiterscheinungen der Sterilitätskrise wurden von zahlreichen Autorinnen und Autoren potentielle Ziele psychologischer Beratung bei ungewollter Kinderlosigkeit formuliert. Mozley (1976) beispielsweise betont die Notwendigkeit, spezifische Konfliktfelder bei infertilen Paaren zu identifizieren und die Konflikte zu bewältigen. Die Vorbereitung auf eine mögliche Schwangerschaft und Elternschaft wird von dem Autor als weiteres Ziel genannt, ebenso wie die Stützung des Selbstwertgefühles bei jenen Paaren, die keine Schwangerschaft erreichen. Strauß und Ulrich (1991) haben die vielfältigen Probleme beschrieben, die im Zusammenhang mit einer psychologischen Betreuung ungewollt Kinderloser zu beobachten sind und konzeptuelle Vorschläge für die Organisation dieser Betreuung gemacht. Als wesentliche psychologische Aufgaben formulierten die Autoren:

- eine Abklärung der Kinderwunschmotivation,
- Entscheidungsfindung für bestimmte medizinische Maßnahmen,
- eine kontinuierliche Beratung von Patientinnen und Patienten bei Bedarf,
- Kriseninterventionen (auch bezogen auf die Arzt-Patient-Beziehung),
- die Supervision medizinischen Personals und
- Hilfen bei der Verarbeitung von Mißerfolgen und Erfolgen.

Weitere Ziele finden sich bei Daniluk (1991) oder Atwood & Dobkin (1992). Letztere beschrieben noch einmal die verschiedenen Stadien des Trauer- und Bewältigungsprozesses bei infertilen Paaren und postulierten, daß die „Dekonstruktion der Sterilitätskrise" und die „Konstruktion einer neuen Realität" das Hauptziel der psychosozialen Beratung ungewollt kinderloser Paare sein sollte.
Trotz der unumstrittenen Anerkennung, daß psychosoziale Hilfen im Bereich der fertilitätsmedizinischen Behandlung notwendig und sinnvoll sein können, mangelt es

bislang an kontrollierten Studien, die die Effektivität dieser psychosozialen Hilfen im Hinblick auf unterschiedliche Kriterien überprüfen. Sicherlich wären derartige Effektivitätsstudien auch deshalb notwendig, um die Bereitstellung der notwendigen personellen Mittel für die Durchführung psychosozialer Beratung zu gewährleisten.
Seit sich psychotherapeutisch orientierte Autoren mit dem Phänomen der Infertilität befassen, wurden immer wieder Fallberichte veröffentlicht, die zeigen, daß Psychotherapie durchaus dabei helfen kann, die Sterilitätskrise zu bewältigen. In einigen Fällen wurde auch gezeigt, daß nach der Bearbeitung mehr oder weniger ausgeprägter individueller oder Paarkonflikte das Eintreten einer Schwangerschaft möglich wurde (z. B. Richter, 1989). Neben diesen Fallberichten liegen bisher einige wenige unkontrollierte Studien vor, die sich auf größere Stichproben beziehen und positive Effekte psychotherapeutischer Maßnahmen beschreiben (z. B. Sarrell & De Cherney, 1985; Lukse 1985).
Kontrollierte Studien, das heißt Untersuchungen, in denen Behandlungsbedingungen mit Kontrollbedingungen verglichen wurden, gibt es bislang kaum. Viel zitiert in diesem Zusammenhang wird die Arbeit von Bents (1991), die trotz einiger methodischer Probleme nachzuweisen vermochte, daß ein verhaltensorientiertes Behandlungsprogramm für Paare nachweisbar positive Effekte für die Betroffenen hatte, und zwar sowohl im Hinblick auf eine Reduktion erlebter Belastungen, eine Erhöhung der Partnerzufriedenheit, als auch im Hinblick auf physiologische Parameter (nämlich eine Erhöhung der Spermienzahl bei den männlichen Partnern). Neben verhaltenstherapeutisch ausgerichteten Interventionen haben sich – so die Berichte in der Literatur – auch der Einsatz des autogenen Trainings (O' Moore et al., 1983), anderer entspannungsinduzierender Maßnahmen (Domar et al., 1990) sowie konfliktorientierte Kurzzeitpsychotherapien (Brandt & Zech, 1991) als einigermaßen effektiv im Kontext der Infertilitätsproblematik erwiesen, was aber nichts daran ändert, daß die Befundlage zur Effektivität psychologischer Hilfen nach wie vor defizitär ist.

Beratung und Therapie bei Fertilitätsstörungen: Forschungsprojekte im Rahmen des BMBF-Verbundes „Fertilitätsstörungen"

Es ist zu hoffen, daß sich an dieser Situation einiges ändert dank der Tatsache, daß im Rahmen des vom Bundesministerium für Bildung und Forschung (BMBF) geförderten Schwerpunktes „Fertilitätsstörungen" einige Forschungsprojekte systematische Untersuchungen zur Effektivität psychologischer Maßnahmen durchführen (derartige Projekte wurden an den Universitäten Marburg, Heidelberg, Gießen, Münster sowie Kiel installiert). Im folgenden werden erste Ergebnisse aus der an der Universitätsfrauenklinik Kiel durchgeführten Studie berichtet, in deren Rahmen ein zeitlich begrenztes, fokales Beratungskonzept für Frauen bzw. Paare mit unerfülltem Kinderwunsch entwickelt und auf seine Effektivität hin überprüft wurde.

Akzeptanz psychologischer Maßnahmen und „Patientinnenselektion“

Im Rahmen des Gesamtprojektes wurden insgesamt 300 Paare bei ihrem Erstkontakt mit der Kinderwunschsprechstunde der Universitätsfrauenklinik kontaktiert. Etwa die Hälfte dieser Paare nahm an einer umfassenden psychologischen Routinediagnostik teil. Bestandteil dieser Routinediagnostik war auch die Frage, ob die betroffenen Frauen und Männer prinzipiell bereit wären, eine psychologische Beratung oder Therapie zur Behandlung bzw. Bewältigung der ungewollten Kinderlosigkeit in Anspruch zu nehmen. Immerhin 63% der Frauen und 54% der Männer bejahten diese – allerdings unverbindliche – Frage. Diese Prozentsätze liegen deutlich über jenen, die aus älteren Studien berichtet wurden (z. B. Ulrich et al., 1988), was möglicherweise eine größere Offenheit der Betroffenen für psychologische Hilfen signalisiert. Explizit abgelehnt wurde eine psychologische Betreuung von lediglich 14% der Frauen und 23% der Männer.
Im Vergleich mit der Gesamtstichprobe, die im Rahmen des Projektes untersucht wurde, wurde deutlich, daß diejenigen Frauen bzw. Paare, die sich letztlich um einen Beratungstermin bemühten, in mehrerlei Hinsicht von den übrigen unterscheidbar waren. So erlebten die Beratungspaare/-patientinnen eine geringere Lebenszufriedenheit, beschrieben sich als depressiver und weniger sozial resonant. Die Angst vor den Anforderungen, die ein Kind stellt, war in dieser Gruppe größer, gleichzeitig wurde dem Kind eine größere subjektive Bedeutung zugemessen. Insbesondere die Patientinnen gaben vermehrt symptomatisches Leiden an und vermehrt Probleme im Umgang mit anderen Menschen. Im Hinblick auf die Bewältigung des Kinderwunsches wurden in der Beratungsgruppe häufiger depressive Copingstrategien sichtbar. Neben diesen psychologischen Merkmalen war auch ein höheres Bildungsniveau bei den Inanspruchnahmepatientinnen und -patienten ein nicht unwesentliches Selektionsmerkmal. Generell läßt sich aber sagen, daß jene Paare, die von dem Beratungsangebot Gebrauch machen, offensichtlich auch – zumindest subjektiv – mehr beeinträchtigt zu sein scheinen.

Design, Methoden und Stichprobe der Untersuchung

Ausgehend von der Beobachtung, daß die betroffenen Männer eher dazu neigen, sich von medizinischen wie psychologischen Behandlungsmaßnahmen zu „distanzieren“, wurden in der Studie von vornherein zwei unterschiedliche Beratungsbedingungen festgelegt, nämlich eine Einzelberatung für Frauen und eine Paarberatung. Patientinnen bzw. Paare, die sich der Beratung unterzogen, werden verglichen mit einer Wartelistenkontrollgruppe und einer weiteren Gruppe von Paaren, die das psychologische Beratungsangebot explizit ablehnen. Die Gesamtstichprobe umfaßt derzeit 57 Frauen/Paare, von denen 12 eine Paarberatung und 17 eine Einzelbera-

tung abgeschlossen haben. Die Wartelistenkontrollgruppe besteht aus 11 Frauen bzw. Paaren. Die erwähnte „Ablehnergruppe" umfaßt 17 Paare.
Die Beratungen, die primär tiefenpsychologisch durchgeführt wurden (siehe unten), dauerten in der Regel zwischen 8 und 15 Sitzungen. In den ersten beiden Sitzungen wurde zunächst ein halbstrukturiertes Interview zur Kinderwunschgeschichte, zum biographischen Hintergrund, zur Parnerschaftsgeschichte und zur Sexualität durchgeführt. In der Folge wurde mit dem Paar bzw. der Patientin ein inhaltlicher Fokus der Beratungsgespräche erarbeitet. Die Untersuchung wurde ergänzt durch schriftliche Befragungen bei Beginn der Beratungen, an deren Ende und im Rahmen von sechs bzw. zwölf Monatskatamnesen (die noch nicht gänzlich abgeschlossen sind). Zusätzlich zur Statusdiagnostik wurden im Verlauf einige auf den Prozeß der Behandlung bezogene Merkmale, wie z. B. die therapeutische Beziehung, kontinuierlich erfaßt. Die Beratungssitzungen wurden außerdem auf Tonband aufgezeichnet, um später detaillierte Fremdbeurteilungen zu ermöglichen und die Beratungsinhalte genau dokumentieren zu können. Auf die prozeßbezogenen Aspekte soll hier nicht näher eingegangen werden.
Diagnostisch lag bei den im Rahmen der Studie behandelten Paaren in den meisten Fällen eine endokrin bedingte Sterilität vor (34,4%), gefolgt von andrologischen Sterilitätsursachen als Hauptdiagnose (21,2%), funktionell/idiopathischer Sterilität (18,8%), immunologischer bzw. tubarer Sterilität (jeweils 12,5%). Das Durchschnittsalter der behandelten Frauen lag bei 31, das der männlichen Partner bei 34 Jahren. Die Dauer des Kinderwunsches lag im Durchschnitt bei über 4 Jahren.

Das Beratungskonzept

Im Laufe der Durchführung des Forschungsprojektes wurde das Beratungskonzept zunehmend differenzierter und mündete in ein dreistufiges Modell. Dieses Modell geht davon aus, daß sich im Falle einer vorhandenen Motivation faktisch immer ein fokaler Konflikt auf individueller oder Paarebene formulieren läßt. Entgegen dem ursprünglichen Anspruch wurde aber deutlich, daß die ausschließlich konflikt- bzw. problemorientierte Durchführung der Beratung sich nicht realisieren ließ. Dementsprechend ist als zweite Stufe des Beratungsmodells ein bewältigungsorientiertes Vorgehen zu beschreiben, das im Falle der Nichtbearbeitbarkeit der fokalen Konflikte zum Tragen kommt. Beratungen mit dem Fokus auf eine Bewältigungsorientierung zielen darauf ab, die Bewältigung des unerfüllten Kinderwunsches und der damit verbundenen Behandlung zu optimieren. Paare bzw. Patientinnen, bei denen weder eine konflikt- noch eine bewältigungsorientierte Beratung durchführbar war, wurden im Rahmen der Behandlungen „stützend", das heißt nicht auf Verhaltensänderungen orientiert, betreut.

Inhaltliche Erfahrungen mit dem Beratungskonzept

Aufgrund der bisherigen Erfahrungen lassen sich unterschiedliche Beratungsverläufe erkennen, die sich folgendermaßen gruppiert werden können:

1. Gruppe: abgegrenzter Konflikt/Belastung durch die Behandlung

Bei einer Teilgruppe standen die Belastungen durch die medizinischen Behandlungen und die sich hieraus ergebenden Konflikte eindeutig im Vordergrund. Besonders häufig wurden sexuelle Schwierigkeiten aufgrund einer auf den Kinderwunsch fixierten Sexualität berichtet. Die zu Beginn der Beratung formulierten Ziele (z. B. Entspannung in der Sexualität) ließen sich in dieser Gruppe meist durch unterstützende Maßnahmen erreichen. Beispielsweise waren hier Elemente aus der Sexualtherapie oder Kommunikationsübungen hilfreich. Das therapeutische Vorgehen in dieser Subgruppe war überwiegend bewältigungsorientiert.

2. Gruppe: massivere Konflikte/keine Behandlungsempfehlung

Bei dieser Gruppe wurden stärkere Konflikte deutlich, die den Kinderwunsch lediglich „überlagerten". Es gelang bei dieser Teilgruppe in der Regel, die Konflikte bewußtseinsnäher zu machen und damit auch den Handlungsspielraum bzw. die Handlungskompetenz der Betroffenen zu erweitern. In der Regel wurde am Ende der Beratung keine Therapieempfehlung ausgesprochen, da entweder keine Motivation hierfür vorlag oder zunächst genügend Klärung aus der Sicht der Betroffenen erfolgt war. Das therapeutische Vorgehen war in den Fällen dieser Teilgruppe eher konfliktorientiert. Als Beispiel sei hier eine Patientin genannt, die bis zum Beginn der Beratung in einem für sie offensichtlich ungelösten Ablösungskonflikt mit ihrer Herkunftsfamilie stand. Sie erlebte ihre Verselbständigung insbesondere der Mutter gegenüber als massiv schuldhaft und ihre Einstellung zum Partner äußerst ambivalent. Das Kind bedeutete für sie einen Hoffnungsträger für eine weitere Ablösungsmöglichkeit.

3. Gruppe: massivere Konflikte/Therapieindikation

Bei dieser Teilgruppe zeigten sich im Beratungsverlauf sehr rasch massivere psychische Konflikte, die eine weiterführende ambulante Psychotherapie für die Betroffenen nahelegten. Beispielsweise gab es einige Fälle, die an manifesten Angststörungen litten oder an den Folgen sexuellen Mißbrauchs. Das therapeutische Vorgehen war hier nur partiell konfliktorientiert, überwiegend stützend und bestand in vielen Fällen darin, eine Therapiemotivation aufzubauen.

4. Gruppe: „Auch Psychologen können uns nicht helfen“

Bei dieser eher kleinen Gruppe von Paaren bzw. Patientinnen schien die Wichtigkeit der Bestätigung, daß niemand helfen kann (weder Ärzte noch Psychologen) von zentraler Bedeutung zu sein. Zu dieser Gruppe gehörten die „Abbrecher“ sowie Frauen und Paare, die in den Beratungen durchweg einen großen Widerstand gegen mögliche psychologische Faktoren zeigten.

Effekte der Beratung

Auch wenn dies nicht das primäre Ziel der psychologischen Betreuung war, so ist doch erwähnenswert, daß bei 50% der Paare, die im Rahmen der Paarberatung behandelt wurden, bereits am Ende der Beratung eine Schwangerschaft eingetreten war. Von den Teilnehmerinnen an der Einzelberatung waren bei Behandlungsende 29,4% schwanger. Die Schwangerschaftsraten betrugen in der Wartelistenguppe 9%, in der Ablehnergruppe 17%. Einschränkend ist zu sagen, daß es bei den insgesamt elf Schwangerschaften zu drei Fehlgeburten kam.

Etwa die Hälfte der Paare, die psychologische Hilfen in Anspruch genommen hatten, entschloß sich bei Beratungsende, die medizinische Behandlung nicht weiter fortzusetzen.

Ein wesentliches Ziel der psychologischen Maßnahmen war es, eine mögliche Fixierung auf den Kinderwunsch zu reduzieren und die „Ambiguitätstoleranz“ zu fördern. Dieses Ziel konnte augenscheinlich erreicht werden. Bezeichneten vor der Beratung nahezu zwei Drittel der Patientinnen ihren Kinderwunsch als sehr stark, waren es nach der Beratung nur noch 29% (Einzelberatung) bzw. 36% (Paarberatung). Die Effekte bei den männlichen Partnern waren ähnlich, wenngleich die Stärke des Kinderwunsches von Anfang an weniger stark ausgeprägt war.

Da sich die Selbstbeschreibungen der Betroffenen überwiegend im Normbereich bewegten (auch was die psychische Symptomatik betrifft), ist die Abschätzung von Effekten unter Hinzuziehung von Prä-Post-Vergleichen in den vorgegebenen Fragebögen naturgemäß schwierig. Man kann in einer „quasi normalen“ Stichprobe nicht so ausgeprägte Effekte erwarten, wie man sie beispielsweise aus Psychotherapiestudien mit schwer beeinträchtigten neurotischen Patienten kennt. Dennoch zeigte sich auch in der hier beschriebenen Studie, daß es im Kontext der durchgeführten psychologischen Maßnahmen zu einer deutlichen Reduktion der Symptomatik kam. Diese Reduktion – determiniert über die Selbsteinschätzungen in der SCL 90 R (vergl. Franke, 1995) – zeigte sich besonders ausgeprägt im Hinblick auf soziale Unsicherheiten, Depressivität, Ängstlichkeit und Feindseligkeit. Vergleichbare Veränderungen waren in den beiden Kontrollgruppen nicht bemerkbar. Neben einer Abnahme der Stärke des Kinderwunsches und einer Symptomreduktion war weiterhin zu registrieren, daß die Selbstbeschreibungen der Partnerschaft auf ein offensichtlich realistischeres Maß zurückgingen, was die Beurteilung der Zu-

friedenheit anbelangt, und daß es außerdem in einigen Bereichen zu einer Zunahme der Lebenszufriedenheit kam.
Für die nächste Zeit steht an, die Effekte der Beratungen noch differenzierter zu beschreiben, wobei auch qualitative Analysen der vorgenommenen Tonbandaufzeichnungen vorgesehen sind.

Resümee

Die hier beschriebene Untersuchung zur Entwicklung und Evaluation eines fokalen Beratungskonzeptes in der Fertilitätsmedizin ist ein Anfang. Sicherlich werden vergleichbare Untersuchungen – die es in dem anfangs erwähnten Forschungsverbund bereits gibt – mit dazu beitragen können, nicht nur die Notwendigkeit, sondern auch die Effektivität psychologischer Hilfen in der Fertilitätsmedizin zu untermauern. Die beschriebene Studie zeigt, daß ganz offensichtlich jene Patientinnen und Paare von einem psychologischen Beratungsangebot Gebrauch machen, die sich in vielerlei Hinsicht auch stärker beeinträchtigt erleben. Entsprechend den vorliegenden Befunden ist die Motivation, sich mit den psychologischen Aspekten der Kinderlosigkeit auseinanderzusetzen, bei Frauen deutlich höher als bei Männern. Die beschriebenen – sicherlich noch vorläufigen Ergebnisse zu den Effekten der psychologischen Beratung sind ermutigend. Nun gilt es, das Konzept, das nur im Rahmen eines umfangreichen und aufwendigen Forschungsprojektes entwickelt werden konnte, in die Praxis umzusetzen.

Literatur

Atwood, J. D., Dobkin, S. (1992): Storm clouds are coming. Contemporary Family Therapy 14, S. 385-403.

Bents, H. (1991): Verhaltenstherapeutische Paartherapie bei Kinderwunschpatienten. Jahrbuch der Medizinischen Psychologie 5, S. 144-155.

Brandt, K., Zech, H. (1991): Auswirkungen von Kurzzeitpsychotherapie auf den Erfolg in einem IVF/ET-Programm. Wiener Medizinische Wochenschrift 141(1-2), S. 17-19.

Daniluk, J. C. (1991): Strategies for counseling infertile couples. Journal of Counseling Development 69, S. 317-320.

Domar, A. D., Seibel, M.M., Benson, H. (1990): The mind/body program for infertility. Fertility Sterility 53, S. 246-249.

Franke, G. (1995): Die Symptom Checkliste 90 R von Derogatis. Weinheim (Beltz-Testgesellschaft).

Kraft, A. D., Palombo, J., Mitchell, D. et al. (1980): The psychological dimensions of infertility. American Journal of Orthopsychiatry 50, S. 618-628.

Lukse, M. P. (1985): The effect of group counseling on the frequency of grief reported by infertile couples. Journal of Obstetric and Gynecological Nursing 14, S. 67-70.

Mozley, P. D. (1975): Psychophysiologic infertility. Clinical Obstetrics and Gynecology 19, S. 407-417.

O'Moore, A. M., O'Moore, R. R., Harrison, R. F., Murphy, G., Carruthers, M. E. (1983): Psychosomatic aspects of infertility. Effects of treatment with autogenic training. Journal of Psychosomatic Research 27, S. 145-151.

Richter, H.-E. (1989): Die Bedeutung der Psychologie in der Medizin. Psychotherapie, Psychosomatik, Medizinische Psychologie 39, S. 51-57.

Sarrell, P. M., DeCherney, A. H. (1985): Psychotherapeutic intervention for treatment of couples with secondary infertility. Fertility and Sterility 43, S. 897-900.

Strauß, B. (1991): Psychosomatik der Sterilität und der Sterilitätsbehandlung. Stuttgart, (Enke).

Strauß. B., Ulrich D. (1991): Aufgaben der Psychosomatik in der Reproduktionsmedizin. Fortschritte der Medizin 106, S. 527-530.

Ulrich, D., Strauß, B., Appelt, H., Bohnet, H. G. (1988): Psychosomatische Aspekte von Fertilitätsstörungen. In: H. Appelt, B. Strauß (Hrsg.): Psychoendokrinologische Gynäkologie. Stuttgart, (Enke).

II

Sexualität

Spätmoderne Sexualverhältnisse

Zum sozialpsychologischen Hintergrund sexualtherapeutischer Arbeit*

Gunter Schmidt

Im Fernsehmagazin „Panorama" gab es vor einiger Zeit einen Beitrag über sexuelle Belästigung in gemischtgeschlechtlichen Fitneßstudios. Die Botschaft des Beitrags war wenig überraschend: In diesen Studios, in denen junge, attraktive Männer und Frauen nebeneinander um schöne, gesunde, strahlende Körper ringen und sich hinterher unter gemeinsamen Duschen den Schweiß von gerade gestählten Muskeln spülen, kommt es noch immer und tatsächlich zu lästiger Anmache, unerwünschten Avancen, schrägen Komplimenten – und zu ungehörigen Blicken auf sonst verdeckte Körperteile, die erst die Arbeit an den Maschinen freigibt. Film und Kommentar führten Betrachter und Betrachterinnen zu angemessener und zweifelsfrei berechtigter Empörung über männliches Treiben. Doch der Film machte ungewollt, wie ein Vexierbild neben der programmierten Perspektive „sexueller Übergriff", noch etwas ganz anderes greifbar und plastisch, nämlich: *Erstens*, wie ubiquitär heterosexuelle Szenen heute hergestellt – und zugleich enterotisiert werden (das Duschen zweier Fremder allein im Raum ist in der Tat nur noch Reinigung, meistens); *zweitens*, wie selten in solchen, nur noch scheinbar sexuellen Situationen Verführung und Übergriffe tatsächlich vorkommen (wenn auch letztere noch zu oft); und *drittens*, wie hoch die Disziplin und wie streng die Etikette sind, mit oder nach denen sich nackte oder fast nackte, geschlechtstüchtige Männer und Frauen in intimen Räumen bewegen.

Der Hintergrund dieser Entwicklung ist schnell beschrieben: Zum liberalen Diskurs der 60er und 70er, der den Wegfall vieler Sexualverbote besiegelte, ist in den 80er Jahren ein „equal rights"–Diskurs, ein Selbstbestimmungskurs, *hinzugetreten.* Dieser Diskurs thematisiert sexuellen Zwang/sexuelle Gewalt *und* bringt zugleich einen neuen Sexualkodex hervor, einen Kodex, der nicht alte Verbote neu installieren will, sondern der den sexuellen Umgang friedlicher, kommunikativer, berechenbarer, rationaler verhandelbar, herrschaftsfreier machen oder regeln will. Hatten vor 30 Jahren die Studenten bzw. die Studentenbewegung das Gespür für die gesellschaftlich möglichen, fälligen, ja notwendigen Umbrüche der Sexualverhältnisse (sie waren die Hauptakteure des liberalen Diskurses), so brachten im Selbstbestimmungsdiskurs

* zuerst publiziert in Bernhard Strauß (Hrsg.): Psychotherapie der Sexualstörungen. Stuttgart (Thieme), 1998.

die Frauen und die Frauenbewegung die Verhältnisse zum Tanzen: durch die Debatte über sexuelle Gewalt in all ihren Gestalten, Verkleidungen und Verdünnungen. Gewalt, Zwang, Machtausübung durch Sexualität werden öffentlich gemacht wie nie zuvor, ihre Verleugnung und Verharmlosung entlarvt, für ihre Verfolgung und Abschaffung gekämpft. Aber nicht auf diese *manifeste* Seite des sexualpolitschen Ereignisses „Gewaltdiskussion" will ich hier eingehen, sondern auf ihre *latente,* nicht gleich erkennbare Seite: ihre Auswirkungen auf unsere ganz alltäglichen sexuellen Umgangsformen.

Verhandlungsmoral

In einem kleinen, als liberal geltenden College am Ohio, in Antioch, USA, wurde der neue Kodex, die neue sexuelle Ordnung idealtypisch auf die Spitze getrieben. Dort beschloß die Vollversammlung der Studenten und Studentinnen für *beide* Geschlechter und *alle* sexuellen Orientierungen einen Katalog sexueller Korrektheit, Regeln fürs Flirten, fürs Küssen, Streicheln, Schmusen und Beischlafen. Das Prinzip ist einfach: Explizite Fragen und explizite verbale Zustimmung für jede neue Ebene des sexuellen Kontaktes, also eine klare Frage und ein klares „Ja" zum Kuß, zur Körperberührung, bei jeder erogenen Zone, zu jeder Form der Stimulation, sind Voraussetzung gemeinsamer Sexualität. So, wie der oder die Verführende – will man sie noch so nennen – verpflichtet ist zu fragen, so ist der oder die zärtlich oder sexuell Adressierte komplementär dafür verantwortlich, seine oder ihre Bereitschaft oder das Fehlen dieser Bereitschaft verbal oder körperlich, in jedem Fall aber deutlich, auszudrücken.

Die Geschichte aus Antioch ist bizzar; doch sie beleuchtet grell und wahrhaftig eine allgemeine und verblüffende gesellschaftliche Tendenz: Die Abschaffung der Sexualmoral im herkömmlichen Sinne und ihre Ersetzung durch eine Verhandlungsmoral der Partner.

Die alte Sexualmoral war essentialistisch und qualifizierte bestimmte sexuelle Handlungen – zum Beispiel voreheliche oder außereheliche Sexualität, Masturbation, Homosexualität, Oralverkehr, Verhütung oder was auch immer – *prinzipiell* als böse, weitgehend unabhängig von ihrem Kontext. Zentrale Kategorie der Verhandlungsmoral dagegen ist die Forderung nach vereinbartem, ratifiziertem Sexualverhalten, der ausdrückliche verbale Konsens – man hat sie deshalb auch Konsensmoral genannt. Da sie nicht, wie gesagt, sexuelle Handlungen oder Praktiken bewertet, sondern die Art und Weise ihres *Zustandekommens,* also Interaktionen, hat die Verhandlungsmoral klare liberale Züge. Die Studenten von Antioch sind nicht prüde. Ob hetero-, homo- oder bisexuell; ehelich oder außerehelich; genital, anal oder oral; zart oder ruppig; bieder oder raffiniert, sadistisch oder masochistisch, zu zweit oder in Gruppen – all das ist moralisch ohne Belang. Von Belang ist, daß es *ausgehandelt* wird; und selbst Abstinenz kann verhandlungsmoralisch wieder zu Ehren kommen, verkleidet als „neue Keuschheit".

Die Konsequenz ist ebenso radikal wie bemerkenswert: Die „normale" Sexualität, Heterosexualität, wird zu einem von vielen Lebensstilen, eine von vielen möglichen Arten, sexuell zu sein. Die sexuellen Perversionen verschwinden und etablieren sich als eben solche Lebensstile, medial schonungslos präsentiert und bekannt gemacht, allseits stolz geoutet. Die Verhandlungsmoral hat die Perversionen – oder das, was man vordem so nannte – längst erreicht, ja, an den Perversionen können sich Macht und Universalität der Verhandlungsmoral erst richtig erweisen. Sadistinnen und Masochisten versichern in zahllosen Features und Talkshows – in Großaufnahme oder gefilmt beim Verrichten ihrer Sexualität –, daß es um maßvolle, *vereinbarte* Torturen geht. Mit dem Horror und den Visionen des Marquis de Sade hat das nichts mehr zu tun. Und nur noch sexuelle Besonderheiten, die die Verhandlungsmoral inhärent verfehlen, z.B. die Pädophilie wegen des Machtungleichgewichts der Partner, bleiben als Perversion erhalten und werden heute unnachsichtiger ausgespäht und verfolgt als früher. Und es hilft den Pädophilen wenig, wenn Rüdiger Lautmann in seiner empirischen Untersuchung auch vielen von ihnen eine „ sorgfältig entwickelten Konsensstrategie" bescheinigt und bei diesen Pädophilen vorsichtig „von sexuellen Verträgen(!) zwischen den Generationen" spricht, also von einer Verhandlungsmoral.

„Sensibilität für Übergriffe", die „Fertigkeit zu klarer Kommunikation" und die „Fähigkeit zu sexuellen Verhandlungen" von Jugendlichen und jungen Männern und Frauen sind inzwischen zu wichtigen Themen der empirischen Sexualforschung und der Sexualpädagogik in den USA avanciert – und es wird aufs allerschönste deutlich, daß der Diskurs die Forschung um- oder vor sich hertreibt, nicht etwa umgekehrt. „Das Flirtspiel", so heißt es in einem typischen Resümee einer dieser Studien, „ist immer noch ein Spiel ... Nur klares, ausdrückliches Kommunizieren der sexuellen Absichten kann das game playing, das zwischen Mann und Frau immer noch vorkommt, eindämmen." Vom Spiel- an den Verhandlungstisch ist die sexualpädagogische Losung.

Die Verhandlungsmoral bewirkt einen starken Rationalisierungsschub der Sexualität – und gründet sich auf einen beinahe rührenden Glauben an ihre Rationalisierbarkeit. Sie reduziert sexuelle Verständigung auf Verbales auf die Sprache des Tages, wie der ungarische Schriftsteller Péter Nádas sagt; der Blick, die Geste, die Einfühlung, die ja auch oft genug nicht existent ist, Nádas geheime, magische Sprache der Nacht ist suspekt. Die französische Schriftstellerin Nancy Houston hat das Dilemma einfühlsam beschrieben: „Jede Form sexueller Gewalt ist widerwärtig. Aber wir müssen vorsichtig sein, oder wir werden unter dem Vorwand, sie (die Gewalt) zu maßregeln, eine weite und reiche Dimension der menschlichen Existenz verlieren, nämlich die Sprachen der Körper ... die komplexen, flexiblen Sprachen, in denen Männer und Frauen sich wortlos, endlos Fragen stellen und beantworten."

Unberechenbarkeit und Risiken sollen ausgeschaltet werden, Vorhersagbarkeit und Überschaubarkeit gewährleistet sein. Das hat viele Vorteile, unbestreitbar, wenn man an das Aggressionspotential der Sexualität denkt; aber es ersetzt auch die Utopie von Leidenschaft, die heftig und immer waghalsig ist – waghalsig zumindest nach innen, d.h. gegen die eigenen Ängste – durch die absurde Floskel „Sexualität ist Kommunikation". Der Begriff „Leidenschaft" ist heute so obsolet wie der der „sexuellen Sünde", zu dem sich nur noch die katholische Kirche in rebellischer Antiquiertheit bekennt – übrigens und nebenbei mit durchaus paradoxem Effekt: Die Radikalität der päpstlichen Forderungen (zum Beispiel: keinen Sex ohne Ehe und ohne Fortpflanzungsrisiko oder -chance) befreit die Gläubigen von den Ketten religiöser Bevormundung; denn solche radikalen Zumutungen lassen ihnen gar keine andere Wahl, als massenhaft etwas sehr Profanes und Modernes zu vollziehen: ihr eigenes Maß zu suchen, zeitgemäßer formuliert, die Individualisierung ihrer Sexualität, die Pluralisierung ihrer Normen. Und so beobachten wir schon lange, daß evangelische, katholische und konfessionslose Jugendlich sich in ihrem Sexualverhalten kaum unterscheiden: Sie beginnen etwa im gleichen Alter mit dem Geschlechtsverkehr, und sie verhüten gleichermaßen sorgsam und verantwortungsbewußt.

„Reine" Beziehungen

Den neuen Sexualverhältnissen adäquat ist eine moderne Beziehungsform, die der britische Soziologe Anthony Giddens als *reine Beziehung* beschreibt. Heterosexuelle bewegten sich auf diese Beziehungsform zu, bei homosexuellen Männern und lesbischen Frauen trete sie schon klarer in Erscheinung. Die reine Beziehung – das Adjektiv ist beschreibend zu verstehen im Sinne von pur oder unvermischt – wird nicht durch materiale Grundlagen oder Institutionen gestützt, sie wird nur um ihrer selbst willen eingegangen, sie hat nur sich selbst und besteht nur, solange sich beide darin wohlfühlen, solange beide einen emotionalen „Wohlfahrtsgewinn" haben. Dadurch ist ihre Stabilität riskiert, ja, es gehört zu ihrer Reinheit, prinzipiell instabil, episodisch zu sein, sie verriete ihre Prinzipien, wenn sie Dauer um der Dauer willen anstrebte. Die zunehmende Anzahl der Scheidungen, die zunehmende Zahl nichtehelicher Beziehungen und Familien, die kürzer werdenden Beziehungen, die Tatsache, daß heute 30jährige durchschnittlich schon mehr feste Beziehungen hinter sich haben als 70jährige in ihrem viel längeren Leben, sind Folgen der reinen Beziehung – Folgen einer neuen Beziehungskonzeption, nicht eines Werteverfalls.
Von „schwebender Liebe" spricht Zygmunt Bauman, die „das Versprechen auf Freiheit mit dem Gespenst der Unsicherheit verbindet". Beide Partner müssen vielfältige Talente entwickeln, um das Wohlfühlen – zumindest eine zeitlang – zu gewährleisten, vor allem die Fähigkeit des Aushandelns. Wenn die Geschlechterrollen weniger festgezurrt sind – eine Voraussetzung der reinen Beziehung – muß der gesamte Alltag ausgehandelt werden: Wer bringt die Kinder zur Schule, wer holt sie ab, wer paßt abends auf sie auf, wer trifft Freunde, wer besorgt den Einkauf, wer erledigt die Telefonate mit Oma und Opa usw. Doch auch schon der Beginn einer Beziehung, das Verlieben, kann Tausch – oder Verhandlungssache sein. In einem modernen

Theaterstück heißt es: „Ich bin verliebt in Ford, falls er in mich verliebt ist, ich lasse mich in keine einseitige Affäre verwickeln."

Die reine Beziehung ist nicht notwendig monogam, da auch darüber eine Vereinbarung zu treffen ist. Ihre große Schwester ist die postfamiliale Familie, die Elisabeth Beck-Gernsheim beschrieben hat, mit ihrer neuen Vielfalt, familiär zu sein, mit ihrer Buntheit familiärer und quasi familiärer Verhältnisse und ihren neuen Formen der Mütterlichkeit, der Väterlichkeit und der Geschwisterlichkeit.

Entsexualisierung

Die Erotik in der reinen Beziehung, so Giddens durchaus zufrieden, wird „vom Triumph des Willens befreit, der von de Sade bis Bataille ihre Besonderheit bestimmte" – und ist als gebändigte Angelegenheit offenbar nur noch Verständnis und Verständigung. Die Entsexualisierung der real existierenden Mann-Frau-Beziehungen scheint tatsächlich weit fortgeschritten. In einer Glosse der „New York Times" auf die zeitgenössische Sexualforschung wird eine fiktive Gynäkologin, Dr. Frieda, nach den wichtigsten, neuesten und aufregendsten Ergebnissen unseres Fachgebiets gefragt. „Wir wissen heute", antwortet sie, „daß das wichtigste Geschlechtsorgan des Mannes seine Finger sind; das wichtigste Geschlechtsorgan der Frau ist ihr Mund. Mit seinen Fingern füttert er sie mit Pralinen; mit ihrem Mund sagt sie ihm, wie toll er ist."

Fremde geschlechtstüchtige Männer und Frauen sitzen gemeinsam in Fitneßstudios und in der Regel müssen nur noch gelegentliche unzüchtige Blicke unter Kontrolle gebracht, verhandlungsmoralisch bewältigt werden. An französischen Stränden fand der Soziologe Jean-Claude Kaufmann ähnliche Verhältnisse. Dort „erschöpfen bereits zwei Sekunden die Toleranz" beim Blick auf Barbusige, lediglich der wie zufällig schweifende Panoramablick sei erlaubt – und diese unausgesprochenen Regeln werden, so der Forscher zum verblüfften Publikum, von den meisten Männern diszipliniert befolgt. Oder eine bezeichnende Anekdote: Der alternde Chef einer Fernsehredaktion bittet seine Kolleginnen, in nicht allzu kurzen Röcken zur Arbeit zu kommen, da ihn das verwirre. Ein ehrliches Bekenntnis, das auf eine ebenso ehrliche und entrüstete Ablehnung stößt, man könne sich von den dubiosen Gelüsten der Männer doch nicht die Kleidung diktieren lassen. Das ist mehr als einleuchtend. Aber übersetzt heißt diese kleine Episode doch folgendes: Asexualität hat in der Präsenz allerheftigster Sexualreize stattzufinden, Verhandlungsmoral hat sich gerade hier zu bewähren. Und: Die Umwelt ist von unerwünschter sexueller Aufmerksamkeit zu säubern, also von Erregung, Begierden und Phantasien, und das ist ein militantes Ziel.

Die Klage „ich habe keine Lust" hat bei Patienten, vor allem aber bei Patientinnen, die unsere Ambulanz aufsuchen, in den letzten 20 Jahren stark zugenommen. Aber das *Symptom* „Lustlosigkeit" ist vermutlich nur der entschiedenste Ausdruck einer weit verbreiteten sexuellen Langeweile. In den USA wurde schon ein Meßinstrument zur Erfassung sexueller Langeweile entwickelt, validiert und standardisiert, so daß jeder seine Langeweile zuordnen kann. Die vielen neuen, methodisch zum Teil anspruchsvollen Studien über das Sexualverhalten von Männern und Frauen in den westlichen Industriegesellschaften zeigen verblüffend einhellig ein eher *karges* Sexualleben zwischen Männern und Frauen – und zwar von Helsinki bis San Francisco, von Marseille bis Edinburgh. Einige grobe Beispiele: 80% der Befragten hatten im Jahr vor der Befragung keinen oder nur einen Sexualpartner; nur 3-4% der Verheirateten hatten im Jahr vor der Befragung außereheliche Beziehungen; die Hälfte aller Befragten hatten seltener als einmal in der Woche Geschlechtsverkehr (wobei die modernen Untersuchungen hierzu auch Anal- und Mundverkehr, die allermodernsten auch nichtpenetrative Sexualpraktiken zählen). Natürlich gab es gewisse Variationen zwischen den Altersgruppen, vor allem aber zwischen Frauen und Männern, die schon lange oder erst kurz in einer Partnerschaft lebten; aber insgesamt ist die Einschätzung des Autors einer dieser Studien zutreffend, weite Teile der heterosexuellen Welt seien „sexuell sehr inaktiv".

Die Studien machen den *Widerspruch* sichtbar zwischen den bunten und wilden Sexmärchen der Medien, die ausmalen, wie alles zu sein hat, und dem spärlichen sexuellen Alltag der meisten Menschen. So stehen diese Studien durchaus in der aufklärerischen Tradition der Kinsey-Reporte. Damals nur, vor fast 50 Jahren, waren Frauen und Männer erleichtert zu sehen, daß andere Menschen sexuell genau das machten, was sie selber wünschten, sich aber nicht trauten, oder nur schlechten Gewissens taten. Heute dagegen fühlen sich viele entlastet, weil sie nun wissen, daß die anderen *genausoviel* und *genausowenig* Exotisches machen wie sie selbst.

Das „Mannequin" wird für Wolfgang Hegener zur prototypischen Figur: „Durch und durch sexualisiert ist nichts mehr an ihm sexuell und geschlechtlich. Es ist voller Anspielungen und bleibt geschlechtslose Schablone." Sind Techno-Jugendliche, Frauen wie Männer, Inkarnationen dieser Figur? Nach Patrick Walder, Beobachter der Techno-Szene, werde „das Outfit immer schärfer und aufreizender"; alles sei auf Sex angelegt, „aber es gibt keine Einlösung". Die „inszenierte Erotik und Androgynität der Körper" verweise nur darauf, „daß sie selbst auf Sex verzichten können". Beim „chill out", dem Wieder-zu-sich-kommen nach ausuferndem Tanz und putschenden Trips, liegen sie kreuz und quer, „wie Katzen in einem Korb"; „dabei spielt es keine Rolle, ob Mann oder Frau, es geht nicht um Sex, sie ertragen nicht, allein zu sein". Die Experten geraten ins Grübeln ob solcher Phänomene und brauchen die Fähigkeit zum Zwiespalt. Ist das nur ein Rückfall auf sich selbst, eine autosexuellenongenitale Orgie, promiskes und kindisches Kuscheln an anderen Körpern? Oder entwickeln sich hier neue Formen von Erotik, Körperlichkeit, „subtilere Formen des Sexualverhaltens als stupider Genitalsex", „neuartige Begegnungen zwischen den – nicht mehr eindeutig bestimmten – Geschlechtern", eine Absage an Opas Sex von Jugendlichen, „die von (diesem) Sex geradezu umzingelt aufwuchsen"? Es ist eine fremdartige Szene für den erwachsenen Betrachter, und diese Fremdheit verführt allzu leicht dazu, sie kulturpessimistisch oder, schlimmer noch, mit psychopathologischen Kategorien abzumeiern.

Eine groteske Diskrepanz scheint zu bestehen zwischen innerer Desexualisierung und äußerer Sexualisierung dieser mit Sexualreizen vollgestopften Außen- und Medienwelt. Wir haben verwirklicht, sagt Martin Dannecker, wovon die Askese träumte. „Wir bewegen uns in einem Meer von Sex ohne die Empfindungen, die einmal als sexuelle Lust bezeichnet wurden, ohne Schaden für unsere Anständigkeit und ohne spürbaren Kampf gegen Anfechtungen." Den Viktorianer, so sagt man, stieß ein unverhülltes Pianobein in erotische Verwirrtheit; in unserer „mit Nacktheit bekleideten", verkleideten Welt lassen entblößte Leiber kalt. Aber natürlich besteht zwischen innerer Desexualisierung und äußerer Sexualisierung ein Zusammenhang. Denn: „Nichts ist ungewisser als der Wunsch hinter den Wucherungen seiner Gestalten", sagt Jean Beaudrillard und fährt fort: „Das Begehren ist überall vorhanden, jedoch in einer verallgemeinerten Simulation."

Pornographie und die Pornographisierung unseres Lebens sind solche Wucherungen des Wunsches und so gesehen eine der Techniken der Entsexualisierung. Wer das alles konsumiert, was da pornographisch öffentlich oder halböffentlich geboten wird, wird sexuell unerreichbar, unberührbar. Ende der 60iger Jahre war Paul Gebard, Nachfolger Kinseys, Gastprofessor in Hamburg. Er hatte für das Archiv des Kinsey-Instituts eine Reihe pornographischer Filme in Hamburg erwoben – damals auf dem schwarzen Markt – und lud Sexualwissenschaftler und Ärzte der Psychiatrischen Universitätsklinik zu einer Vorführung ein. Im kargen Seminarraum wurde es schnell stickig und schwül, obwohl die Streifen aus heutiger Sicht eher bieder und brav waren. Gebard kommentierte souverän, was es zu sehen gab, ganz Taxonom sexueller Verhaltensweisen, der er als Schüler Kinseys war. Kaum war die kurze Bilderschau vorüber, stürmten die Akademiker aufgewühlt und um Fassung ringend aus dem Raum und ließen den Professor aus Amerika allein.

Solche Reaktion – und das ist die Botschaft der kleinen Geschichte – zeigten heute nicht einmal mehr Tertianer, 14jährige. Man kann und muß andere Blicke auf die Pornographie werfen, als ich es gerade getan habe, auf ihr Gewaltpotential und ihre Geschlechterbotschaft; doch es gehört zu den Mystifizierungen männlicher Sexualität, glaubte man, eine nennenswerte Anzahl von Männern ließe sich heute von der Pornographie mehr als eine noch gerade maschinell registrierbare Erregung, einen Anflug von Erektion, entlocken. Diese Mystifikation ist eine der letzten Anrufungen der längst vergangenen Triebhaftigkeit kommoder Männer.

Spätmoderne Sexualitäten?

Vielen Theoretikern gerät in dieser Situation die Sexualität völlig aus dem Blick. Anthony Giddens, auch hier Notar der modernen Entwicklung, läßt die Sexualität gleich ganz im Begriff der Intimität auf- oder besser untergehen, Sexualität wird gleichsam zum Partialtrieb der Intimität. Doch ganz so ist es nicht – und man muß auch nicht gleich, wie gerade Beaudrillard eine „frenetische Frigidität" der Zeitgenossen düster oder heiter an die Wand malen. Vielmehr scheint Sexualität oft aus der Beziehung *ausgelagert* zu werden: nicht mehr so sehr in erotische Außenbeziehungen, das war eher der Stil der 70er Jahre, sondern zum Beispiel in die Masturbation. Selbstbefriedigung und Partnersexualität koexistieren heute friedlich. Die schon erwähnten neueren Erhebungen zum Sexualverhalten zeigen deutlich, daß gerade bei jungen Männern und Frauen (das sind solche unter 35 Jahren) die Tendenz ganz erheblich zugenommen hat, Masturbation in einer festen Liebesbeziehung als sexuelle Praktik beizubehalten – offenbar als eine Möglichkeit selbstbestimmter, frei verfügbarer, autonomer, heimlicher und durchaus erholsamer Sexualität. Ein junger Mann, der unsere Ambulanz aufsuchte, weil er keine Lust hatte, mit seiner Freundin zu schlafen, der aber über ein reges masturbatorisches Leben berichtete, brachte es auf den Punkt: „Da (bei der Masturbation) kann ich anfangen, wann ich will, kommen, wann ich will, aufhören, wann ich will; ich brauche keine Präliminarien, keine romantische Beleuchtung, keine Zärtlichkeiten hauchen; nicht erspüren, was sie vielleicht will, nicht hinterher darüber diskutieren, wie es war; kann einschlafen, wann ich will." Dieser Mann und weniger extreme Zeitgenossen, Männer und Frauen, die über die Selbstbefriedigung den Geschlechtsverkehr mit ihrem Partner oder ihrer Partnerin nicht gleich aufgeben, entkommen mit der Masturbation den hohen Anforderungen sexuell-erotischer Etikette der Mittelschicht.

Es gibt andere Fluchten, die aber seltener sind, in die Freiheit der Unverbindlichkeit, die Freiheit vom Aushandeln und vom geziemenden Interagieren. Eine Untersuchung über Telefonsex in Deutschland zeigt, daß die Kunden recht alltägliche, „normale" Männer sind. Sabine Mooren faßt ihre Studie so zusammen: „Die Kommunikation im Sexgespräch ist unauffällig, hinterläßt keine Spuren und garantiert Anonymität. Erlebnisse und Erfahrungen werden über die Distanz gemacht, der Kontakt ist technisch vermittelt. Die Intimität hält nur einen flüchtigen Moment" – jederzeit kann man ins alltägliche Leben zurückkehren. Und wir sollten uns auch hier zurückhalten, diesen Phänomenen mit einer als Psychopathologie (Bindungslosigkeit, narzißtische Störung und ähnliches) verkleideten Quasimoral beizukommen – wozu Psychotherapeuten und Psychotherapeutinnen mit fundamentalistischem Gestus und schlechtem priesterlichem Getue oft neigen.

Ralf König, der deftige schwule Comics zeichnet, hat offenbar auch große Erfolge bei heterosexuellen Lesern, aber auch bei Leserinnen (worauf mich kürzlich Detlef Grumbach hingewiesen hat). Man mag seine Comics pornographisch nennen oder nicht, jedenfalls sind sie witzig, selbstironisch, gekonnte Persiflagen und wie die Wirklichkeit polymorph-pervers. Wieso verführt er auch Heterosexuelle zum Lesen, wo er doch nur Sexualität zwischen Männern, pausenlose, zeichnet. Ich zitiere eine Stelle aus Königs „Safer Sex-Märchen", vielleicht verstehen wir dann etwas mehr von seiner „identitätsübergreifenden" Faszination. Ein König (nicht der Autor, ein Märchenkönig) will mit seinem Narren schlafen, der besteht auf safen Praktiken; der König ist mißgestimmt, aber der Narr betört ihn zum Kondom mit folgendem Monolog:

Mein König, ihr sollt nichts vermissen!
Man darf blasen, ficken, küssen!
Auch die Nippel beißen, lecken
die Hand in Gleitcreme reinzustecken
und die Finger einzuführen
die Prostata zu massieren
daß es euch die Sinne raubt
ist nicht gefährlich und erlaubt!

In die Arschbacken zu beißen
die Hemden ganz vom Leib zu reißen
sich beim Wichsen zuzugucken
tief den geilen Schwanz zu schlucken
durch die Achselhöhle zu schlecken
und den frischen Schweiß zu schmecken –
an Ideen mangelts nie
guter Sex ist Phantasie!

Die Eier lutschen, Füße küssen
sich gegenseitig vollzupissen
wie Wasserbüffel auf der Weide –
das ist safe und macht viel Freude!

Und heftig wird die Nummer gleich
auch mit Kondom, das schwör ich euch!
laßt mich mal eure Nippel kneifen ...
ei, da kriegt ihr schon nen Steifen!
ich reiß nur schnell die Packung auf
schwups – schon ist der Präser drauf!
und jetzt wollen wir mal seh'n ...
Aua! Langsam! Röchel, stöhn!!

Sind solche dreisten, ruppigen, unbekümmert sexbesoffenen Szenen selbst in der Phantasie unzensiert nur zwischen Männern möglich, weil sie zwischen Männern und Frauen unverhohlen sexistisch, an den Wünschen von Frauen vorbei, frauenfeindlich und damit unmöglich sind? König selbst hat einmal, ein wenig unfreundlich, gesagt, seine Comics zeigten männliche Sexualität ohne den Störfall Frau und seien deshalb für hetero- wie homosexuelle Männer interessant. Setzten sich Männer, so kann man fragen, in schwule Räume ab, um in ihren Phantasien schwelgen zu können, unzensiert von der *eigenen,* verinnerlichten sexual correctness? Und Frauen, was finden sie daran? Vielleicht finden sie diese dauergeilen, ständig von Sex fabulierenden, wilden, aber irgendwie auch friedlichen und vor allem kindlichen Männer oder Jungen der Comics ganz amüsant, solange die Kerle sie selbst mit ihren

Obsessionen nicht behelligen. Vielleicht wollen sie endlich einmal wissen, was in den Köpfen von Männern vorgeht, was für vertrackte und fremdartige Wünsche Männer haben.

Vom „Designer-Sex“ hat die Rocksängerin Ulla Meinecke gesprochen oder gesungen – in Anlehnung an die sogenannten „Designer-Drogen“, die so zusammengestellt, „entworfen“ werden, daß sie einen angezielten, vorausberechenbaren emotionalen Zustand erzeugen oder erzeugen sollen. Auch Sex kann designed, auf Wünsche, Wunschreste und widerstreitende Bedürfnisse zugeschnitten, selbstoptimiert werden. Aus Dirnen, Huren, Prostituierten, Strichern werden in dieser Situation SexarbeiterInnen mit differenziertem Angebot. In Hamburg soll es eine Agentur für Seitensprünge geben. Offenbar ist dies nicht ein freundliches Etikett für Prostitution, sondern das Angebot zielt auf die Vermittlung zweier Gleichgesinnter gegen Gebühren. Mit einem Minimum an Verführungsaufwand und Betörungsanstrengung wird die Affäre gebucht – lean production, designed Sex. Der Ruf der Politiker, Arbeitslosigkeit mit kreativen Dienstleistungsangeboten zu begegnen, verhallt jedenfalls im sexuellen Bereich nicht ungehört.

Gibt es bald designed Sex aus designed Drogen? Seit Jahren wird wild mit Substanzen herumgeforscht, mit denen sexuelle Reaktionen, Funktionen und Empfindungen zu beeinflussen sind. Visionen steigen auf: einmal eine Droge, um eine zeitlang von der Sexualität unbehelligt zu bleiben, frei von ihr zu sein; ein andermal eine Mixtur, die zu mehrtägigen Orgien verleitet und befähigt; und dann mal eine, die zu ruhigem Sex voller kuscheliger Orgasmen animiert. Das Menü ließe sich fortschreiben. Als ich kürzlich einen US-amerikanischen Kollegen, der auf diesem Feld arbeitet, fragte, ob das meine Phantasien seien oder bald Realität werde, sagte er, lakonisch: „Well, for the next ten to fifteen years this will be your fantasy.“

Und dann die Möglichkeiten des Internet und Cyberspace, die noch keiner so richtig kennt und die doch schon Kulturkritiker wie Sexualvisionäre auf Touren bringen. Sexuelles Gequatsche rund um den Globus wird uns verheißen, das Eintauchen in pornographische Geschichten, die man mit-erzählt, in denen man einen Part übernimmt; die Teilnahme an virtuellen Orgien oder, noch fremdartiger, derber, angetan mit Datenanzug und bewaffnet mit Datenhandschuhen der fern vollzogene Geschlechtsverkehr mit einem oder mehreren Partnern. In jeder Rolle könne man das virtuelle Feld betreten, jede „Identität“ könne man annehmen: als Mann, als Frau, als Schwuler oder Lesbe, über Wochen und Monate, solange das Spiel geht. Und wieder geraten die Experten ins Grübeln: Sind das nur weitere bizarre Erscheinungsformen männlicher Sexualität; neue Ersatzbefriedigungen unglücklicher und einsamer Jugendlicher oder Erwachsener, die im Herzen von der guten alten Liebe träumen? Oder Sphären neuer kommunikativer sexueller Phantasien, Wege in neue Freiheiten, mit Geschlechts- und Sexualidentitäten zu spielen, sie dabei spielerisch aufzulösen? Oder ist es der Niedergang der Liebe schlechthin? Paul Virilio spricht in einem verzweifelt anmutenden, tieftraurigen Essay vom „panikartigen Auseinanderfallen der Liebenden“, von „sozialer Desintegration ohne Beispiel“; Geliebter und Geliebte würden als beseelte Wesen ausgeschaltet – und dies sei „die Niederlage des

Liebemachens zugunsten einer maschinellen Täuschung". Gelassener sehen es Benutzer oder Anwender: „RL" (= real life), so eine inzwischen fast legendäre Aussage eines Internetzers, „RL ist nur ein Fenster mehr, und nicht einmal das beste." Ist „RS", real sex, auch nur eine Möglichkeit mehr und auch nicht einmal die beste?

Die sexuellen Geschichten – Narrative, Visionen, Phantasmata –, die in der Spätmoderne, also heute, erzählt oder geträumt werden, so lockt oder droht uns der englische Soziologe Ken Plummer – diese Geschichten und Träume beschreiben sexuelle Leben als fragmentiert und gespalten, als episodisch und potpourriert; die sexuelle Welt erscheint als unübersichtlicher Supermarkt mit endlosen Wahlmöglichkeiten; sie schaffen verschwimmende und wechselnde Identitäten, postidentitäre Sexualitäten; und erzählt werden sie in einer Sprache des Exzesses, der hyperbolischen Verrücktheit, sie sind „glitzy-glossy", high-tech und konsumistisch. „Mein Leben war ein schrecklicher, endloser Alptaum aus sinnlosem, heißen, zuckenden, verschwitzten, rammelnden, tierischen, anonymen Sex" sagt der Held eines modernen Theaterstückes; das ist eine spätmoderne Sexualgeschichte; Königs Comics (siehe oben) sind andere Beispiele spätmoderner Sexualträume.

Volkmar Sigusch spricht von einer neosexuellen Revolution. Die Daten der umfangreichen Studien zur Sexualität zeigen, wie gesagt, einen weniger schillernden Alltag. Vielleicht ist die Spätmoderne erst bei Minderheiten, nur bei den Glücklich-Wagemutigen angekommen; vielleicht aber gehen die empirischen Studien in die Irre, suchen das Sexuelle immer noch im Sexualverhalten, wo es sich längst nicht mehr aufhält. Doch auch, wenn die spätmodernen Geschichten, die uns umschwirren, noch auf eine etwas altertümliche Sexualität stoßen, zeigen sie Wirkung. Sie faszinieren und verschrecken uns. So flüchten wir gerne und immer wieder in Gegenmoderne Refugien von freilich kurzer Lebensdauer, borgen uns „Sinn und Sinnlichkeit" schon einmal im 18. Jahrhundert und im Kino aus – oder auch „Basic Instincts" oder „Fatal Attraction" – oder wir lesen Bestseller, die, wie kürzlich Camille Paglias „Masken der Sexualität", die naturnahe Urwüchsigkeit der Frau, ihre emotionale und sexuelle Unmittelbarkeit beschwören – den geschlechtstypisch Entzauberten zum Schauder und Trost. Inzwischen – ich bin noch bei den gegenmodernen Refugien – renovieren Wissenschaftler den alten Psychopathiebegriff charakterologisch und verkleiden so manche Perversion als Persönlichkeitsstörung, wo sie doch gerade erst zu Lebensstilen geworden sind. Andere arbeiten an der Naturalisierung oder besser Wieder-Naturalisierung der Sexualität, und so werden heute immer schneller neue biologische Theorien über die sexuelle Ausrichtung – Heterosexualität, Homosexualität – produziert und angeboten, so schnell, daß die neueste die gerade noch neue schon wieder erledigt.

Doch Vorsicht vor allen essentialistischen Annahmen zur Sexualität, seien sie biologisch, philosophisch, psychoanalytisch oder sonstwie klinisch. Die schockartige Enttarnung (fast) aller „Wesensannahmen" (fast) aller Theorien über „*das*" Sexuelle als eine Erscheinungsform, ein blueprint gesellschaftlicher Diskurse, als Expertenstories über Sexualität und nichts weiter steckt tief in den Knochen, mir zumindest. Die Vorstellung, es gäbe einen Sexualtrieb, der unbändig in uns (vor allem in uns Männerrn) rumort und nach Ausdruck drängt, sollen wir uns nicht im neurotischen Symptom verbiegen oder in Impulshandlungen entladen, wurde stillschweigend an den Nagel für alte Hüte gehängt; wir stellen uns – der biologischen Offensive zum Trotz – erstaunt die erstaunliche Frage, ob es Heterosexualität gibt; und unser Stolz, noch die bizarrste Perversion durch ein sensibles Verständnis der Lebensgeschichten zu entschlüsseln, wird ernüchtert durch die Frage, ob nicht angemaßte Deutungsmacht willkürlich Schneisen in Biographien schlägt wie Autobahnen in eine unberührte Landschaft, Geschichten konstruiert, Expertengeschichten, und kontingente Phänomene in eine scheinbare Ordnung zwängt usw. Es bleibt auch in der Sexualwissenschaft derzeit kaum ein Stein auf dem anderen; aber das ist kein Grund zum Klagen, sondern eine wissenschaftlich durchaus fruchtbare Situation radikalen Zweifels an unseren Gewißheiten.

In ihrem großen Essay „Die pornographische Phantasie" hat Susan Sontag vor dreißig Jahren eine solche Gewißheit und ein heimliches Glaubensbekenntnis vieler Sexualwissenschaftler und Sexualwissenschaftlerinnen formuliert, auch meins, ehemals. Die Sexualität, sagte sie, „bleibt eine der dämonischen Mächte ..., eine Macht, die immer wieder verbotene und gefährliche Wünsche in uns weckt, ... jenseits von Gut und Böse, jenseits der Liebe und jenseits der geistigen Normalität". Das ist eine ebenso schöne wie beruhigende Utopie; aber auch diese Utopie ist, fürchte ich, inzwischen nur noch eine romantisch–nostalgische Reminiszenz.

Literatur

Bauman, Zygmunt (1995): Postmoderne Ethik. Hamburg (Hamburger Edition).

Beck-Gernsheim, Elisabeth (1994): Auf dem Weg in die postfamiliale Familie. In: Beck, U., Beck-Gernsheim, E. (Hg.) (1994): Riskante Freiheiten. Frankfurt a.M. (Suhrkamp).

Giddens, Anthony (1993): Wandel der Intimität. Frankfurt a.M. (Fischer).

Plummer, Ken (1995): Telling Sexual Stories. London (Routledge).

Schmidt, Gunter (1998): -sexuelle Verhältnisse. Reinbek (Rowohlt).

Simon, William (1996): Postmodern Sexualities. London (Routledge).

Sigusch, Volkmar (1996): Kultureller Wandel der Sexualität. In: Sigusch, V. (Hg.): Sexuelle Störungen und ihre Behandlung. Stuttgart (Thieme).

III

Das Frauenbild und die Frauenheilkunde

Die Entwicklung des Frauenbildes in der Frauenheilkunde

Mechthild Neises

Die Wahl meines Themas beruht auf meiner Weiterbildung in den Fachgebieten Psychosomatik und Psychotherapie und auf meiner Sensibilisierung für Fragen der Gleichstellung und des Geschlechterverhältnisses. Die Betrachtung der heutigen Situation im Arzt/Ärztin-Patientin-Verhältnis und bewußte sowie unbewußte Bilder von Weiblichkeit erfordert einen Rückblick nach dem Motto: Wir müssen wissen, woher wir kommen, um zu wissen, wohin wir gehen.

Die historische Betrachtung des Frauenbildes in der Frauenheilkunde führt zu zwei Zugehensweisen: die Frau als Ärztin und Kollegin sowie die Frau als Patientin und Betroffene.

1737 begann die geburtshilfliche Ausbildung für Ärzte in der von dem Geburtshelfer Johann Jakob Friedt geleiteten Accouchier-Anstalt in Straßburg. Die erste akademische Entbindungsanstalt in Deutschland wurde 1751 in Göttingen eröffnet unter Leitung von Johann Georg Roederer. Roederer hatte unter Friedt an der Straßburger Gebäranstalt gearbeitet und außerdem 1747 in Paris und 1748 in London Geburtshilfe erlernt. Während die Etablierung des Lehrstuhls zügig erfolgte, zog sich die Einrichtung der zugehörigen Entbindungsanstalt in die Länge, sie sollte von der Stadt Göttingen übernommen und zur Hälfte mitfinanziert werden. Als Gründe wurden die ablehnende Haltung der Einwohner angeführt mit Argumenten wie, die Nähe dieses Hauses zur Kirche sei unschicklich, das Weinen der Kinder würde den Gottesdienst stören, und die unzüchtigen Frauen könnten die praktizierenden Studenten aufreizen. Roederer hob demgegenüber die fürsorgerische Absicht der Stiftung für „solche armen Personen" hervor, die nicht nur „wegen ihrer Armut vonnöten sei", sondern daß damit auch Gelegenheit gegeben sei, daß „die Studiosi und Wehemütter etwas lernen könnten" (Hakemeyer, Keding 1986). Nach Art dieser Einrichtung wurden nun im folgenden Jahrzehnt in weiteren deutschen Städten Entbindungsanstalten mit Hebammenschulen geschaffen, so 1766 in Mannheim. Der Bedarf an geschulten Hebammen sollte über diese Ausbildungsinstitutionen gedeckt werden. Dabei sahen sich größere Länder gezwungen, mehrere Hebammenschulen einzurichten, wofür angeführt wurde, daß zur damaligen Zeit kaum von einer Frau die Bereitschaft erwartet werden konnte, ihre Ausbildung in einem weit von zu Hause entfernten Ort zu absolvieren: „Zweifellos gehörte Mut für die Frauen dazu, in die Fremde zu gehen, um sich von einem ihnen unbekannten Professor, der gewiß fachliche Ansprüche stellen würde, unterweisen und beurteilen zu lassen." (Hakemeyer, Keding 1986). Häufig wird betont, daß trotz außerordentlicher Leistungen von Hebammen – zu nennen sind Marguerite de la Marche in Paris, die seit 1660 am Hôtel Dieu als Oberhebamme tätig war, und die Kurbrandenburgische Hofwehenmutter Justine Siegemundin, die 1690 den nach ihr benannten neuen Handgriff für komplizierte Fälle der geburtshilflichen Wendung beschrieben hat – das Fachgebiet zur Domäne der Männer wurde und daß die geburtshilflichen Lehrbücher von der Antike bis in die neueste Zeit in erster Linie von Männern geschrieben wurden (Schadewaldt 1986). Wie sollten diese Frauen solche Leistungen bringen, stellt man in Rechnung, daß führende Gynäkologen dieser Zeit im Ausland ausgebildet wurden, während man Frauen einen Ausbildungsort, der von zu Hause entfernt war, nicht zumuten wollte. Hinzu kommt, daß Frauen als Chirurgen gar nicht ausgebildet wurden und schließlich Frauen im Patriarchat sozialisiert wurden, d.h. ein Zutrauen in die eigene Leistungsfähigkeit erst entwickeln mußten (Abb. 1).

Hans Schadewaldt hat in seinen medizinhistorischen Ausführungen zur Frauenheilkunde angeführt, daß das 18. Jahrhundert eine neue Epoche in der Bewertung der Frau eingeleitet habe, die nicht mehr nur als Mutter möglichst zahlreicher Kinder oder als Arbeitskraft gesehen, sondern deren Eigenwert allmählich erkannt werde. Das 18. Jahrhundert wurde sogar das „Jahrhundert der Frau“ genannt, da vor allem die Aufklärung dem weiblichen Geschlecht mehr gerecht zu werden schien. Auch sieht er Auswirkungen der von Großbritannien ausgehenden sogenannten „Frauenfrage“, deren positive Beurteilung sich auf die Frauenheilkunde ausgewirkt habe, so daß der Tod im Wochenbett, am Kindbettfieber oder an einer bösartigen Erkrankung im Alter nicht mehr als schicksalhaft hingenommen wurde, sondern – wie es ein bekannter Geburtshelfer, Robert Gooch (1784–1830), formulierte – es besser

An Gottes hilff und Seegen
Geschickten Hand bewegen
Ist all mein Thun gelegen

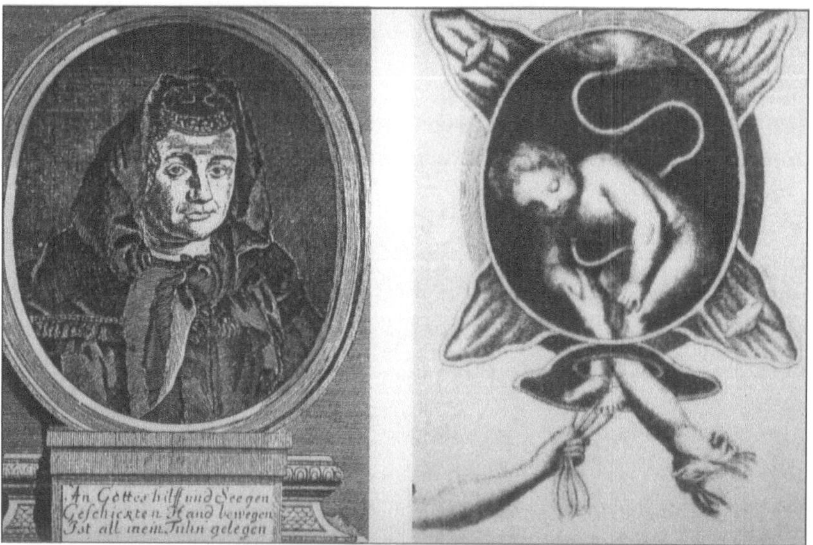

Abb. 1: Die Kurbrandenburgische Hofwehenmutter Justine Sigemundin – der von ihr beschriebene Handgriff für komplizierte Fälle der geburtshilflichen Wendung

anzusehen sei, „sechs Kinderschädel unnötig anzubohren als eine Frau zu verlieren". Daran erkennt man freilich auch, daß das Jahrhundert des Kindes noch nicht angebrochen war. Ende des letzten Jahrhunderts war die ärztliche Behandlung von Frauen und Kindern weniger anerkannt.
Meilensteine in der Entwicklung des Faches Geburtshilfe sind die Erfindung der Geburtszange durch die englische Chirurgenfamilie Chamberlen um 1670 und die Weiterentwicklung zu einem Besteckkasten der geburtshilflichen Instrumente um 1750. Im Jahr 1772 baute Georg Wilhelm Stein einen Gebärstuhl, der eine Entbindung im Liegen wie im Sitzen erlaubt und der Körpergröße der gebärenden Frau angepaßt werden kann. 1816 wird das Hörrohr zur Auskultation kindlicher Herztöne erfunden und Spekula sind seit 1847 routinemäßige Untersuchungsinstrumente (Zglinicki 1990, Bodarwé et al. 1992) (Abb. 2).
Die Entwicklung des Kaiserschnittes wird auf römische Gesetzgebung zurückgeführt, die die Bestattung einer Schwangeren mit ihrer ungeborenen Leibesfrucht verbot, was zu Notoperationen an der Toten führte. Der Kaiserschnitt an der lebenden Schwangeren wurde erstmalig im 18. Jahrhundert durchgeführt. Sammelstatistiken aus den Jahren 1750 bis 1877 geben eine mütterliche Sterblichkeitsrate von 54 bis 100 Prozent an. Die Frauen starben meist an einer postoperativen Infektion oder an einer Blutung der Uteruswunde. Gustav Adolph Michaelis berichtet über die berühmte Krankheitsgeschichte der Frau Adametz, die in den Jahren 1826, 1829, 1832 und 1837 viermal einen Kaiserschnitt „erleiden wollte und mußte". Zu dieser Zeit wurde die Uterusnaht noch abgelehnt (Lehmann 1986). Bekannt ist auch die von Ferdinand Adolf Kehrer durchgeführte Operation am 25. September

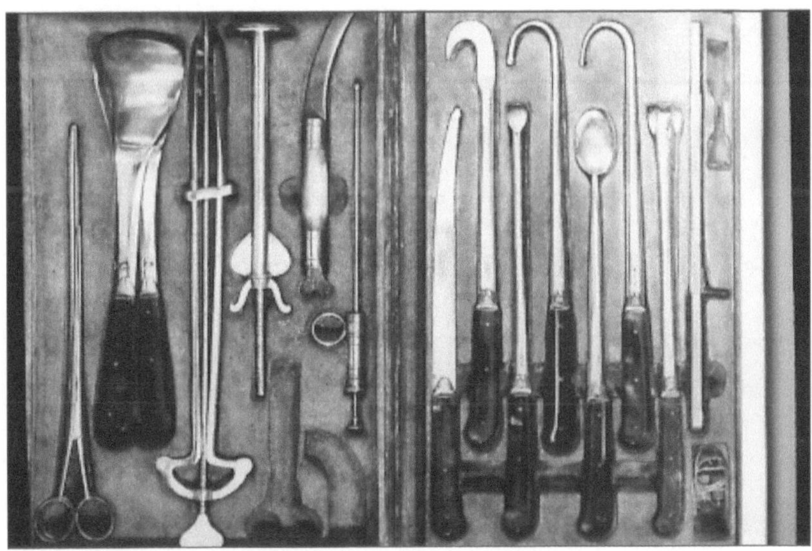

Abb. 2: Besteckkasten der geburtshilflichen Instrumente um 1750

1881 zur Rettung von Mutter und Kind mit Erfolg bei Frau Emilie Schlusser in einem Haus in Meckesheim bei Heidelberg. Kehrer war einer der ersten Verfechter der Uterusnaht (Zander 1986).

In der Mitte des 19. Jahrhunderts waren an den meisten Universitäten eigene Lehrstühle für Geburtshilfe eingerichtet und das Fach „Operative Gynäkologie" eingeführt. 1885 wurde eine eigenständige Deutsche Gesellschaft für Gynäkologie und Geburtshilfe konstituiert, deren erste wissenschaftliche Tagung 1886 in München stattfand und deren 14. Kongreß 1911 erneut in München von Albert Döderlein geleitet wurde (Abb. 3).

Seit wann spielen Frauen in diesem Fachgebiet als Ärztinnen und Kolleginnen eine Rolle? (Abb. 4)

Als erste deutsche Doktorin der Medizin gilt Frau Dorothea Erxleben, geborene Leporin. Der preußische König Friedrich II. verfügte am 18. Mai 1754, daß ihr als erster deutscher Frau der Doktortitel der Medizin verliehen werden dürfe. Dieser feierliche Akt erregte großes Aufsehen, da er dem Zeitgeist völlig widersprach. Zu einer Zeit, in der Frauen nicht studieren durften, wurde Dorothea Leporin von ihrem Vater, der selbst Arzt war, privat in Latein und Heilkunde unterrichtet. Ihr Examen, eine zweistündige lateinische Prüfung, fand in Halle statt. Auch die Approbation wurde ihr erst nach Erlaubnis des Königs erteilt (Bodarwé et al. 1992), (Abb. 5).

Die USA ließen 1850 als erstes Land Frauen zum Medizinstudium zu, es folgten Rußland, Frankreich, Schweiz, Schweden, England, Finnland, Dänemark, Holland, Griechenland und Österreich bis 1897. Als erster deutscher Staat gewährte Baden 1900 Frauen die volle Immatrikulation. Als einer der letzten Staaten gestattete

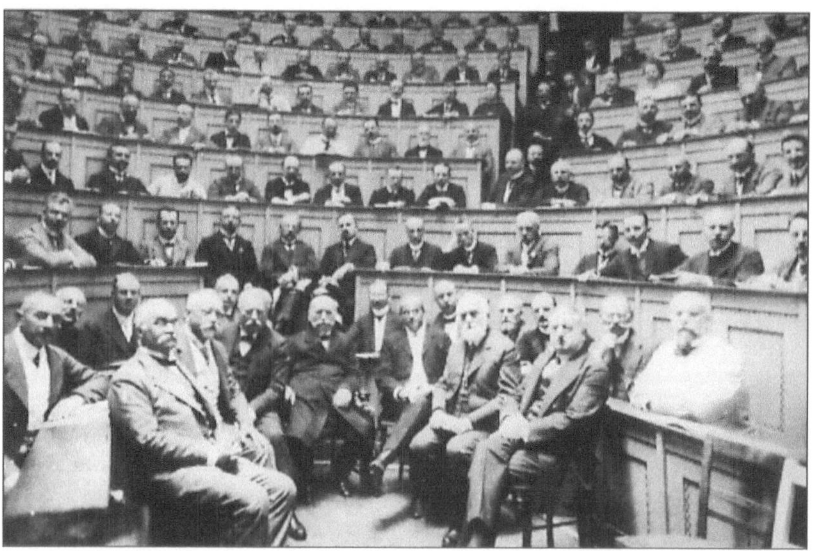

Abb. 3: Teilnehmer des 14. Kongresses der Deutschen Gesellschaft für Gynäkologie 1911 in München

Preußen 1908 die volle Immatrikulation für Frauen, allerdings mit der Einschränkung, daß weiterhin Hochschullehrer Frauen auf Antrag von ihren Vorlesungen ausschließen konnten. Das erste deutsche Staatsexamen erreichte Ida Democh am 30. März 1901 in Halle, und Adele Hartmann habilitierte 1918 als erste Frau im Fach Anatomie. Das generelle Habilitationsrecht für Frauen wurde 1920 eingeführt (Burchardt 1994).

Die erste Frauenärztin, die in Deutschland studierte, ist Dr. med. Hermine Heusler-Edenhuizen. In ihrer Biographie von Heyo Prahm (1997) ist ausgeführt, daß ihr die ärztliche Arbeit während ihrer Ausbildung zur Frauenärztin an der Universitätsklinik Bonn von 1906 bis 1909 „Befriedigung und Bestätigung in reichem Maße bringt, auch als erste Ärztin in Deutschland eine bezahlte Anstellung zu haben“. Nach ihrer Facharztausbildung folgt sie dem Ruf an die „Klinik weiblicher Ärzte“ in Berlin. Sie beschreibt die „Klinik weiblicher Ärzte“ als Belegklinik, die in diesem Fall ausschließlich von Ärztinnen gleichberechtigt belegt wurde ohne Kontrolle einer leitenden Ärztin. Gleichzeitig arbeitete sie in einer schon vorhandenen Poliklinik mit, einer Art unentgeltlichen Praxis für unbemittelte Frauen. Berufspolitisch war sie durch ihren Einsatz für die Erschließung von Tätigkeitsfeldern für Ärztinnen, z.B. als Schulärztinnen, aktiv. Eine besondere Bedeutung bekam sie durch ihre Rolle als Mitbegründerin und Erste Vorsitzende des Deutschen Ärztinnenbundes 1924 und die Gründung einer Monatsschrift des Bundes Deutscher Ärztinnen. In dieser Phase war für sie die Teil-

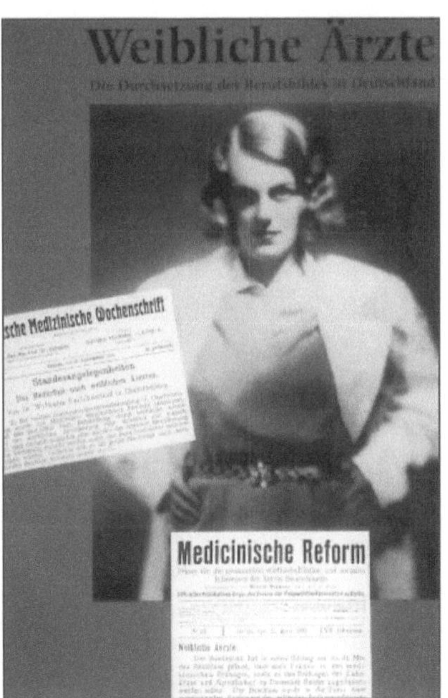

Abb. 4: Titelblatt von „Weibliche Ärzte. Die Durchsetzung des Berufsbildes in Deutschland“

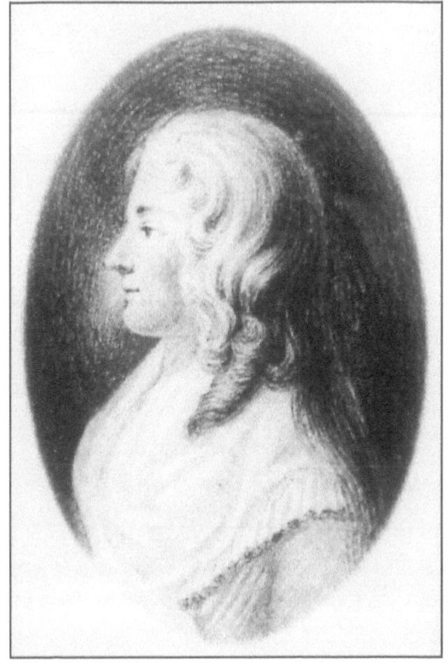

Abb. 5: Dorothea Erxleben, geb. Leporin

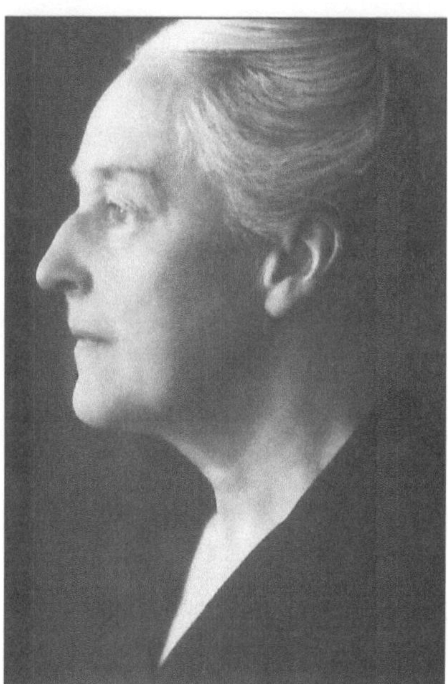

Abb. 6: Dr. med. Hermine Heusler-Edenhuizen, erste Frauenärztin, die in Deutschland studierte

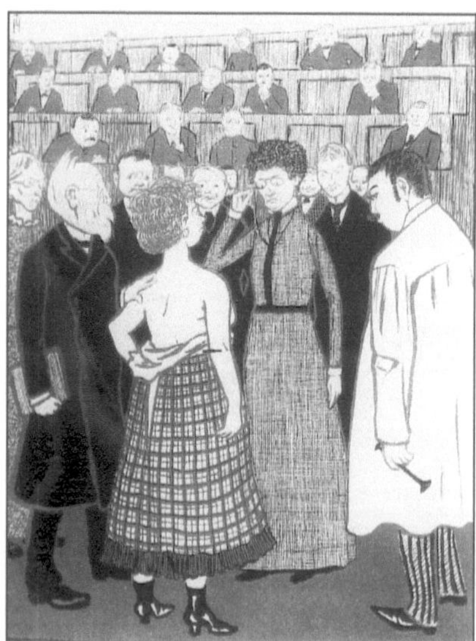

Abb. 7: (Karikatur) „Kandidatin, sagen Sie mir, was fällt Ihnen an der Patientin auf?" „Daß das Mensch einen seidenen Unterrock anhat."

nahme am internationalen Kongreß der Ärztinnen in London 1924 das wichtigste Ereignis. In der gesellschaftspolitischen Diskussion der zwanziger Jahre kämpfte sie als Ärztin für das Lebensrecht von Frauen und Kindern gegen eine vermännlichte Kultur. In der großen Diskussion um den § 218 war sie führend durch Artikel, durch Initiierung des Ausschusses Berliner Ärztinnen zum Protest gegen den § 218 und durch eine entsprechende Reichstagseingabe. Weitere Themen ihres öffentlichen Lebens waren z.B. die Erhaltung der weiblichen Figur durch Gymnastik, Sexualaufklärung für Schüler und entsprechende Anleitungen für Mütter sowie allgemeinverständliche frauenärztliche Vorträge. Sie nahm auch immer wieder Stellung zu Ehefragen und zu Aufgaben der Beratungsstellen, die zu dieser Zeit aufkamen. Diese wurden eingerichtet zur Feststellung der gesundheitlichen Ehefähigkeit, d.h. in Hinblick auf geistige, erbliche und suchtbedingte Krankheiten. Sie forderte darüber hinaus eine psychologische Vorbereitung und Beratung. In der Zeit des Nationalsozialismus bewies sie auch Mut, indem sie z.B. die Hausbesuche bei ihren jüdischen Patientinnen nie einstellte. Helene Lange, eine wichtige Persönlichkeit der deutschen Frauenbewegung und Gymnasiallehrerin von Hermine Edenhuizen, hat ihr eine sie prägende Widmung mitgegeben, deren Bedeutung ich erfahren habe und die ich weitergeben möchte: „In der Beständigkeit liegt das Geheimnis des Erfolgs." (Abb. 6).

Die Argumente für ein Frauenmedizinstudium und eine Ärztinnenpraxis kamen um die Jahrhundertwende auch von Institutionen. So formulierte der sozialdemokratische Vertrauensarzt der Kasse, Friedrich Landmann, der ein eigenes Konzept für die ärztliche Versorgung der Kassenmitglieder entwickelt hatte: „Es sei mit allem Nachdruck darauf hingewiesen, daß bei der Besetzung eines Spezialfaches, nämlich der Frauenkrankheiten, unter allen Umständen einer Ärztin der Vorzug gegeben werden sollte, sofern eine solche zu haben ist." Im Frühjahr 1888 stellte mit dieser Begründung der Vorstand der Remscheider Ortskrankenkasse die 31jährige Gisela Kuhn als Kassenärztin ein. Sie stammte aus Graz und hatte in der Schweiz Approbation und Doktortitel erworben. In der Folge kam es zu einer Auseinandersetzung zwischen der Kasse und den ortsansässigen Ärzten, was zu einem Ärztestreik führte und zum Entzug der regulären kassenärztlichen Tätigkeit für Frau Kuhn. Nachdem die Aufsichtsbehörde nicht zur Rücknahme des Verbots zu bewegen war, verließ sie im März 1889 Deutschland (Ziegeler 1994).

Die Frauenbewegung verlangte die Zulassung von Frauen zum Medizinstudium mit dem Argument, wie es Mathilde Weber formulierte, „daß wir bei sexuellen Leiden in Konflikte mit unserem angeborenen Zartgefühl und unseren anerzogenen Sitten nur durch Männerhilfe Heilung finden können". Damals trat sie, ebenfalls 1889, für die Möglichkeit der Frau ein, ihren Arzt oder ihre Ärztin frei zu wählen. Die ersten Einstellungen von Ärztinnen durch Behörden waren speziell für die Untersuchung und Behandlung von Mädchen und Frauen gedacht, so die erste Berliner Schulärztin und Polizeiärztin Agnes Hacker, und die Einstellung von Assistenzärztinnen in psychiatrischen Kliniken und Anstalten. Die Forderung nach Ärztinnen durch Frauen wurde besonders in Zusammenhang mit der gängigen Untersuchungspraxis in Kliniken gestellt. So beschreibt Sidonie Binder die Mißstände vage, „daß Frauen, auch die ärmsten, nicht in die Kliniken wollten mit dem Hinweis auf die 'jungen Herren'". Die spätere Vorsitzende des Vereins 'Krankenhaus weiblicher Ärzte', Eliza Ichenhaeuser, zitiert einen Kollegen, Dr. Kronfeld: „Da kommt eine alte Frau ins chirurgische Theater, nachdem sie den Einzug kaum überstanden hat, sich vor einigen hundert aufgeräumten Studenten befindet, wird sie aufgefordert, den Leib zu entblößen, was sie mit Qualen tut. Sie zeigt ihr Übel, einen Brustkrebs." Anna Fischer-Dückelmann, die das bekannte Buch „Die Frau als Hausärztin" (1917) herausgegeben hat, beschreibt „daß ältere und ganz einfache Frauen zitternd, bebend und krampfhaft schluchzend auf dem Untersuchungsstuhl angeschnallt wurden, ihren nackten kranken Leib von etwa 100 jungen Burschen, die einer nach dem anderen an ihr vorbei defilierten, mußte betrachten lassen." (Ziegeler 1994), (Abb. 7).

Während heute, zumindest nach allgemeiner ärztlicher Auffassung, im Arzt/Ärztin-Patient/Patientin-Verhältnis das Geschlecht der Beteiligten nicht von Bedeutung sein soll, galt besonders die gynäkologische Untersuchung durch männliche Ärzte am Ende des 19. Jahrhunderts keineswegs als selbstverständlich. Vielmehr wurde die körperliche Untersuchung als Übergriff und als Verletzung der persönlichen Integrität und Würde empfunden. Claudia Huerkamp schreibt dazu: „Die Etablierung einer medizinischen Kultur, in deren Bereich eine solche Entblößung des weiblichen Körpers keine Verletzung von Schamtabus darstellt, beanspruchte einen längeren

MORGEN

Donnerstag, 19. Oktober 1995 / Nr. 242

Studentinnen jetzt in der Mehrheit

Wiesbaden. (dpa) In Unis sitzen überwiegend Frauen in den Hörsälen. Im Sommersemester 1995 überschritt die Frauenquote mit 51,7 Prozent erstmals die 50-Prozent-Schwelle, berichtete das Statistische Bundesamt gestern in Wiesbaden. Unter den Studienanfängern wurden mit knapp 46 Prozent rund drei Prozent mehr junge Frauen gezählt als ein Jahr zuvor. Insgesamt nahmen im Sommer rund 44 000 Studierende ein Hochschulstudium auf (fast wie im Vorjahr).

Unis standen bei den Studenten der ersten Semester höher im Kurs als Fach- und Verwaltungsfachhochschulen. Während die Zahl der Neulinge an den Unis um neun Prozent auf 29 000 zunahm, war an den Fachhochschulen ein Rückgang

Abb. 8: Nachricht aus einer Tageszeitung

Zeitraum als der vorauseilende medizintechnische Fortschritt." Sidonie Binder betont, daß nicht die Ärzte, sondern nur die Frauen selbst beurteilen könnten, ob sie sich durch eine ärztliche Untersuchung in ihren Persönlichkeitsrechten verletzt fühlten. Der Ärztin Franziska Tiburtius, Begründerin der „Klinik weiblicher Ärzte", lag daran, ihre Kollegen gegen Angriffe in Schutz zu nehmen. Nach ihrer Ansicht waren Frauen durch die Behandlung eines Arztes nicht moralisch gefährdet: „Solche Vorstellung wäre ein Schlag ins Gesicht jedes anständigen und ehrenwerten Arztes." Die Sozialdemokratin Hope Bridges Adams-Lehmann betrachtete medizinische Wissenschaft und ärztliche Praxis als geschlechtsneutrale Unternehmungen, eine Auffassung die auf dem Wiesbadener Ärztetag 1898 zitiert wurde, um die Notwendigkeit weiblicher Ärzte zu bestreiten. Adams-Lehmann leitete daraus jedoch für Ärztinnen sogar die Berechtigung ab, auch Männer zu behandeln. Das wiederum war für viele Ärzte unvorstellbar. Ebenfalls auf dem Wiesbadener Ärztetag wurde festgestellt, man könne nicht annehmen „daß die Männer jemals der Behandlung der weiblichen Ärzte unterstellt" sein würden (Ziegeler 1994). Zu dieser Zeit äußerten sich nur wenige Ärztinnen zum Problem der körperlichen Untersuchung oder zur Frage der Wahlfreiheit zwischen Arzt oder Ärztin.

Die Ärztinnen selbst traten für das gemeinsame Studium von Frauen und Männern ein, nicht zuletzt wegen der Befürchtung, daß eine Frauenuniversität als zweitklassig gelten könnte. Zum Teil sprachen sie sich gegen Frauenkrankenhäuser aus mit der Sorge, daß damit den Frauen der Zugang zu männlich dominierten Institutionen verwehrt bliebe.

Im Jahr 1932 gab es in Deutschland 3.391 Ärztinnen, der Anteil an der Gesamtärzteschaft betrug 6 Prozent. Und von über 24.000 Medizinstudenten waren 20 Prozent weiblich (Bleker 1994). Die Diffamierung der berufstätigen akademischen Frau wurde durch die Nationalsozialisten voll unterstützt. Die neue Ärzteführung verkündete offen, daß bei der gegenwärtigen Überfüllung des Berufsstandes Frauen den männlichen Kollegen Platz machen müßten. Eine drastische Verschlechterung der Berufschancen für Ärztinnen sollte überdies zur geplanten Abdrosselung des Frauenmedizinstudiums beitragen. Bei den Studienanfängerinnen wurde generell ab 1933 eine Frauenquote von 10 Prozent eingeführt, die Zahl der Stipendien wurde gekürzt und ein hauswirtschaftliches Pflichtjahr als Studienzulassung gefordert.

In dieser Zeit wurden alle nicht-arischen Ärztinnen aus Ämtern und Verbänden ausgeschlossen und rücksichtslos vertrieben. Ausgeschaltet wurden auch Vertreterinnen eines „faschistischen Feminismus", die für eine weibliche Elite gleichberechtigte Teilhabe an der Macht in Staat und Stand beanspruchten. Die Mitwirkung von Ärztinnen im Gesundheitssystem war dagegen durchaus erwünscht. Die Mitverantwortung der Frauen im Nationalsozialismus erfordert eine eigene Vorlesung zum Thema.

Wie sehen die Wahlmöglichkeiten zwischen einem Arzt oder einer Ärztin im Fach Frauenheilkunde heute aus? An dieser Stelle möchte ich Frau G. Debus für die Überlassung der von ihr zusammengetragenen Zahlen danken. Zur Arbeitssituation von Ärztinnen in Baden-Württemberg liegt ein interessantes Umfrageergebnis von Frau R. Nolte der Universität Tübingen vor (1996). Während der Frauenanteil in den medizinischen Fakultäten bei Studentinnen seit Jahren um 50 Prozent liegt und offenbar immer noch eine Zeitungsnotiz wert ist, kommt mit zunehmender Qualifikation ein rasanter Ausdünnungseffekt zustande (Abb. 8).

Frauen in den Medizinischen Fakultäten	
Studentinnen	50,0%
Examina	45,0%
Promotion	35,0%
Habilitation	8,5%

Frauen an den gynäkologischen Universitätskliniken	
Direktorinnen	0,0%
Oberärztinnen	16,0%
Assistenzärztinnen	43,0%

Abb. 9: Frauen an den medizinischen Fakultäten und Universitätskliniken

Während der Anteil der Oberärztinnen mit 16 Prozent über dem baden-württembergischen fachübergreifenden Anteil von 10 Prozent liegt, findet sich keine Direktorin, die in anderen Fachgebieten mit 1 bis 2 Prozent angeführt werden. Dabei ist die Facharztanerkennung in der Frauenheilkunde deutlich höher als in anderen Fachrichtungen und schlägt sich auch im Anteil der praktizierenden Kolleginnen nieder, so sind es zur Zeit 20 bis 30

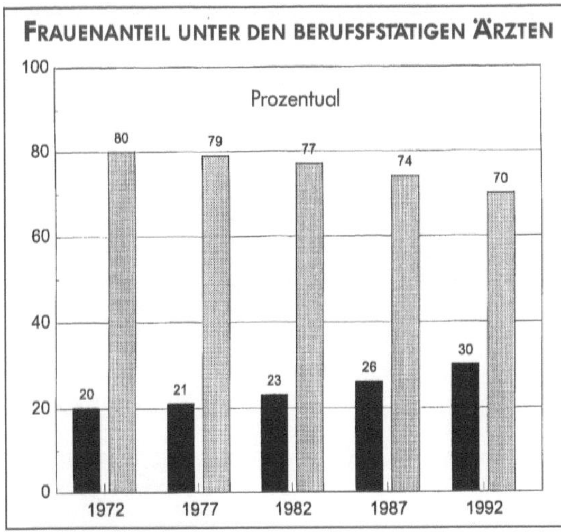

Abb. 10: Frauenanteil unter berufstätigen Ärzten

Prozent. Der Frauenanteil unter den berufstätigen Ärzten insgesamt ist seit 1972 bis 1992 von 20 auf 30 Prozent angestiegen (Heuser-Schreiber 1997), (Abb. 9 und 10). In der Gynäkologie ist die Arzt-Patientin-Beziehung häufig eine Mann-Frau-Beziehung, die unter diesem Aspekt in vielen wissenschaftlichen Publikationen ausgewertet wurde, auch in psychologisch orientierten Betrachtungsweisen (Amendt 1990, Frick-Bruder 1993, Kentenich 1992, Scully 1980, Poettgen 1983). Es findet sich noch wenig Wissen über eine Veränderung dieser Beziehungsdynamik in einer Ärztin-Patientin-Beziehung als Arbeitsbündnis zwischen Frauen. In der wissenschaftlichen Forschung wird über die Arzt-Patient-Beziehung häufig auf die Bedeutung sozialer Merkmale für die Beziehung zwischen Arzt und Patient hingewiesen. Dabei werden genannt: soziale Distanz, Alter, Berufstätigkeit, Familienstand und das Geschlecht. Diese Merkmale werden diskutiert, inwieweit sie den Kontakt zwischen Arzt und Patient günstig beeinflussen, d.h. wie weit der Patient mit dem Arztbesuch zufrieden ist, damit sich die Compliance verbessern läßt und letztendlich Gesundheit gefördert werden kann (Felder, Scheer 1991). Neben dem oft beschriebenen sozialen Gefälle zwischen Arzt und Patient muß auch die Monopolstellung des Arztes gesehen werden, sowohl bei der Diagnosestellung, der Zubilligung des Patientenstatus und der Festlegung der Therapie. Auf Seiten des Patienten führt dies zu dem Gefühl des Ausgeliefertseins und der fehlenden Kontrollmöglichkeit (Schmädel 1975). Diese gesellschaftlich mitbedingte Rollenteilung zwischen Arzt und Patient impliziert eine starke Asymmetrie und Ungleichgewichtigkeit in der Beziehung und gestaltet damit gegenseitige Erwartungen und beeinflußt die Bedeutung, die Arzt und Patient füreinander einnehmen. In der speziellen Arzt-Patientin-Beziehung in der Gynäkologie kommen zwei Aspekte hinzu. Wie Felder (1988) ausführt,

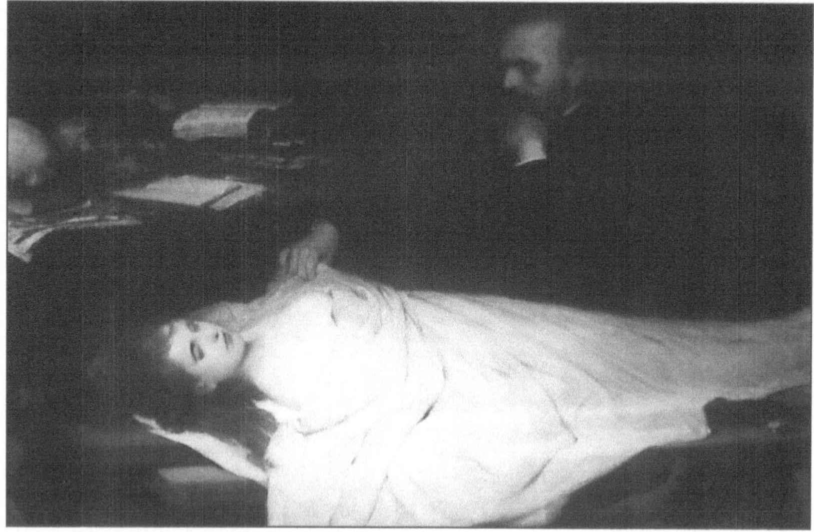

Abb. 11: Gabriel von Max, „Der Anatom" (1869)

ist ein Großteil der Frauen, die Gynäkologen aufsuchen, nicht krank im eigentlichen Sinn, und damit ist der Nutzen einer Konsultation des Gynäkologen oft nicht unmittelbar zu spüren. Zum anderen kommt zum sozialen Gefälle zwischen Arzt und Patient „die gesellschaftliche Dominanz von Männern gegenüber Frauen" hinzu.

Neben persönlichen biographischen Einflüssen prägen wesentlich auch zeitgebundene Vorstellungen über Frauen das Erleben des Gynäkologen. Seidler (1990) hat unter historischen Aspekten das Frauenbild bei Frauenärzten untersucht und beschreibt, in der ersten Phase gynäkologischer Lehrbücher, etwa zwischen 1780 und 1840, werde das Bemühen deutlich, „die Natur der Frau, das Leben des Weibes an und für sich in die männlich-ärztliche Beobachtung einzubeziehen". Es liegt im Zeitgeist der Aufklärung, in allen Erscheinungen Natur und Vernunft zu erkennen. So sieht Karl Gustav Karus 1838 „ein vergebliches Bemühen darin, Gründe aufzufinden, wodurch das eine Geschlecht entscheidend über das andere gestellt würde". Weiter führt er aus: „Beim Weibe überwiegt das rein empfangende, das körperlichgestaltende, während beim Mann das befruchtende, begeistigende Prinzip vorherrscht. Die Tiefe der männlichen Vernunft ist der weiblichen Seele unzugänglich. Dagegen erkennt der Geist des Weibes schneller die näheren Verhältnisse des menschlichen Lebens, hat einen gewissen Scharfsinn und Neigung zur List." Schließlich werden die weiblichen Befähigungen benutzt zur Festlegung auf Wiedererzeugung, Erhaltung, Erziehung und Vollendung der Gattung. Daraus wird ihre natürliche Bestimmung abgeleitet. Aus diesem Frauenbild leiten sich auch die besonderen Fähigkeiten des Frauenarztes ab. Insbesondere für den Geburtshelfer werden angeführt: „dauerhafte Gesundheit, kräftige, obwohl nicht allzu völlige Bildung des Körpers, insbesondere aber kräftige, schlanke und wohlgebildete Arme und Hände sowie feinfühlige Finger". Das Betragen des Arztes sollte einen „feinen Sinn für menschlichen Wert besitzen und vielfache Umsicht gegenüber einem zur List neigenden Geschlecht". Der Mittelweg zwischen einer zu regen Teilnahme und abstoßender Kälte würde den sichersten Erfolg gewähren (Seidler 1990). Diese Ausführungen sind nicht nur historische Anekdoten, sondern vertiefen den Anspruch auf männlich-ärztliche Kompetenz. Im ausklingenden 19. Jahrhundert verfestigt sich die Frauenheilkunde als Methode der Naturwissenschaften. Man spricht nicht mehr von krankhaften Zuständen der Frau, sondern von der speziellen Pathologie der weiblichen Zeugungs- und Geburtsorgane. Scanzoni, Frauenarzt und Anatom in Würzburg (1857) begrüßt nach seiner Berufung nach Würzburg „die klinische Benutzung der an Anomalien der Sexualorgane leidenden weiblichen Kranken des Königlichen Julius-Hospitals" (Abb. 11).

Die Einstellung des objektivierenden, befundorientierten Forschers macht die Frau, so Alfred Hegar, Begründer der operativen Gynäkologie 1874, „zum Objekt der ärztlichen Kunst". Der Zweck der Krankenuntersuchung besteht in der „Feststellung der Diagnose einer Sexualerkrankung". Dabei sollte nicht vergessen werden, daß man es nicht bloß mit einem erkrankten Körper zu tun hat, sondern mit einem ganzen Menschen. Damit ist aber nicht die Frau selbst gemeint, sondern die Suche nach Krankheiten in anderen Körperteilen, die etwa ein „Uterinleiden" vortäuschen könnten (Seidler 1990). In diese Zeit fällt auch die entwertende Zusammenrückung von Frauenkrankheiten und Geisteskrankheiten, so von Hegar formuliert, die „Eigentümlichkeit des ganzen weiblichen Organismus, die an sich und durch Krankheitszustände insbesondere erhöhte Reizbarkeit". Diese sowie „nervöse Störungen bis zur Grenze der Geisteskrankheit" seien bei Sexualerkrankungen nicht selten (Hegar, Kaltenbach 1874).

Bedeutende Vertreter dieser Zeit zeigten sich den sozial-darwinistischen Ideen des ausgehenden 19. Jahrhunderts verpflichtet und leiteten aus der Vererbungslehre auch eine Rassenhygiene ab. Selheim spricht zwei Jahrzehnte später von „der Fortpflanzungspflege als zentrale Aufgabe des Frauenarztes". Er propagiert 1915 die „Mobilmachung der Mütterlichkeit" als „schöne Frucht des Krieges". Auch Mayer, ebenfalls ein Hegar-Schüler, bezeichnet noch 1961 die wichtigste Aufgabe der Gynäkologie darin, den „drohenden Verfall von Familie, Volk und Kultur aufzuhalten und dem Arzttum einen neuen Auftrieb zur Höhe zu geben".

Welche Bewegung ist in dieses Frauenbild geraten, wenn wir an den ungeheuren Wandel der letzten drei Jahrzehnte denken. Frauen haben es gelernt, sich auch in autonomen Wünschen ernst zu nehmen, die jenseits der Fortpflanzungsfähigkeit liegen, und sie haben gelernt, für deren Respektierung einzustehen.

In der Frauenheilkunde haben sich vielleicht in besonderem Maße der kritische Geist der sechziger Jahre und die großen Anstrengungen der Frauen selbst, vor allem in der feministischen Bewegung der siebziger Jahre, niedergeschlagen. Vielleicht wird das Fachgebiet, wie es Frau Frick-Bruder (1992) beschreibt, auch durch eine sich zunehmend durchsetzende psychosomatische Denk- und Arbeitsweise aufgerüttelt. Das hat dem Fach gut getan, entbindet es aber nicht davon, sich weiterhin mit dem unbequemen und unbeliebten Anteil seines Erbes an Frauenbildern auseinanderzusetzen.

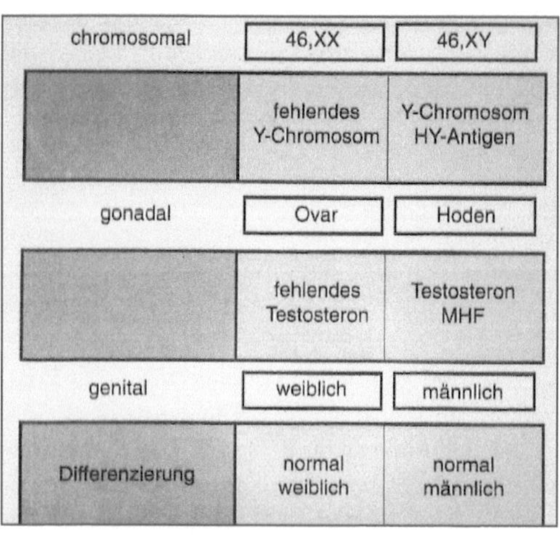

Abb. 12: Schematische Darstellung der normalen Geschlechterdifferenzierung

Bis in neue Lehrbücher – am Beispiel der Kindergynäkologie – wird normale Weiblichkeit über Mangel definiert, Mangel an einem Y-Chromosom und Mangel an Testosteron (Abb. 12).

Welche Beweggründe mag es gegeben haben, im allerneuesten Handbuch der Gynäkologie das Thema „Die Stellung der Frau in der Gesellschaft" bewußt einer Frau als Autorin zu übertragen? Wieviel Unerledigtes und Verdrängtes mag sich hinter dieser Arbeitsteilung verbergen (Abb. 13)?

Es dürfte eine wertvolle Bereicherung für das Fach Frauenheilkunde sein, Psychosomatik nicht als additives Fach zu betrachten, sondern als selbstverständlichen Anteil der ärztlichen Tätigkeit.

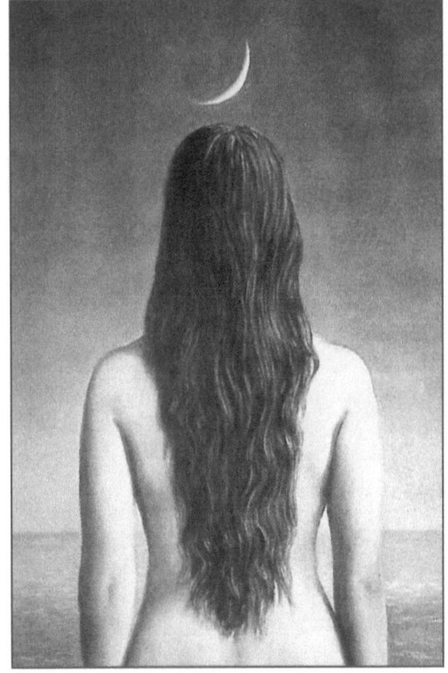

Abb. 13: René Magritte, „La robe du soir" (Das Abendkleid), (1955)

Abbildungen

Abb. 1: Die Kurbrandenburgische Hofwehenmutter Justine Sigemundin – der von ihr beschriebene Handgriff für komplizierte Fälle der geburtshilflichen Wendung, aus: Bodarwé et al. 1992, S. 280.

Abb. 2: Besteckkasten der geburtshilflichen Instrumente um 1750, aus: Bodarwé et al. 1992, S. 302.

Abb. 3: Teilnehmer des 14. Kongresses der Deutschen Gesellschaft für Gynäkologie 1911 in München, aus: Zander 1986, S. 28.

Abb. 4: Titelblatt von „Weibliche Ärzte. Die Durchsetzung des Berufsbildes in Deutschland", Brinkschulte, E. (Hrsg.), Edition Hentrich, Berlin 1994.

Abb. 5: Dorothea Erxleben, geb. Leporin, aus: J. Budin: Die mühsame Suche nach den „weiblichen Ärzten". Zur Entstehungsgeschichte der Dokumentation: Deutsche Ärztinnen im Kaiserreich, Weibliche Ärzte. Die Durchsetzung des Berufsbildes in Deutschland, Brinkschulte, E., (Hrsg.) Edition Hentrich, Berlin 1994, S. 157.

Abb. 6: Dr. med. Hermine Heusler-Edenhuizen, erste Frauenärztin, die in Deutschland studierte (Photo dankenswerterweise überlassen von Frau Kuchenbäcker).

Abb. 7: Karikatur, aus: Burchart 1994, S. 23.

Abb. 8: Nachricht aus einer Tageszeitung.

Abb. 9: Frauen an den medizinischen Fakultäten und Universitätskliniken (Daten dankenswerterweise überlassen von G. Debus, 1995).

Abb. 10: Frauenanteil unter berufstätigen Ärzten. (Daten dankenswerterweise überlassen von G. Debus, 1995)

Abb. 11: Gabriel von Max „Der Anatom" (1869), Neue Pinakothek, München, aus: Ch. Rohde-Dachser, Expedition in den dunklen Kontinent, Springer, Berlin 1992, S. 155.

Abb. 12: Schematische Darstellung der normalen Geschlechterdifferenzierung, aus: W. Distler, V. Pelzer, Praxis der Kinder- und Jugendgynäkologie, Enke, Stuttgart 1994, S. 8.

Abb. 13: René Magritte, „La robe du soir" (Das Abendkleid) (1955), Privatbesitz Brüssel, aus: Ch. Rohde-Dachser, Expedition in den dunklen Kontinent, Springer, Berlin 1992, S. 154.

Literatur

Amendt, G. (1990): Die bevormundete Frau oder Die Macht der Frauenärzte. Frankfurt am Main (Fischer).

Bleker, J. (1994): Anerkennung durch Unterordnung? Ärztinnen und Nationalsozialismus. In: Brinkschulte (Hrsg.), E.: Weibliche Ärzte. Die Durchsetzung des Berufsbildes in Deutschland. Berlin (Edition Hentrich), S. 126-139.

Bodarwé, K., Breuer, J., Fuchs, S., Hochgeschurz, M., Schukowski, K., Kimmenade, S. v. (1992): Die Chronik der Frauen. Dortmund (Chronik Verlag Harenberg), S. 280, 301 f., 306, 357.

Burchard, A. (1994): Die Durchsetzung des medizinischen Frauenstudiums in Deutschland. In: Brinkschulte, E. (Hrsg.): Weibliche Ärzte. Die Durchsetzung des Berufsbildes in Deutschland. Berlin (Edition Hentrich), S. 10-23.

Felder, H., Scheer, J. W. (1991): Die Arzt-Patientin-Beziehung in der Frauenheilkundein: Davies-Osterkamp, S. (Hrsg.): Psychologie und Gynäkologie. Weinheim (VCH Verlagsgesellschaft), S. 1-14.

Felder, H. (1988): Das Bild der Frau vom Frauenarzt – Untersuchungen zur Arzt-Patientinnen-Beziehung in der Gynäkologie. Gießen (Ferber'sche Universitätsbuchhandlung).

Frick-Bruder, V. (1992): Männliches Erleben der Frauenheilkunde – aus der Sicht einer Frau. Vortrag gehalten auf dem 47. Kongreß der Deutschen Gesellschaft für Gynäkologie und Geburtshilfe in Berlin.

Frick-Bruder, V. (1993): Erotische Aspekte der Arzt-Patient-Beziehung in der Gynäkologie. Gynäkologe 26, S. 189-192.

Hakemeyer, U., Keding, G. (1986): Zum Aufbau der Hebammenschulen in Deutschland im 18. und frühen 19. Jahrhundert. In: Beck, L. (Hrsg.): Zur Geschichte der Gynäkologie und Geburtshilfe. Berlin (Springer), S. 63-68.

Hegar, A., Kaltenbach, R. (1874): Operative Gynäkologie mit Einschluß der gynäkologischen Untersuchungslehre. Erlangen (Enke), S. 4.

Heuser-Schreiber, H. (1997): Ärztinnen in Deutschland. Fakten – Beobachtungen – Perspektiven. Deutsches Ärzteblatt 94, S. A30-32.

Kentenich, H. (1992): Darf der Arzt Emotionen haben? Sexualmedizin 21, S. 606-610.

Lehmann, V. (1986): Zur Geschichte der Uterusnaht beim Kaiserschnitt. In: Beck, L. (Hrsg.): Zur Geschichte der Gynäkologie und Geburtshilfe. Berlin (Springer), S. 95-102.

Nolte, R. (1996): Die berufliche und familiäre Situation von Ärztinnen in Baden-Württemberg. ÄBW 1, S. 12-17.

Poettgen, H. (1983): Die Abwehr des Arztes bei der Beurteilung seelischer Probleme. Spezielle gynäkologische Gesichtspunkte. In: Der psychosomatische Weg zur gynäkologischen Praxis. Stuttgart (Schattauer), S. 21-24.

Prahm, H. (1994): Hermine Heusler-Edenhuizen – Die erste deutsche FrauenärztinLeverkusen (Leske und Budrich), 1997.

Scanzoni, F. W: (1857): Lehrbuch der Krankheiten der weiblichen Sexualorgane. Wien (Braumüller), S. VIII.

Schadewaldt, H. (1986): Die Frühgeschichte der Frauenheilkunde. In: Beck, L. (Hrsg.): Zur Geschichte der Gynäkologie und Geburtshilfe. Berlin (Springer), S. 89-93.

Schmädel, D. (1975): Der Arztbesuch als Teilaspekt des Krankheitsverhaltens. In: Ritter-Röhr, D. (Hrsg.): Der Arzt, sein Patient und die Gesellschaft. Frankfurt a.M. (Suhrkamp), S. 124-166.

Scully, D. (1980): Men who control women's health. The miseducation of obstetrician gynaecologists. Boston (Houghton Mifflin).

Seidler, E. (1990): Historische Aspekte des Frauenbildes bei Frauenärzten. In: Democh, W., Stauber, M., Beck, L. (Hrsg.): Psychosomatische Gynäkologie und Geburtshilfe 1989/90. Berlin (Springer) S. 7-15.

Zander, J. (1986): Meilensteine in der Gynäkologie und Geburtshilfe – 100 Jahre Deutsche Gesellschaft für Gynäkologie und Geburtshilfe. In: Beck, L. (Hrsg.): Zur Geschichte der Gynäkologie und Geburtshilfe. Berlin (Springer).

Ziegeler, B. (1994): „Zum Heil der Moral und der Gesundheit ihres Geschlechtes", Argumente für Frauenmedizinstudium und Ärztinnen-Praxis um 1900. In: Brinkschulte, E. (Hrsg.): Weibliche Ärzte. Die Durchsetzung des Berufsbildes in Deutschland. Berlin (Edition Hentrich), S. 33-43.

Zglinicki, F. v. (1990): Geburt und Kindbett im Spiegel der Kunst und Geschichte. (Unas Verlag, U. Bayer), S. 86 ff.

Die Bedeutung eines sich wandelnden Frauenbildes für das Fach Gynäkologie und Geburtshilfe

Viola Frick-Bruder

Die folgenden Überlegungen beruhen auf persönlichen Erfahrungen aus drei Jahrzehnten klinischer Tätigkeit – zunächst als Psychologin, später auch als Psychoanalytikerin – in der Gynäkologie und Geburtshilfe. Ich begann meine Tätigkeit, die ich im April 1995 am Zentrum für Reproduktionsmedizin des Universitäts-Klinikums Hamburg beendet habe, 1967 an der Universitäts-Frauenklinik in Tübingen. Ich hatte die Stelle beim damaligen Chef der Klinik, Hans Roemer, selbst eingeworben. Sie war ein Novum, für das es bis dahin kein Modell gab; in gewissem Sinne also auch ein Zeichen jener Aufbruchstimmung der späten 60er Jahre, die einen Versuch wie diesen überhaupt möglich machte. Dieser Aufbruch hatte aber noch keineswegs die Mehrheit der Frauen erreicht, wurde vielmehr von einer intellektuellen Minderheit und der in Deutschland erstarkenden Frauenbewegung getragen.

Um den enormen Wandel, der sich seitdem vollzogen hat, zu verdeutlichen, seien die für die ausgehenden 60er Jahre typischen Rollenbilder beider Geschlechter noch einmal kurz skizziert. H.-E. Richter hatte sie 1972 auf dem Deutschen Gynäkologen-Kongreß aufgrund repräsentativer Erhebungen für die Standardisierung seines Gießen-Testes wie folgt beschrieben: Frauen erlebten sich demnach ängstlicher, depressiver, erotisch gehemmter und unsicherer in enger Zusammenarbeit, dafür aber ordentlicher und fürsorglicher als Männer. Zum Bild des Mannes gehörten Angstunterdrückung, Demonstration von Selbstsicherheit, Stärke, Dominanz, Egozentrizität, Unordentlichkeit und Bequemlichkeit. Eine klassische komplementäre Rollenverteilung, die die Soziologin Helge Pross – „Paradefrau" der empirischen Sozialforschung in den 70er Jahren – in ihren eigenen Untersuchungen 1978 bestätigt fand: Demnach galt der Mann – von beiden Geschlechtern zugestandenermaßen – als stark, außenorientiert, auf Selbstbehauptung verpflichtet; die Frau dagegen als schwach, familienorientiert, zur Selbstzurücknahme bereit, ganz damit einverstanden, für den emotionalen Zusammenhalt von Partnerschaft und Familie zu sorgen.

Mit der Bildungsexpansion der 60er Jahre änderte sich dies allmählich spürbar auch für Frauen (Beck-Gernsheim, 1990): Innerhalb von zwei Jahrzehnten wurde aus dem ausgeprägten Chancengefälle zwischen den Geschlechtern eine nahezu gleiche Verteilung der Chancen, zumindest der theoretischen, wenn auch bis heute noch nicht der konkreten auf dem Arbeitsmarkt oder in der Hierarchie des Beschäftigungssystems. Nicht erwerbstätig zu sein, wurde jedoch eher zur Ausnahme, begrenzt auf die Phase der Erziehung kleiner Kinder.

Der Individualisierungsprozeß – bis dahin weitestgehend dem Mann vorbehalten – hatte nun auch die Frauen erreicht; d.h. beide Geschlechter hatten von nun an die Möglichkeiten, unterlagen aber auch den damit verbundenen Zwängen, ihre eigenen Lebensentwürfe zu planen. Für Frauen bedeutete dies, sich von nun an selbst um ihre Existenzsicherung zu sorgen, damit in einem wesentlichen Aspekt – dem materiellen – unabhängiger zu werden, aber auch eine neue Form von Armut zu riskieren, wie sie heute nicht wenige alleinerziehende Mütter trifft.

Mit der Infragestellung der traditionellen Bindungsmotive, d.h. der Sicherung von materieller Existenz und familiärem Zusammenhalt, brachen die alten Strukturen auf: Heute ist keineswegs mehr klar, ob man heiratet oder ohne Trauschein zusammenlebt, ob man das Kind innerhalb der Familie oder außerhalb empfängt oder aufzieht, mit dem, den man liebt, der aber mit einer anderen zusammenlebt, ob man es vor oder nach der Karriere oder mitten drin bekommt, geplant, oder nur halb geplant bzw. scheinbar ganz ungeplant. So gilt – wie Beck und Beck-Gernsheim resümieren (1990): Gaben Frauen früher eher ihre Hoffnungen als die Ehe auf, so ist es heute eher umgekehrt, d.h. sie scheinen eher die Ehe als ihre Hoffnungen aufzugeben, denn laut statistischem Jahrbuch sind es im Alter bis und um 40 eher die Frauen, die sich trennen, um und nach 50 Jahren eher die Männer. Zwischen 1970 und 1990 stiegen in allen westeuropäischen Ländern sowie in den USA und Kanada drastisch die folgenden Zahlen an: Die Scheidungsrate, die Zahl der außerehelichen Geburten, die Zahl der Kinder, die nur mit einem Elternteil leben und die Zahl der alleine lebenden Erwachsenen. Zugleich sanken die Heiratsziffern und die Kinderzahl. Authentizität, Selbstbehauptung und Selbstverwirklichung wurden zu neuen Idealen und entleeren sich gelegentlich – bedauerlicherweise – zu Zeitgeist-Losungsworten. Mit der Komplexität der Entscheidungsmöglichkeiten wuchs jedoch auch das Konfliktpotential, in der Ehe ebenso wie in der Partnerschaft überhaupt (Schmidt, 1995). Suchten in den 70er Jahren vor allem Frauen therapeutische Hilfe, die jung geheiratet und früh Kinder bekommen hatten und nun frustriert feststellten, was sie versäumt hatten, so sind es heute eher beruflich erfolgreiche, sehr hart arbeitende Frauen, alleinstehend oder geschieden, die über Einsamkeit klagen und das Gefühl haben, in ihrem Bedürfnis nach persönlicher Beziehung, vor allem kontinuierlicher, unerfüllt zu sein. So stellt sich als ein typischer moderner Konflikt heute die bange Frage: Verliert man über dem Streben nach Autonomie die Liebe oder, wenn man sich auf diese einläßt, womöglich die Autonomie?

Neben der Bildungsexpansion hatte in den 60er Jahren noch ein anderes Ereignis eine für Frauen bahnbrechende Bedeutung: Die Pille kam auf den Markt und fand gegen alle durchaus vorhandenen Widerstände von ärztlicher (ich erinnere an die Ulmer Denkschrift) und feministischer Seite rasch Verbreitung, weil sie die lang ersehnte selbstbestimmte Sexualität ohne die ebenso lang gekannte Angst vor den Folgen einer ungewollten Schwangerschaft zu erfüllen schien. Sigmund Freud hatte dies bereits 1898 visionär in der Hoffnung zum Ausdruck gebracht, es wäre einer der größten Triumphe der Menschheit, wenn es einmal gelänge, den Akt der Kinderzeugung zu einer willkürlichen und beabsichtigten (d.h. bewußten und verantworteten, d.V.) Handlung zu machen und aus der Verquickung mit der Befriedigung eines natürlichen Bedürfnisses zu lösen.

Der Traum von einer selbstbestimmten Sexualität, der nun wahrzuwerden schien, konnte sich aber keineswegs einfach erfüllen, denn Liebe und Sexualität sind immer auch mit Risiken, und das heißt auch mit einem gewissen Konfliktpotential verbunden. Von nun an galt es, den Wert einer neuen Möglichkeit der Selbstbestimmung gegen das gesundheitliche Risiko der Einnahme von Hormonen abzuwägen.

Schwangerschaft wurde zu einer Potenz, über die Frauen verantwortlich und sicher verfügen konnten, anstatt sich von ihr verfügen zu lassen. Dieses half die Voraussetzungen für einen enormen Wandel im weiblichen Rollenbild zu schaffen, in dem Mutterschaft nun nicht mehr zwingend den zentralen Platz einnahm, den sie über lange Zeit innehatte. Innerhalb von 15 Jahren, d.h. von 1963-1978 halbierte der Pillenknick die Zahl der Geburten pro 1000 Einwohner von 18,3 auf 9,4 – eine Entwicklung, die in allen westeuropäischen Ländern mit zunehmender Differenzierung der weiblichen Rollenvielfalt zu beobachten war. Bildungsexpansion und Pille schufen den Freiraum, sich auch jenseits der Fruchtbarkeit in anderen Potenzen autonom zu entfalten. In diesem Zusammenhang ist interessant, daß für unsere heutigen Verhältnisse unakzeptabel hoch dosierte Pillen der ersten Generation dennoch von jenen Frauen gut vertragen wurden, die sie im zuvor beschriebenen Sinne für sich bejahten. So konnten wir 1973 (Frick, Keßler und Pferdemenges) an zwei Kollektiven von jungen Arbeiterinnen und Studentinnen feststellen, daß letztere signifkant weniger negative Nebenwirkungen hatten als die Arbeiterinnen. Bei diesen standen Familienbildung und Mutterschaft eigentlich an erster Stelle bei gleichzeitig relativ ausgeprägter Unzufriedenheit mit der derzeitigen Arbeitssituation, mußten aus realistischen Erwägungen mit Hilfe der Pilleneinnahme jedoch hinausgeschoben werden. Bei den Studentinnen standen berufliche und partnerschaftliche Verwirklichung dagegen vor dem Wunsch nach Mutterschaft. Hormonale, d.h. sichere Kontrazeption und Rollenvorstellung stimmten bei ihnen also in hohem Maße überein und sorgten für eine gute Compliance.

Die Ambivalenz, die mit dem weiblichen Potenzreichtum und der sich daraus ergebenden Rollenvielfalt verbunden ist, muß allerdings erkannt und auch akzeptiert werden, damit eine reife Lösung für die oft widersprüchlichen Impulse aus irrationalen Wünschen und Einsichten in Gegebenheiten gefunden werden kann. Der Kinderwunsch, seine Verhütung ebenso wie seine mehr oder weniger dranghafte Verwirklichung mit medizinischer Hilfe sowie der Schwangerschaftsabbruch, sind anschauliche Beispiele für den mehr oder weniger bewußten Umgang mit dieser Ambivalenz. Man kann sich eben sehr wohl ein Kind wünschen und es gleichzeitig auch als Überforderung erleben oder es sich zwar wünschen, aber aus realen Gründen noch nicht haben dürfen oder die Schwangerschaft als Bestätigung herbeisehnen und sich das reale Kind dann doch nicht zutrauen. Die Rückkehr zu einer weniger sicheren Verhütungsmethode, die einem unbewußt bleibenden Wunsch dann wieder mehr Raum gibt, das pychosomatische Symptom Sterilität als Kompromiß aus bewußtem Wunsch und unbewußter Angst, sowie der Schwangerschaftsabbruch als Versuch, eine selbst geschaffene Realität ungeschehen zu machen, sind Beispiele eines weniger bewußten Umgangs moderner Frauen mit der ihrer psychosozialen Situation auch immanenten Ratlosigkeit, denn nie zuvor in ihrer Geschichte stand ihnen so viel offen.

Der gesellschaftliche Wandel, der sich in den 60er und 70er Jahren anbahnte, wurde in einem umfassenden Sinn in den folgenden Jahrzehnten als Befreiung aus der Begrenztheit des häuslichen Bereiches erlebt. Eng war dieser vor allem wegen der Rollenzwänge, die sich aus der nahezu ausschließlichen Identifizierung von Weiblichkeit mit Mütterlichkeit ergaben. Durch den verbesserten Zugang zur Bildung konnten nun in Beruf und Freizeit eigene Ziele und Begabungen verwirklicht und mit der entsprechend zunehmenden materiellen Unabhängigkeit Partnerschaften auch ohne Eheschließung eingegangen und die Kinderzahl drastisch auf nunmehr 1,4 reduziert werden. Dementsprechend hat sich auch das Verhältnis der Frauen zu ihrem Körper in den vergangenen drei Jahrzehnten geändert. Kontrazeptive Sicherheit als Voraussetzung für Selbstverwirklichung stand Ende der 60er, Anfang der 70er Jahre noch ganz im Vordergrund. Entsprechend großzügig wurde zunächst mit der Sterilisation umgegangen. Ich erinnere mich gut, wie verbreitet diese in den 70er Jahren war, wie felsenfest noch relativ junge Frauen davon überzeugt waren, auf ihre generative Potenz gut für den Rest ihres Lebens verzichten zu können. Man kann zweifeln, ob die Entwicklung der operativen Refertilisierung nicht letztlich ein Danaer-Geschenk war, denn die mögliche Erkenntnis der Tragweite einer Entscheidung zur bis dahin definitiven Sterilisation erfuhr dadurch eine psychologisch bedeutsame Relativierung. So kostete es damals auch Anstrengungen, unterstüzt durch empirische Ergebnisse der Universitäten Tübingen und Gießen (Kunz, Bailer und Frick, 1976), die gynäkologische Ärzteschaft davon zu überzeugen, die Sterilisation im Wochenbett, die damals sehr verbreitet war, von nun an als Kunstfehler zu betrachten, denn das dramatische Erleben der Geburt eines Kindes kann psychologisch nicht der richtige Augenblick sein, sich wohl abgewogen definitiv gegen diese wichtige Potenz zu entscheiden.

Wenig zimperlich gingen die Frauen ebenso wie die sie behandelnden Ärzte Ende der 60er Jahre auch mit der Hysterektomie um, die zu dieser Zeit in den USA den traurigen Rekord der häufigsten Operation hatte, so daß dort nur jede vierte Frau über 40 im Besitz ihrer Gebärmutter war. In erster Linie als funktionales Teil-Objekt und nicht als wichtiger innerer Anteil des Körper-Selbst betrachtet, wurde eben leicht auf den Uterus verzichtet, wenn dieser seine Funktion als „Fruchthalter", wie es damals gerne hieß, erfüllt hatte. So erinnere ich mich an alltägliche Aktennotizen in den Kranken-Journalen wie: Da die Patientin schon einmal hier ist, empfehlen wir auch die Hysterektomie. Mit zunehmendem Bewußtsein und das heißt auch mit zunehmendem Selbstbewußtsein änderte sich dies Mitte der 70er Jahre. Der Uterus wurde nun geradezu zum Symbol weiblicher Potenz und als solches bis in die 80er Jahre hinein in oft stark emotional gefärbten Diskussionen als wertvoller Besitz verteidigt. Die 80er und 90er Jahre brachten auch in dieser Frage mehr Aufgeklärtheit in das Verhältnis der Frauen zu ihrem Körper. Für die Mehrzahl der Frauen bleibt die Gebärmutter ein Leben lang wichtiger Teil ihres Körper-Selbstgefühls, unabhängig davon ob sie noch schwanger werden möchten oder nicht. Das heißt allerdings nicht, daß eine aus gesundheitlichen Gründen indizierte Hysterektomie heute noch zwingend eine dauerhafte Krise hervorruft.

Frauen haben sich in den letzten Jahrzehnten erfolgreich dagegen gewehrt, auf Mütterlichkeit reduziert zu werden. So sind heute immerhin 79% davon überzeugt (Institut für Demoskopie Allensbach, 1993), einen größeren Spielraum für die Verwirklichung ihrer Interessen zu haben als ihre eigenen Mütter. Trotzdem wollen sie – genau wie diese – gute Mütter sein, vielleicht sogar bessere. Die Rivalität, die mit der Mütter-Generation in allen anderen Bereichen relativ einfach erscheint, wirkt in diesem, sozusagen der Domäne der Mütter, eher schwierig. So waren es vor allem die Frauen selbst, die in den 70er Jahren so wichtige Veränderungen in der Geburtshilfe erreicht haben wie das Rooming-in und die Anwesenheit des Vaters bei der Geburt. Der offenkundige Wunsch, das Geburtserlebnis von der Renaissance der Hausgeburt bis zum Unterwasserwagnis vielfältig zu variieren, drückt aber auch die Ratlosigkeit darüber aus, was unter einer guten modernen Mutter zu verstehen sei. Die Geburtshelfer wären meines Erachtens gut beraten, wenn sie diesen zum Teil auch hilflosen Versuchen nicht einfach willfährig begegnen, um sie dann heimlich zu belächeln, sondern vielmehr als ernstnehmender und ernst zu nehmender Partner auftreten, der notfalls auch bereit ist, eigene Überzeugungsgrenzen glaubwürdig zu vertreten.

Frauen erwarten heute von der Geburtshilfe einen hohen medizinischen Standard, der das Risiko für Mutter und Kind so klein wie möglich hält. Sie möchten im guten Sinn aktiv an einer individuell gestalteten Geburt teilhaben und erwarten deshalb eine angenehme Atmosphäre im Kreißsaal, möglichst konstant betreut durch ein Team, das sie schon vor der Geburt kennengelernt haben (Richter, 1985). Die Geburt selbst soll so wenig wie möglich durch medizinische Manipulationen gestört sein, der Partner soll anwesend sein und das Kind vom Augenblick der Geburt an Kontakt mit der Mutter haben. Und immerhin zwei Drittel aller Frauen möchten heute stillen; eine rundherum positive Entwicklung also, die allemal die Voraussetzungen dafür schafft, eine Mutter zu sein, die im Winnicott'schen Sinne (1974) „good enough", gut genug und damit für das Kind besser ist als die, die perfekt sein möchte, was es den auch angestrengten Müttern von heute als Beruhigung immer wieder zu vermitteln gilt.

Doch nach diesem Blick auf die bewußteren und damit auch aufklärerischen Veränderungen im weiblichen Rollenbild sei aus dialektischen Gründen noch einmal der Blick auf den bewußtseinsferneren oder unbewußten Anteil der Ratlosigkeit gerichtet, der sich im Symptomwandel ausdrückt. Die gesellschaftliche Rezeption der Menstruation als Makel ist tief im weiblichen Fremdbild verankert und soll durch eine penetrante Öffentlichmachung der Intimhygiene in den Medien festgeschrieben werden. Aus Gründen, die den Schöpfern dieser Werbung unerklärlich sind, wie

mir ein Marketing-Leiter freimütig gestand, ist diese Werbung ein Flop. Frauen haben es eben satt, aus einer Wunde bluten zu sollen, die sie gar nicht haben, denn die Menstruation ist Ausdruck ihrer biogenen Potenz und nicht Folge einer Kastration. Als Mangel oder sogar als Fluch kann sie aber erlebt werden, wenn die freizügiger werdenden Rollenangebote auf eine ausgeprägte Angst vor der Entfaltung weiblicher Vielfalt treffen, insbesondere dann, wenn von der eigenen Mutter eine unattraktive, eingeschränkte Weiblichkeit vorgelebt wurde. In den 60er und 70er Jahren drückte sich dieses in dem damals noch sehr verbreiteten Symptom der sekundären Amenorrhoe aus, eine eher schlichte psychosomatische Reaktion auf den weiblichen Grundkonflikt, mehr zu wollen als zu wagen. Dieses Symptom ist in den letzten beiden Jahrzehnten in einer Zunahme von Magersucht und Bulimie aufgegangen, die als äußerst vielschichtige und komplizierte Symptomatik die ganze Kompliziertheit und Vielschichtigkeit moderner Weiblichkeit mit der scheinbaren Unvereinbarkeit von Triebfreundlichkeit, Fruchtbarkeit, Autonomie und Abhängigkeit widerspiegeln. Eklatant deutlich wird dies im phänomenologischen Vorgang des Fressens und Kotzens bei der Bulimie, wenn als Ersatz für ein gutes Introjekt zur unerträglichen Spannungslinderung gar nicht genug in sich hineingeschlungen werden kann – auch um eine unerträgliche Leere zu füllen – um es dann ebenso panikartig wieder loswerden zu müssen, weil jegliche Herrschaft über sich selbst verloren scheint.
Mit der sexuellen Liberalisierung der 60er Jahre kam es zu einer deutlichen Vorverlegung heterosexueller Erfahrung. Die Verbreitung von Petting und Koitus im Jugendalter hat sich danach kaum verändert. Sexualität wird heute von beiden Geschlechtern allerdings mehr mit Liebe und Treue verbunden als noch vor 20 Jahren (Schmidt, Klusmann und Zetischel, 1992). Und noch ein weiterer Befund, der aufmerksam macht: Jungen erleben ihre Sexualität weniger dranghaft als damals, Mädchen weniger lustvoll und befriedigend (Schmidt, 1995). Die Lustlosigkeit, verbreitetes Phänomen in allen Altersklassen, hat die in den 70er und 80er Jahren vor allem beklagte Frigidität und Anorgasmie abgelöst. Ein Symptomwandel, der auch einen Emanzipationsprozeß widerspiegelt, denn es erfordert mehr Selbstbewußtsein, dem Partner deutlich zu sagen: „Ich möchte jetzt nicht“ oder „Ich habe jetzt keine Lust“ als „Ich kann nicht, weil ich krank bin.“
Die Herausforderungen, die sich mit den Veränderungen des Frauenbildes für Gynäkologie und Geburtshilfe ergeben, sind unverkennbar. Frauen sind selbstbewußter geworden, mündiger, das heißt nicht, daß sie nicht auch Schwierigkeiten erleben und ein beträchtliches Quantum an Ratlosigkeit aushalten müssen. Sie wünschen sich mehr weibliche Frauenärzte (Felder, 1992), damit sie wählen können, aber auch, damit diese dem Fach neue Impulse geben. Sie trauen ihren Geschlechtsgenossinnen heute fachlich sehr viel mehr zu, als ich dies noch 1969 in eigenen Untersuchungen feststellen konnte; auch ein Spiegelbild der Veränderung weiblichen Selbstbewußtseins. Sie wollen die kompetente Partnerin, medizinisch gut ausgebildet, mit einer wachen Sensibilität für die körperlich-seelischen Zusammenhänge, die in der Gynäkologie und Geburtshilfe immer eine Rolle spielen, primär oder sekundär. Das Erlernen dieser Kompetenz, die den Gesamtblick und die körperlich-

seelischen Zusammenhänge erweitern soll, ist seit neuestem in den Richtlinien der Weiterbildung zum Facharzt für Gynäkologie und Geburtshilfe verankert, eine Verpflichtung also, aber auch eine Herausforderung für dieses Fach, die diesem wohl bekommen wird, weil sie von den Frauen selbst ausgeht und diese in Zeiten harter Konkurrenz selbstbewußter ihre Wahl treffen.

Einfühlsam sollen sie sein, die Vertreter dieses Faches, aber nicht gefühlig, über das rechte Maß von Nähe und Distanz sollen sie verfügen, seelische Zusammenhänge dort erkennen, wo sie wichtig sind, aber das heißt nicht, daß sie psychologisieren sollen. Frauen möchten zu keinem Augenblick das Gefühl haben, ihre Person verschwinde hinter ihrem Unterleib. Aber genau dies macht sie zu einer interessanten Partnerin in einem Beruf, der sie mit der Chance persönlichen Gewinns für beide Seiten über alle Lebensphasen begleitet.

Literatur

Beck, U., Beck-Gernsheim, E. (1990): Das ganz normale Chaos der Liebe. Frankfurt am Main (Suhrkamp).

Felder, H. (1992): Die Geschlechterfrage in der Gynäkologie. In: Fervers-Schorre, B. u. Dmoch, W. (Hrsg.): Psychosomoatische Gynäkologie und Geburtshilfe. Berlin-Heidelberg (Springer).

Freud, S. (1898): Die Sexualität in der Ätiologie der Neurosen. GW I (Lingam Press).

Frick, V. (1969): Das Profil des Gynäkologen aus der Sicht der Patientin. Arch. Gyn. 207, S. 95-97.

Frick, V., Keßler, S. u. Pferdemenges, J. (1973): Psychologische Aspekte der Nebenwirkungen oraler Kontrazeptiva. Arch. Gyn. 214, S. 252-253.

Institut für Demoskopie in Allensbach (1993): Frauen in Deutschland. Köln (Bund).

Kunz, S., Bailer, P., Frick, V. (1976): Die psychische Verarbeitung der Tubensterilisation als definitive Kontrazeptionsmethode. Geburtsh. u. Frauenheilk. 36, S. 68-72.

Pross, H. (1978): Der deutsche Mann. Reinbek (Rowohlt).

Richter, D. (1985): Forderungen an eine psychosomatische Geburtshilfe. In: Jürgens, O. , Richter, D. (Hrsg.): Psychosomatische Gynäkologie und Geburtshilfe. Berlin-Heidelberg (Springer).

Richter, H.-E. (1973): Konflikte und Krankheiten der Frau. Arch. Gyn. 24, S. 1-16.

Schmidt, G. (1995): Über den Wandel heterosexueller Beziehungen. Z. Sexualforschung 8, S. 1-11.

Schmidt, G., Klusmann, D., Zetischel, U. (1992): Veränderungen der Jugendsexualität zwischen 1970 und 1990. Z. Sexualforsch. 3, S. 191-218.

Winnicott, D. W. (1976): Von der Kinderheilkunde zur Psychoanalyse. München (Kindler).

IV

Angewandte Psychosomatik

„Wenn man nur wüßt', wo's herkommt..." – Subjektive Krankheitstheorien onkologischer Patientinnen und Interventionsmöglichkeiten des behandelnden Gynäkologen

Walter Schuth

Subjektive Krankheitstheorien

„Krebs" ist in den westlichen Industriegesellschaften die Krankheit mit dem negativsten Image aufgrund folgender Merkmalszuschreibungen durch Gesunde und Betroffene: Er ist geschichtslos, er manifestiert sich ohne Vorwarnung, wann er will und bei wem er will; er ist wahllos, denn er kann jeden treffen außer mich selbst; er führt wegen insuffizienter, aber nebenwirkungsreicher Therapie unter Schmerzen und Siechtum zum Tod als Erlösung. „Krebs" ist das epochentypische Bild vom schlechten Sterben (Neumann, 1969; Dornheim, 1983; Curbow et al., 1986; Verres, 1986).

Die Diagnosemitteilung bestätigt den Erkrankten, daß sie die gefürchtetste aller Krankheiten tatsächlich haben. Vor allem die damit verbundene subjektive Prognoseeinschätzung stürzt die große Mehrzahl der Patientinnen in eine Krise auf der kognitiven, emotionalen und Verhaltensebene. Psychosoziale Merkmale dieser Krise sind (Ciompi, 1993):

- Das lebensbedrohliche Ereignis „Krebs" überfordert die subjektiven Bewältigungsfähigkeiten und das bisher in Belastungssituationen eingesetzte Spektrum an Bewältigungsstrategien; der maximalen Bedrohung steht ein Minimum an Bewältigungsmöglichkeiten entgegen.
- Die Krankheit stellt bisherige Lebensziele, -inhalte und Selbstverständlichkeiten in Frage, besonders die Selbstverständlichkeit zu leben.
- Das Ereignis erzeugt Hilf-, Rat- und Orientierungslosigkeit, verlangt aber gleichzeitig rasche und in ihren Konsequenzen weitreichende Entscheidungen.
- Die in der Krise erhöhte Suggestibilität kann zu langfristig wirksamen und stabilen Einstellungen führen, besonders durch mißverstandene ärztliche Aussagen, z.B. „Ihre Lymphknoten sind negativ!"

Die Diskrepanz zwischen dem zu Bewältigenden und den hochgradig eingeschränkten Möglichkeiten hierfür zwingt die Betroffene zur Suche nach neuen Bewältigungsstrategien und den behandelnden Arzt zur Intervention, da meist auch bei Erstmanifestation und objektiv günstiger Prognose die Bewältigungsaufgabe die Patientin überfordert.

Eine vorrangige Bewältigungsstrategie ist für die Betroffenen die Entwicklung einer subjektiven Krankheitstheorie. Sie soll (Schuth, 1993):

- retrospektiv eine zumindest kognitive, wenn auch häufig illusionäre Kontrolle über das Ereignis und dessen Folgen ermöglichen,
- prospektiv Bewältigungsaufgaben und -strategien definieren,
- das durch die Diagnosemitteilung ausgelöste Chaos durch einen Prozeß der Bewertung und Sinnverleihung für die Krankheit ordnen und dadurch in einen subjektiven Zusammenhang mit dem Sinn des eigenen Lebens, den Lebenszielen und -inhalten bringen; wäre das extrem bedeutsame Ereignis „Krebs" subjektiv sinnlos, wäre die subjektive Gewißheit eines sinnvollen individuellen Lebenszusammenhangs sowie eines Sinnes von Leben und Welt als Illusion entlarvt, Sinnlosigkeit von Welt und persönlicher Existenz wäre die verheerende Konsequenz (Hein, 1995).

Damit beinhaltet die durch den „Krebs" ausgelöste Krise neben Bedrohung und Risiko auch eine Chance (Heim, 1993): das Risiko destruktiver Entwicklung zu minimieren und die Chance konstruktiv zu nutzen, ist die globale Bewältigungsaufgabe für die Patientin und aller mit ihr befaßten Personen im Rahmen ihrer spezifischen Kompetenz, somit auch des Arztes (Schnyder, 1993).

Subjektive Krankheitstheorien sind im klinischen Alltag nur selten ein Thema in der Arzt-Patientin-Kommunikation. Für den Arzt werden sie meist erst durch ihre negativen Auswirkungen auf die Compliance und die Qualität der Arzt-Patientin-Beziehungen relevant. Kennt er die Subjektive Krankheitstheorie seiner Patientin nicht und interessiert er sich nicht dafür, kennt er auch die Subjektsicht auf die Krankheit und die Auseinandersetzung mit ihr nicht. Er kann dann auch nicht adäquat helfen bei der Entwicklung adaptiver und der Verwerfung maladaptiver Bewältigungsstrategien. Nur 5% von über 1.000 Patientinnen expliziertem dem behandelnden Arzt ganz oder teilweise ihre Subjektive Theorie, obwohl fast alle Patientinnen sie gerne zum Thema gemacht hätten (Schuth, 1993).

In überraschender Strukturanalogie zu objektiv-medizinischen Theorien beantworten Patientinnen als Wissenschaftler in eigener Sache (Lazarus et al., 1981) durch ihre Subjektive Krankheitstheorie folgende, durch die Diagnosemitteilung aufgeworfenen und durch Arzt und Medizin nicht hinreichend beantworteten Fragen:

- Wo kommt die Krankheit her? (Ätiologievorstellung)
- Auf welche Weise entwickelt sich der Krebs? (Pathogenesevorstellung)
- Wer kann was dagegen machen? (Therapieerwartungen, locus of control und Kompetenzzuschreibung)
- Was sind die Folgen der Krankheit und der Therapie? (Prognose)

Nachfolgend möchte ich deskriptiv in Auswahl einige klinisch relevante Aspekte der Krankheitstheorien von 1.073 gynäkologisch-onkologischen Patientinnen aller Tumorstadien und -lokalisationen vorstellen (Schuth, 1993).

Folgende durch strukturiertes Gespräch gewonnene und durch das sehr aufwendige Verfahren der qualitativen Inhaltsanalyse (Mayring, 1988) klassifizierten Antworten gaben unsere Patientinnen:

Subjektive Ätiologievorstellungen

Die Frage nach der Krebsursache war bei allen Patientinnen präsent, 91% konnten zum Erhebungszeitpunkt eine für sie aktuell gültige Vorstellung angeben, die sie in einem Prüf- und Verwerfungsprozeß gewonnen hatten. 85% waren überzeugt vom Zutreffen ihrer Ursachenvorstellung, unabhängig von abweichenden medizinischen Informationen. Insgesamt nannten die Patientinnen 2.480 inhaltlich unterschiedliche Vorstellungen, die, inhaltsanalytisch zu acht Klassen zusammengefaßt und nach Häufigkeit geordnet, für die gültige Ursachenvorstellung folgende Rangreihe ergeben:

1. Psyche (gesamt)	37%
a. unspezifische psychische Belastung	2%
b. Verlusterlebnisse	6%
c. Persönlichkeitsmerkmale	12%
d. (chron.) soziale Konflikte	17%
2. (materielle) Umwelteinflüsse	14%
3. medizinische Ursachen	13%
4. Fremdverschulden	10%
5. Körper/Konstitution	8%
6. Schicksal/Zufall	7%
7. (personale) transzendente Mächte	5%
8. Gesundheitsverhalten/Lebensweise	5%

Korrelationsstatistisch und inhaltsanalytisch waren lediglich folgende Zusammenhänge zwischen medizinischen und soziodemographischen Variablen und den Ätiologievorstellungen nachzuweisen:

- Je niedriger die soziale Schichtzugehörigkeit, desto stärker wird auf „Gesundheitsverhalten/Lebensweise“ und „Medizin“ attribuiert, je höher die Schichtzugehörigkeit, desto stärker auf „Psyche“.
- Je älter die Frau, desto stärker wird auf „Körper/Konstitution“ attribuiert, je jünger die Frau, desto stärker auf „Umwelt“ und „Psyche“.
- Je schlechter die subjektive Prognoseeinschätzung, desto stärker wurde auf „Psyche“, also ich-nah und internal, attribuiert, je günstiger die subjektive Prognoseeinschätzung, desto stärker auf „Medizin“, also ich-fern und external, attribuiert.
- Wer auf „Psyche“ attribuierte, war am stärksten vom Zutreffen der Ätiologievorstellung überzeugt, verband am ehesten Selbstbeschuldigungen damit und schätzte die Prognose subjektiv am ungünstigsten ein.

Religion, Wohnortgröße und Zivilstand als soziodemographische, die Tumorlokalisation als medizinische Variable hatten keinen nachweisbaren Einfluß auf die Inhalte. Eine „tumorspezifische" Ätiologievorstellung ließ sich nicht nachweisen.
Folgende Zitate können die abstrakten Aussagen vielleicht lebendig machen und die Komplexität der Vorstellungen abbilden:

- Inhaltsklasse „Gesundheitsverhalten/Lebensweise" (48jährige Patientin mit Ovarial-Ca IIIc): „Dann, wie also die Kinder aus dem Haus waren, hab ich dem Mann gesagt, ich will wieder ins Büro, halbtags und weg von der Landwirtschaft, weil, das konnt' er allein machen, weil wir Reben verkauft haben ... Mein Mann wollt's nicht ... Nach 6 Monat' wurd' der Bauch immer dicker und hat weh gemacht, ich wurd' immer schwächer ... Dann war der Krebs halt da, und mein Mann hat gesagt, hätt'st auf mich gehört, wär' der Krebs nicht gekommen, der kommt nur vom Sitzen und weil du nicht mehr an der frischen Luft bist, da sind die Eier verfault und 's ist Krebs halt draus geworden. Da hat er recht, das denk' ich auch!"
- Inhaltsklasse „Psyche, Persönlichkeitsmerkmale/Lebensstil" (67jährige Patientin mit Mamma-Ca T2NoMo): „Das ist ja das Schlimme, daß ich mir sagen muß, du bist selbst schuld dran. Das weiß man doch, daß der Krebs aus dem Seelischen kommt, und ich hab' immer nicht wahr haben wollen, daß ich vielleicht falsch lebe ... Im Kollegium haben sie immer gesagt, Ruth, denk doch mehr an dich, du opferst dich ja auf. Aber sonst war halt keine Aufgabe da ... Ich habe nie den Richtigen getroffen, vielleicht war ich auch zu anspruchsvoll. Wenn Ehe und Familie, dann perfekt ... Nach der Pensionierung war keine Aufgabe mehr da, wo ich meinen Perfektionismus anbringen konnte. Was habe ich gelitten, daß ich keinen Lebensinhalt mehr hatte! ... Eins hat die Krankheit ja auch Gutes, jetzt bin ich wieder gefordert!"
- Inhaltsklasse „Körper/Konstitution" (85jährige Patientin mit Vulva-Ca II): „Ich war schon schwach als Kind, die Mutter auch, und konnt' (auf dem Bauernhof) nicht so schaffen...Ich war viel krank...Ich hab viel schaffen müssen in mei'm Leben...Ich konnt' oft nicht mehr...Ich konnt' immer weniger schaffe, der Körper war verbraucht, der konnt' nicht mehr, der konnt' sich nicht mehr wehre', da ist dann der Krebs aufgebrochen."

Methodisch wird an diesen Beispielen deutlich, wie schwierig eine eindeutige Zuordnung zu den Inhaltsklassen sein kann und wie verwoben mit pathogenetischen Vorstellungen die Ätiologievorstellungen sind.

Therapie- und Bewältigungsvorstellungen

Betroffene hoffen eine subjektiv bedeutsame Krankheit auf der objektiven Ebene durch den externen medizinischen Experten, auf der subjektiven Ebene durch individuelle Copingstrategien zu bewältigen. Sie sind damit gleichzeitig behandeltes Objekt und handelndes Subjekt. Aus Patientinnensicht war die gynäkologisch-onkologische Therapie zwar notwendig, aber nicht hinreichend, um den „Krebs zu besiegen". Daher entwickelten alle Patientinnen in einem Such- und Bewertungsprozeß insgesamt 2.789 gültige bzw. verworfene Bewältigungsstrategien. Inhaltsanalytisch zu neun Klassen zusammengefaßt, ergab sich folgende Häufigkeitsverteilung für die bedeutsamste gültige Bewältigungsstrategie:

1. Hoffen auf social support	27%
2. Religiosität/Sinnsuche	14%
3. aktiv problemorientiertes Coping	13%
4. depressive Verarbeitung	11%
5. Vertrauen auf Ärzte/Medizin	11%
6. Selbstaufbau	9%
7. Vermeidungsverhalten	9%
8. (soziale) Vergleiche	4%
9. Bagatellisierung/Wunschdenken	2%

Hinreichender social support ist zumindest in der Akutphase die bedeutsamste und am häufigsten genannte Bewältigungshilfe. Unter social support wird Hilfe verstanden in Form von (Badura, 1981):

- emotionaler Unterstützung, z.B. Mitleiden, Trostspenden, Empathie
- kognitiver Strukturierung und (Um-)Bewertung von Kognitionen, z.B. durch verständliche Information, Änderung maladaptiver, besonders prognostischer Kognitionen
- instrumenteller Unterstützung, z.B. durch Entlastung bei der Hausarbeit, Krankengymnastik zur Lymphödemprophylaxe, Kurmaßnahmen, Austausch mit Gleichbetroffenen
- evaluativer Unterstützung, z.B. durch Wertschätzung der Kranken, ihrer Weiblichkeit und Sexualität trotz krankheits- und therapiebedingter Veränderungen

Die Quellen und Formen der Unterstützung sind spezifisch und nicht austauschbar an verschiedene Personen geknüpft: nur der (Ehe-)Partner kann der Patientin beweisen, daß sie weiterhin sexuell attraktiv für ihn ist, nur der Arzt kann medizinisch valide informieren, nur die Gleichbetroffene kann hinreichend empathisch sein.

Im Gegensatz zur Überzeugung, mit der sie ihre Ätiologievorstellungen vertraten, bezweifelten die Patientinnen zu ca. 70% die Adaptivität, die Verwirklichungschancen bzw. Effektivität ihrer Bewältigungsvorstellungen. Sie waren aus drei Gründen skeptisch bis mißtrauisch, ob sie damit tatsächlich die Krise „Krebs" bewältigen könnten:

- Nur mit, nicht ohne oder gar gegen die soziale Umwelt, besonders den (Ehe-) Partner, glaubten sie, die gedanklich entwickelten Strategien auch in (neue) Verhaltensweisen umsetzen zu können, erhielten aber häufig keine ermutigenden Antworten auf ihre meist vorsichtigen Anfragen in der Familie. Veränderungs impuls der Patientin und – meist bequemlichkeitsbedingte – Beharrungsimpulse der Familienangehörigen konkurrierten.

- Sie konnten zu 91% ihre Bewältigungsvorstellungen nicht ausreichend im Gespräch mit einem „Experten" überpüfen.
- „Krebs" als maximale, von bisherigen Belastungen kategorial verschiedene „Bewältigungsaufgabe" läßt lebensgeschichtlich bewährte Strategien insuffizient und unangemessen erscheinen. Externe Hilfe im Bewältigungsprozeß ergänzend zur medizinischen Therapie erwarten daher 78% – in erster Linie von (Ehe-)Partner und behandelndem Arzt (in Übereinstimmung mit Ziegler et al., 1984, und Weber, 1994).

Ärztlicher social support besteht damit aus der optimalen medizinischen Therapie und der Krisenintervention, die die Subjektive Krankheitstheorie bei der Entwicklung adaptiver Bewältigungsstrategien ergänzt.

Krisenintervention durch den behandelnden Gynäkologen – Vier Voraussetzungen einer erfolgreichen Intervention

Patientin- und situationsgerechte Krisenintervention durch den behandelnden Gynäkologen hat die folgenden, allgemein bekannten Erfolgsvoraussetzungen:

1. Der Gynäkologe sollte sich definieren als patientinorientierter Arzt, der sich auch für die Subjektsicht der Patientin, z.B. ihre Subjektive Krankheitstheorie, interessiert, und nicht als krankheitszentrierter Mediziner (Parsons, 1951).
2. Er sollte sich um ein Arbeitsbündnis mit der Patientin bemühen, in dem er zwei konträre Rollenaspekte gleichzeitig verwirklichen muß: den lösungssicheren medizinischen Experten und den empathischen Gesprächspartner, der zusammen mit der Patientin die Krise auf der Subjektseite zu bewältigen versucht, indem er respektiert, daß nur die Patientin Expertin für ihr Leben sein kann.

Folgende Verhaltensweisen konstituieren das Arbeitsbündnis und dessen Qualität:

- Der Aufklärungsprozeß orientiert sich am aktuellen Frage- und Verstehenshorizont der Patientin.
- Der Arzt läßt bedingungslos Fragen der Patientin zu und ermutigt sie zum Fragen.
- Er läßt bedingungs- und sanktionslos die Äußerung auch negativer Gefühle zu und ermutigt dazu; er geht bei intensiven Gefühlsäußerungen nicht aus dem Feld.
- Er hält im Umgang mit der Patientin den mitteleuropäischen Höflichkeitsstandard ein, klopft z.B. an, bevor er ins Zimmer tritt
- Er erklärt jede diagnostische und therapeutische Maßnahme nach Indikation, Durchführung und Termin und teilt die Ergebnisse ungefragt mit.
- Er ist organisatorisch zuverlässig und bemüht sich, das diagnostische und therapeutische Programm zeitökonomisch durchzuführen.

3. Der Gynäkologe sollte akzeptieren, daß, wie im somatischen Behandlungsbereich, auch im psychologischen guter Wille, Bemühen und Interesse notwendige, aber nicht hinreichende Voraussetzungen erfolgreicher Interventionen sind. Er sollte daher spezifisches Wissen und Kompetenz erwerben.

4. Er sollte eine Interventionsstrategie anwenden,
- deren positive Effekte empirisch hinreichend evaluiert sind
- die zeitlich und organisatorisch in die klinische Alltagsroutine zu integrieren ist
- die durch ein schrittweises Stufenprogramm den Prozeß und seine Interventionen auch für die Patientin strukturiert, transparent und nachvollziehbar macht und dem Arzt eine Handlungsabfolge vorgibt
- die von der Patientin akzeptiert wird und ihre Eigeninitiative und -verantwortung fordert und fördert
- die auch bei geringen theoretischen Vorkenntnissen effektives Arbeiten erlaubt
- die kein an psychisch Kranken entwickeltes und evaluiertes Psychotherapieverfahren ist, da malignomkranke Patientinnen nur in seltenen Fällen die Indikationskriterien solcher Verfahren erfüllen und sie nicht psychisch gestört sind, sondern ein akutes massives negatives Ereignis sie in eine Krise stürzte, die ihre Bewältigungsfähigkeiten aktuell überfordert (Beutel, 1993).

Diese Kriterien erfüllen die in der Psychiatrie und Klinischen Psychologie etablierten Modelle der Krisenintervention, von denen beispielhaft das Stufenmodell von Jacobson (1980) vorgestellt wird.

Sechs Schritte der Intervention

In den letzten drei Jahren fanden an der Universitäts-Frauenklinik Freiburg nach diesem Modell ca. 4.000 Kontakte mit rund 700 onkologischen Patientinnen aller Altersstufen, sozialen Schichten und Tumorlokalisationen statt mit einer durchschnittlichen Dauer von 8 1/2 Minuten im Anschluß an das 45minütige Erstgespräch. Die sechs Schritte dieses Interventionsmodells folgen in der Praxis nur selten unidirektional aufeinander, sondern zeigen je nach aktueller Befindlichkeit der Patientin eine individuelle Abfolge und inhaltliche Akzentsetzung.

1. Den Krisenanlaß verstehen:

In welche Belastungsbereiche kann die globale Belastung „Krebs" auf der individuellen und interindividuellen kognitiven, emotionalen und aktionalen Ebene differenziert werden, z.B. in die miserable subjektive Prognoseeinschätzung aufgrund der kollektiven Konnotationen, in die mit der Ätiologievorstellung verbundene Selbstbeschuldigung, in die Sorge um den kranken Ehemann, in die Angst vor der Narkose, Operation, „Verstümmelung" und bleibender posttherapeutischer Beeinträchtigung, in die Ohnmacht und Winzigkeit gegenüber dem übermächtigen Feind „Krebs"? Bereits im Aufnahmegespräch, auch bei noch ausstehender histologischer Sicherung, sollten die Belastungsbereiche und die subjektive Krankheitstheorie angesprochen und eine bedingungslose Fragemöglichkeit geschaffen und durchgehalten werden.

2. Eine gemeinsame Krisendefinition erarbeiten:

Wie könnte die Patientin ihre momentane Befindlichkeit für sich, ihre Angehörigen und den Arzt knapp formulieren und dabei neben der Belastungs- auch die Bewältigungsseite formelhaft fassen? Kennzeichen fast jeder Krisendefinition ist die Diskrepanz zwischen dem im ersten Schritt differenzierten Belastungsspektrum und den relativ geringen Bewältigungsmöglichkeiten. Die Formeln, z.B. „Es ist nur noch der Krebs da, ich bin ganz weg!“, „Ich bin nichts, der Krebs ist alles!“, „Ich wag' ihm noch nicht einmal einen Namen zu geben!“, „Ich bin erschlagen – bleibe ich es auch?“, können auch graphisch skizziert werden und fortlaufend den Veränderungsprozeß quantitativ rückmelden.

3. Gefühle dürfen und sollen ausgedrückt werden

4. Coping-Analyse:

Welcher Belastungsbereich könnte mit welcher Strategie bewältigt werden, welche Strategien haben sich anamnestisch bewährt und erscheinen aktuell adaptiv oder maladaptiv?

5. Modifikation bisheriger Bewältigungsstrategien und Suche nach neuen Lösungen:

Ein Ergebnis der vorangegangenen Coping-Analyse ist meist, daß angemessene Strategien fehlen. Angesichts der Vielfalt des zu Bewältigenden und des Ausmaßes der Bedrohung kann Bewältigung durchaus zunächst in dem Versuch bestehen, den Sinn des eigenen Lebens zu sichern bzw. zu rekonstruieren durch den Prozeß der Sinnverleihung für die Krankheit. Dieses Sinnkonzept scheint eine wichtige Komponente subjektiver Krankheitstheorien und unspezifische, aber zentrale Voraussetzung für den Bewältigungserfolg zu sein (Antonovsky, 1987; Filipp, 1990; Filipp et al., 1991; Meyer, 1992; Hein, 1995). Da bei fast allen Patientinnen die Frage nach dem Sinn ihres Lebens und der Krankheit präsent und überwiegend auch beantwortet ist (Schuth, 1993; Schuth et al., 1996), sollte der Arzt die Sinnfrage ansprechen und zusammen mit der Patientin zum Ausgangspunkt spezifischer Veränderungsvorhaben machen.

Ferner hat der Arzt als Bewältigungshelfer meist die Aufgabe, die Coping-Analyse mit der Patientin durchzugehen und neue Copingstrategien mitzuentwickeln. Hierzu stehen ihm etablierte psychologische Techniken zur Verfügung:

- den Feind definieren:

  Das Bedrohende kann nur bewältigt werden, wenn die Patientin es distanzierend von der eigenen Person abtrennt und objektivierend sich gegenüberstellt, z.B. durch eine individuelle Benennung. Dieser erste Transformationsschritt von hilflosem Ausgeliefertsein zu aktiver Bewältigung, von der Bewertung „Der Krebs hat mich!“ zu „Ich habe Krebs!“, kann aus magischer Furcht meist nur mit dem Arzt als mächtigem Verbündeten erfolgen.
- Rollenspiel und -tausch:

  Diese können der Patientin neue Bewertungen und Verhaltensweisen erschließen und ihr gleichzeitig die Eigenverantwortung für die Bewältigung und die Fragwürdigkeit externer „Ratschläge“ verdeutlichen.
- der Innere Beistand (Petzold, 1982):

  Welche Person erlebte die Patientin anamnestisch als zuverlässig und verständnisvoll, wem konnte sie vorbehaltlos vertrauen, bei wem sich effektiv Rat und Hilfe holen? Diese Person soll die Patientin sich plastisch vergegenwärtigen, die erinnerte Beziehungsqualität nacherleben und in einen Dialog treten. Dieser Innere Beistand kann auch hinführen zum Gottesbild der Patientin und ihrer Transzendenzerwartung.

– Coping-Shopping:
Der Arzt bietet seine Einfälle zur Bewältigung an unter dem Vorbehalt, daß er nicht in der Situation der Patientin ist. Selbstexploration, Gefühlsmitteilung und Entwicklung adaptiver Strategien werden besonders angeregt, wenn der Arzt zunächst die üblichen, von Familie und Personal gebrauchten Phrasen anführt: „Leben Sie bewußter!“, „Denken Sie positiv!“, „Sie müssen kämpfen!“, „Leben Sie weiter wie bisher!“, „Lassen Sie den Kopf nicht sinken!“, „Denken Sie nicht dran!“, „Lassen Sie sich nicht hängen!“. Meist wird der Patientin dadurch evident, daß nur sie selbst Strategien entwickeln und überprüfen kann.
– Zeitreise:
Welchen Personen, Situationen und Ereignissen möchte die Patientin kurz-, mittel- und langfristig nochmals begegnen, welchen nicht (mehr) bis zum nächsten Jahr, bis zum Lebensende, bis zum nächsten Chemotherapiezyklus? Wofür lohnt sich also die Therapie, die das Weiterleben ermöglicht und damit die Voraussetzung schafft, die Qualität des künftigen Lebens zu verbessern?
– Sinnverleihung für die Krankheit, (Re-)Konstruktion eines Lebenssinnes:
Beispielhaft für das Ergebnis der Sinnsuche für die Erkrankung seien die nach Häufigkeit geordneten, inhaltsanalytisch in Klassen zusammengefassten Antworten unserer Patientinnen genannt:

a) Neubewertung des eigenen Lebens/wertes/ziels	26%
b) Erfahrung der Gefährdung/Begrenztheit des Lebens und damit des Wertes des Lebens	18%
c) Ereignis fordert auf zu „bewußterem Leben“ (noch undifferenziert)	11%
d) Ereignis ist (noch unspezifische) Herausforderung, prospektiv die Lebensbilanz zu verbessern	9%
e) Ereignis ist gottgesandte (Glaubens-)Prüfung	8%
f) Ereignis fordert auf zu (verstärktem) prosozialem Verhalten inner- und/oder außerhalb der Familie	6%
g) Neu-Bewertung affiliativer Beziehungen inner- und/oder außerhalb der Familie	4%
h) Ereignis fordert auf zu (neuer) Sensibilität/Verständnis für Personen im sozialen Umfeld	3%
i) Da alles einen Sinn hat/haben muß, hat/muß auch die Krankheit einen noch zu entdeckenden Sinn haben	15%

– Gewinnung und Sicherung von social support:
Wer interessiert sich für das Erleben der Patientin, wer kann ihr kompetent in welchem Belastungsbereich helfen? Wer oder was hemmt sie, vorhandenen social support auch zu nutzen, z.B. Anschluß an eine Selbsthilfegruppe, (Re-)Aktivierung von Freundschaften und Hobbies.

6. Rückblick und Bilanz:
Spätestens im Abschlußgespräch sollte der Gynäkologe nachfragen, in welcher Grundstimmung die Patientin die Klinik verläßt, auf welche Ressourcen sie zurückgreifen kann und möchte, welche Veränderungsbarrieren sie in ihrer Person, ihrer sozialen Umwelt bzw. durch den Krankheitsverlauf antizipiert, vor allem aber, ob sie über qualitativ hinreichenden social support verfügt.

Im Vorstehenden mag manches unorthodox und mit den stereotypen ärztlichen Verhaltensmustern und professionellen Selbstdefinitionen unvereinbar erscheinen. In der Tat könnte die praktische Umsetzung das bisherige ärztliche Selbstverständnis und das professionelle Rollen- und Verhaltensrepertoire modifizieren, vielleicht zur größeren Zufriedenheit von Patientin und ihrem Gynäkologen.

Literatur

Antonovsky, A.: Unraveling the Mystery of Health. How People Manage Stress and Stay Well. San Francisco. Jossey-Bass, 1987.

Badura, B.: Zur sozialepidemiologischen Bedeutung sozialer Bindung und Unterstützung. In: Badura, B. (Hrsg.): Soziale Unterstützung und chronische Krankheit. Zum Stand sozialepidemiologischer Forschung. Frankfurt: Suhrkamp, 1981.- S. 13-38.

Beutel, M.: Bewältigungsprozesse bei chronischen Erkrankungen. 2. Aufl. Weinheim: Ed. Medizin, VCH, 1993.

Ciompi, L.: Krisentheorie heute – eine Übersicht. In: Schnyder, U., Sauvant, J.-D. (Hrsg.): Krisenintervention in der Psychiatrie. Bern u.a.: Huber, S. 13-25, 1993.

Curbow, B., Andrews, R. M., Burke, T. A.: Perceptions of the cancer patient: Causal explanations and personal attributions. Journal of Psychosocial Oncology, 4 (1986), S. 115-134.

Dornheim, J.: Kranksein im dörflichen Alltag. Soziokulturelle Aspekte des Umgangs mit Krebs. Tübingen: Tübinger Vereinigung für Volkskunde e.V., 1983.

Ferring, D., Filipp, S.-H., Klauer, T.: Korrelate der Überlebenszeit bei Krebspatienten: Ergebnisse einer follow-back-Studie. In: Heim, E., Perrez, M. (Hrsg.): Krankheitsverarbeitung. Jahrbuch der Medizinischen Psychologie 10. Göttingen: Hogrefe, 1994. S. 63-73.

Filipp, S. H.: Bewältigung schwerer körperlicher Erkrankungen: Möglichkeiten der theoretischen Rekonstruktion und Konzeptualisierung. In: Muthny, F. A. (Hg.): Krankheitsverarbeitung. Hintergrundtheorien, klinische Erfassung und empirische Ergebnisse. Berlin u.a.: Springer, 1990. S. 24-40.

Filipp, S. H., Klauer, T.: Subjective well-being in the face of critical life events: The case of successful copers. In: Strack, F., Argyle, M., Schwarz, N. (Hrsg.): Subjective well-being. Oxford: Pergamon Press, 1991. S. 231-234.

Heim, E.: Der Bewältigungsprozeß in Krise und Krisenintervention. In: Schnyder, U., Sauvant, J.-D. (Hrsg.): Krisenintervention in der Psychiatrie. Bern u.a.: Huber, S. 27-43, 1993.

Hein, A.: Subjektiver Sinn der Erkrankung bei Frauen mit gynäkologischem Malignom bzw. Mammakarzinom im Akutstadium. Psychol. Dipl.-Arbeit, Freiburg, 1995

Jacobson, G. F.: Crisis intervention in the 1980's. San Francisco: Jossey-Bass, 1980.

Lazarus, R. S., Launier, R.: Streßbezogene Transaktionen zwischen Personen und Umwelt. In: Nitsch, J.R. (Hrsg.): Streß. Bern: Huber, 1981.

Mayring, P.: Qualitative Inhaltsanalyse. Grundlagen und Techniken. Weinheim: Deutscher Studien-Verl., 1988

Meier, P.: Sinnsuche und Sinnfindung im Umfeld eines kritischen Lebensereignisses. Regensburg: Roederer, 1992.

Neumann, G.: Das Problem der Krebserkrankung in der Vorstellung der Bevölkerung. Stuttgart: Thieme, 1969.

Parsons, T.: Illness and the role of the physician: A sociologic perspective. American Journal of Orthopsychiatry, 21, S. 452-460, 1951

Petzold, H. G.: Krisenintervention. Gestalt-Bulletin IV, S. 1-3, 1982.

Schnyder, U.: Ambulante Krisenintervention. In: Schnyder, U., Sauvant, J.-D. (Hrsg.): Krisenintervention in der Psychiatrie. Bern u.a.: Huber, 1993. S. 55-74.

Schuth, W.: Subjektive Ätiologievorstellungen gynäkologischer Patientinnen. Eine Erkundungsstudie. Habilitationsschrift, Medizinische Fakultät, Universität Freiburg, 1993.

Schuth, W., Kopp, M., Pfleiderer, A.: „Hat mein Krebs einen Sinn?" Subjektiver Krankheitssinn und Krankheitsbewältigung. Archives of Gynecology and Obstetrics. 258 (1996) Suppl. 1, S. 97.

Verres, R.: Krebs und Angst. Subjektive Theorien von Laien über Entstehung, Vorsorge, Früherkennung, Behandlung und die psychosozialen Folgen von Krebserkrankungen. Springer, Berlin u.a., 1986.

Weber, H.: Effektivität von Bewältigung: Kriterien, Methoden, Urteile. In: Heim, E., Perrez, M. (Hrsg.): Krankheitsverarbeitung. Jahrbuch der Medizinischen Psychologie 10. Göttingen: Hogrefe, S. 49-62, 1994.

Ziegler, G., Pulwer, R., Koloczek, D.: Psychische Reaktionen und Krankheitsverarbeitung bei Tumorpatienten. Psychotherapie, Psychosomatik, Medizinische Psychologie, 34, S. 44-49, 1984.

Psychosomatische Therapie chronischer Unterbauchschmerzen

Realisierung psychosomatischer Medizin im ärztlichen Alltag

Dietmar Richter

Zusammenfassung

Am Beispiel des Krankheitsbildes *Pelipathie-Syndrom* (chronische Unterbauchschmerzen der Frau) werden die grundsätzlichen Probleme im Umgang mit psychosomatisch erkrankten, insbesondere mit chronischen Schmerzpatientinnen dargestellt.

Besonders schwierig kann bereits der Aufbau einer tragfähigen Arzt-Patientin-Beziehung sein als Grundvoraussetzung für eine kausale und erfolgreiche Therapie. Hierbei sind mehrere Einzelschritte notwendig.

Entscheidend für eine erfolgreiche Behandlung hat sich die sogenannte psychosomatische Umschaltung erwiesen. Darunter versteht man, daß Patientin und Arzt sich auf ein gemeinsames Krankheitsmodell einigen. Dieses Krankheitsmodell muß für die Patientin rational und emotional einfühlbar sein. Patientinnen mit chronischen Schmerzen haben oft ein fixiertes somatisches Schmerzkonzept. Sie haben den Verdacht, der Arzt hat etwas übersehen. Der Arzt andererseits hat den Verdacht, es könnte sich bei der chronischen Schmerzpatientin um unbewältigte Konflikte handeln. Diese beiden „Verdächtigungen" kollidieren miteinander. Man kann eine Patientin nur dann von ihrer fixierten Krankheitsvorstellung wegbringen, wenn man ihr sehr detailliert über ihr Krankheitsbild Auskunft gibt bzw. – entsprechend den Verständnismöglichkeiten der Patientin –, ein Krankheitsmodell anbietet. Dabei müssen wir uns fragen, welche Wege sind die Patientinnen bereit mitzugehen. Wir müssen der Patientin quasi „auf die Sprünge helfen" bzw. auf eine Art „Fährte" führen (Seemann 1997). Es hat sich als hilfreich herausgestellt, mit einfachen Erklärungsmodellen zu arbeiten, z.B. bei Schmerzpatienten: „Ihr Schmerz ist ein Protest Ihres Körpers" oder „Es handelt sich um eine Fehlsteuerung Ihres vegetativen Nervensystems" oder „Sie sind nicht chronisch krank, sondern Sie reagieren auf bestimmte Situationen mit einer Fehlsteuerung Ihres vegetativen Nervensystems. Die Fehlsteuerungen können Durchblutungsstörungen, Spannungen und Verkrampfungen einzelner Organsysteme zur Folge haben" – man sollte der Patientin gegenüber immer eine allgemeine körpernahe Erklärung abgeben.

Der Weg bis zur Einigung auf ein gemeinsames Krankheitsmodell bzw. bis zur psychosomatischen Umschaltung kann unter Umständen schwierig und langwierig sein. Bei der psychosomatischen Umschaltung vollziehen Arzt und Patientin den Übergang von einer somatischen Auffassung der Krankheit zu einer mehr psychologischen Sichtweise dieser Störung. Danach beginnt die eigentliche „psychotherapeutische Arbeit" ohne jede derartige Deklarierung. So geraten Arzt und Patientin in eine sich fortsetzende Gesprächssituation, die einem roten Faden folgend zu mehr Verständnis und Einsichtsfähigkeit in die zugrunde liegenden Probleme und Konflikte führen kann. Der behandelnde Arzt sollte in empathischer Weise das psychosoziale Leiden der Patientin annehmen und sich quasi innerlich davor „verneigen". Eine derartige empathische, verständnisvolle Grundhaltung des Arztes ist die Voraussetzung für von Patientinnen selbst vorgenommene Veränderungen und Lösungsansätze.
In dieser Behandlungsphase kann es – je nach Situation – sinnvoll sein, paar- und/oder familientherapeutisch orientiert zu arbeiten und/oder eine Pharmakotherapie vorübergehend einzusetzen.
Für eine regelrechte Psychotherapie sind solche Patientinnen primär nicht geeignet. Sie können aber durch eine solche psychosomatische Basistherapie auf eine spätere „klassische" Psychotherapie vorbereitet werden. Das vorzeitige Angebot einer Psychotherapie bzw. eine Überweisung zum Psychotherapeuten führt meist zum Behandlungsabbruch.
Das Krankheitsbild Pelipathie-Syndrom wird aus der Historie beleuchtet. Danach wird ein psychosomatisches Diagnostik- und Therapiekonzept in seinen einzelnen Schritten praxisnah erläutert. Die Ergebnisse einer auf 10 Jahre angelegten Untersuchung von Pelipathie-Syndrom-Patientinnen werden vorgestellt.
Anschließend wird nochmals auf einige Grundregeln einer effektiven Kommunikation im Umgang mit chronisch psychosomatischen Kranken eingegangen und auf häufige Fehler in der Arzt-Patientin-Beziehung fokussiert, die zum Behandlungsabbruch und/oder zu einem häufigen Arztwechsel und/oder falschen Behandlungszielen führen.

Einführung

Unterbauchschmerz-Patientinnen gehören zu den wirklichen Problempatientinnen in der gynäkologischen Sprechstunde. Zum einen ist bereits die diagnostische Abgrenzung schwierig, zum anderen bleiben therapeutische Maßnahmen häufig unbefriedigend oder gar erfolglos, weil nicht daran gedacht wird, daß chronische Unterbauchschmerzen ein psychosomatisches Leiden sein können. Auf Grund einer noch immer vorherrschenden überwiegend organmedizinisch ausgerichteten Denk- und Handlungsweise wird nach pathologisch-morphologischen Veränderungen gesucht, welche die geklagten Beschwerden erklären sollen. Der Umgang mit Unterbauchschmerz-Patientinnen wird vielfach von Gefühlen der Hilflosigkeit, der Frustration

oder der Ärgerlichkeit bestimmt. Das erklärt die häufig zu beobachtende aktiv operative Vorgehensweise von Gynäkologen, welche die Ursachen der Unterbauchschmerzen gleichsam „an der Wurzel" packen soll. So begleiten nach erfolglosen konservativen Behandlungsversuchen nicht selten zahlreiche Operationen, Laparoskopien als auch Laparotomien den Lebens- und Leidensweg dieser Frauen.
Im klinischen Alltag läßt sich häufig folgende Situation beobachten: Die Unterbauchschmerz-Patientin wird irgendwann im Verlaufe ihrer Krankheitsgeschichte in eine Klinik geschickt und dort laparoskopiert. Nun gibt es zwei Möglichkeiten:
Es finden sich bei der Laparoskopie tatsächlich irgendwelche morphologischen Veränderungen, wie z.B. Verwachsungen oder eine Endometriose. Der behandelnde Arzt reagiert erleichtert, da er etwas gefunden hat. Wenn auch diese Befunde häufig nur diskret sind, so werden sie doch als Ursache für die Unterbauchschmerzen betrachtet, und dies wird der Patientin gegenüber auch geäußert, z.B. könnte der behandelnde Arzt sagen, daß er Verwachsungen laparoskopisch beseitigt hat. Die Patientin reagiert erleichtert, glaubt sie doch, daß die Ursache ihrer Unterbauchschmerzen endlich gefunden worden sind. In der Tat läßt sich häufig eine Schmerzfreiheit für einige Wochen beobachten. Danach kommen jedoch die Schmerzen in den allermeisten Fällen wieder. Die Patientin ist enttäuscht und wechselt daraufhin den Arzt. Der operativ tätige Behandler ist vom Erfolg seiner Maßnahmen überzeugt und erfährt nicht, daß die Patientin aus Enttäuschung nicht mehr wiederkommt. Wir wissen, daß es sich bei der kurzzeitigen Schmerzfreiheit um einen psychologisch verstehbaren „Übertragungseffekt" handelt.
Es kann aber auch sein, daß bei der Laparoskopie „gar nichts gefunden wird" und jetzt der Arzt nach der Operation der Patientin gegenüber äußert, man habe nichts gefunden, ihre Schmerzen müssen „psychisch" bedingt sein. Die meisten Patientinnen reagieren auf eine solche Aussage ebenso oder noch mehr enttäuscht oder gar verärgert, sie fühlen sich nicht ernst genommen und brechen auch hier häufig den Arztkontakt ab. Da sie überzeugt sind, etwas „organisches" zu haben, suchen sie weitere Ärzte auf und finden mit großer Sicherheit irgendwann einen Kollegen, der sie doch operiert.

Von der Funktion des Schmerzes zum ganzheitlichen Ansatz

Um diesen Patientinnen wirklich helfen zu können, müssen wir also einen anderen Weg finden, der aus diesem Dilemma herausführt.
Dieser andere Weg besteht in einem von Anfang an ganzheitlich psychosomatischen Ansatz, in einer anderen Art des Umgangs mit diesen Patientinnen, was eingeübt, ja man könnte sagen, kontinuierlich trainiert werden muß, ähnlich einer operativen Ausbildung. Dieser umfassende psychosomatische Ansatz geht von folgender Überlegung aus, nämlich, *daß Schmerzen eine biologische, psychische und soziale Funktion haben können.* So ist der Schmerz einmal ein Warnzeichen, er kann aber auch Ausdruck von Kränkung und Verlust sein, oder Indikator eines Beziehungsproblems.

Da die meisten chronischen Unterbauchschmerz-Patientinnen ein fixiertes somatisches Schmerzkonzept haben mit dem Verdacht, daß der behandelnde Arzt die somatische Ursache bisher nicht gefunden hat, ist es von elementarer Bedeutung, der Patientin – entsprechend ihren Verständnismöglichkeiten – ein Krankheitsmodell anzubieten. Dabei sollten immer einfachste Erklärungsmodelle gewählt werden, z.B. könnte man der Patientin gegenüber äußern: „Ihr Schmerz ist ein Protest Ihres Körpers. Es handelt sich um eine Fehlsteuerung Ihres vegetativen Nervensystems. Sie sind nicht chronisch krank, sondern Sie reagieren auf bestimmte Situationen mit einer Fehlsteuerung Ihres vegetativen Nervensystems. Die Fehlsteuerungen können Durchblutungsstörungen, Spannungen und Verkrampfungen einzelner Organsysteme zur Folge haben, z.B. im Bereich des kleinen Beckens, und so zu Schmerzen führen."

Man kann auch der Patientin erklären, daß ihr Körper in irgendeiner Form protestiert, und daß man selbst irgendwo verantwortlich für den eigenen Körper und seine Störungen ist, die zwischen dem eigenen Ich und dem Körper entstanden sind. Der Schmerz ist ein Signal des Körpers, der mir etwas sagen will. Was braucht das vegetative oder unwillkürliche Nervensystem, daß es aufhört zu plagen?

Wir müssen uns fragen, welche Wege sind die Patientinnen bereit mitzugehen. Wir müssen der Patientin quasi auf die Sprünge helfen bzw. auf eine Art Fährte führen. Hierbei kann es hilfreich sein, nach dem Gegensatz zu suchen, wie etwa:

„Wo haben Sie einen eigenen Bereich, in den Sie sich zurückziehen können? Ihre Schmerzen verlangen das. In welcher Lebenssituation sind Sie immer ohne Schmerzen? Wenn Sie sich etwas wünschen dürften, was würden Sie sich wünschen?"

Der Arzt sollte eine Art Fenster öffnen, in eine Art Richtung, wo es der Patientin gut geht, z.B. sie aufschreiben lassen, was ihr guttut.

Diese ganzheitlich psychosomatische Vorgehensweise haben wir wiederholt detailliert beschrieben (Richter 1993).

Klinische Studien

Mit dem von uns entwickelten psychosomatischen Diagnostik- und Therapiekonzept, welches die psychosomatische Umschaltung im Rahmen eines kurzzeitigen stationären Aufenthaltes im Anschluß an die Durchführung einer Laparoskopie vornimmt, haben wir systematisch seit 1981 behandelt.

In einer klinischen Studie haben wir versucht, alle Patientinnen, die in einem Zehnjahreszeitraum von 1982 bis 1992 mit diesem psychosomatisch orientierten Therapiekonzept behandelt wurden, nachzuuntersuchen, wobei uns natürlich in erster Linie interessierte, zu erfahren, ob und wie sich die chronischen Unterbauchbeschwerden verändert haben.

In diesem Zeitraum führten wir 646 diagnostische Laparoskopien durch, wobei in über 20% dieser Fälle die Laparoskopie wegen Verdachtsdiagnose auf Pelipathie-Syndrom durchgeführt wurde, d.h. also bei mehr als jeder 5. Patientin.

Aufgrund des Laparoskopiebefundes und des psychosomatischen Befundes wurde schließlich bei 108 Patientinnen (entsprechend 16,7%) die Diagnose Pelipathie-Syndrom gestellt.
Wie kamen wir zur Diagnose Pelipathie-Syndrom? In jedem Fall wurde eine Chlamydieninfektion ausgeschlossen durch Mehrfachabstriche auch aus den Tubenostien. Es mußte ein eindeutiger psychosomatischer Befund vorhanden sein. Was die Laparoskopie anbetraf, fanden wir entweder einen unauffälligen Befund oder es konnten lediglich straffe Sacrouterinligamente vorliegen, oder es fanden sich in der Tat noch andere morphologische Veränderungen, die wir aber nicht als ursächlich für die Unterbauchschmerzen gewertet haben (Tabelle 1).

Diagnose Pelipathie-Syndrom

1. **Laparoskopie: unauffälliger Befund**
   Clamydieninfektion ausgeschlossen
   eindeutiger psychosomatischer Befund
2. **Laparoskopie: lediglich straffe Sacrouterinlingamente**
   Clamydieninfektion ausgeschlossen
   eindeutiger psychosomatischer Befund
3. **Laparoskopie: Morphologische Veränderungen**
   Clamydieninfektion ausgeschlossen
   eindeutiger psychosomatischer Befund

Tabelle 1

In fast 2/3 der Fälle fand sich bei der Laparoskopie ein unauffälliger Genitalsitus oder es zeigten sich die von uns pathognomonisch angesehenen straffen Sacrouterinligamente.
In abnehmender Häufigkeit fanden sich Adhäsionen, gefäßinjizierte Adnexe, ohne daß eine Adnexitis vorlag, ein Uterus myomatosus, eine diskrete Endometriose, Peritonealveränderungen im Sinne eines Allen-Masters-Syndroms oder einer Varikosis pelvina.
Was den *gynäkologischen Tastbefund* anbetraf, so fand sich bei über 80% der Patientinnen doch ein z.T. deutlicher Druckschmerz im kleinen Becken.

Gibt es bestimmte Konflikte bei Unterbauchschmerz-Patientinnen?

Bei mehr als 2/3 der Patientinnen fand sich bei der tiefenpsychologisch angelegten Diagnostik ein chronischer Partnerkonflikt. In 7,4% der Fälle waren Trennungs- und Verlustsituationen dem Auftreten der Unterbauchschmerzen vorausgegangen. Bei etwa jeder 4. Patientin lag ein Überforderungssyndrom vor. (Tabelle 2)

Konfliktbereich I – Partnerbeziehung

Die depressiv strukturierten Unterbauchschmerz-Patientinnen suchen in der Partnerbeziehung vorrangig Wärme und Geborgenheit. Sie nehmen eigene erotisch-

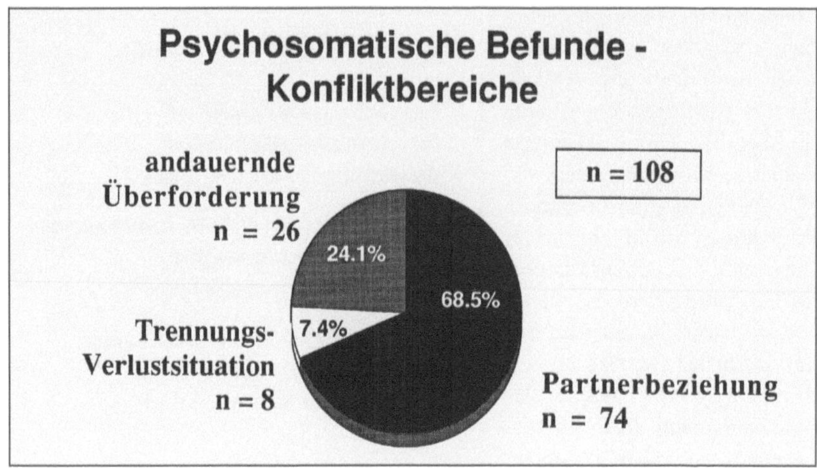

Tabelle 2

sexuelle Wünsche kaum wahr. Sie fühlen sich nicht selten vom Partner als Sexualobjekt „mißbraucht", oder es kommt ihnen – in überwertiger Weise – darauf an, Mutter eines Kindes zu werden, um es in einer ursprünglichen und naturhaften Mütterlichkeit aufziehen zu können. Sie sind zwar Mütter, aber gewissermaßen ohne Mann. Es handelt sich fast nur um eine Zweierbeziehung zwischen Mutter und Kind. Der Mann spielt im wesentlichen die Rolle des Erzeugers und Ernährers. Das physiologische Verlangen nach genitaler Lust mag zwar in gewisser Weise wahrgenommen werden, die Sexualität bleibt aber unbewußt auf die Erzeugung menschlichen Lebens gerichtet oder wird lediglich als Erfüllung der Wünsche des Partners betrachtet. Dies erklärt, daß wir bei diesen Frauen dann, wenn die Schwangerschaft eingetreten ist, eine Abwehr sexueller Impulse finden mit Nachlassen der Libido. Sexualität ist nicht mehr nötig, da die Zeugung vollzogen ist. Der Partner fühlt sich mehr und mehr ausgesperrt aus der symbiotischen Beziehung, die sich zwischen Mutter und Kind entwickelt. Das Nachlassen des sexuellen Interesses hält auch über die Geburt hinaus an, wenn die gewünschte Kinderzahl erreicht ist. Nach Auftreten der ersten sexuellen Schwierigkeiten kommt es dann – nach einem gewissen zeitlichen Intervall – zum Beginn der Unterbauchschmerzen.

Konfliktbereich II – Verlustsituationen

Aufgrund der überwiegend depressiven Persönlichkeitsstruktur leben die betroffenen Frauen in einer ständigen, meist unbewußten Verlustangst. So können z.B. Trennung oder Scheidung von einem Partner oder der Verlust überwertig erlebter sozialer Bezüge, wie z.B. Aufgabe oder Kündigung des Arbeitsplatzes, zum Auftreten von Unterbauchschmerzen führen.

Konfliktbereich III – Überforderung, ungenügende Abgrenzung

Die Pelipathie-Patientin als überwiegend depressiv strukturierte Frau lebt ein echohaftes, nur zurückspiegelndes Leben. Sie hat nicht gelernt, ihr eigenes Ich dessen Wünschen und Bedürfnissen entsprechend zu entwickeln.
Sie bleibt daher abhängig von anderen Menschen. Die Bezugspersonen und die Umwelt werden nicht selten idealisiert, verharmlost, deren Schwächen entschuldigt, damit man sie unbeschadet „weiterlieben" kann. Um dieses Ziel zu erreichen, werden „altruistische Tugenden" entwickelt, wie Bescheidenheit, Verzichtbereitschaft, Aufopferung, Selbstlosigkeit, Friedfertigkeit. Bei noch weitergehenden jetzt deutlich neurotischen Tendenzen finden sich dann Eigenschaften, wie überwertige Bescheidenheit, Überanpassung, Unterordnung bis zur Gefügigkeit, bis zu masochistischen hörigen Handlungen.
So kommen diese Frauen leicht in Gefahr, ausgenutzt zu werden – bis zur Grenze ihrer Anpassungsfähigkeit. Was darüber hinausgeht, führt zur Symptombildung, da sie sich nicht adäquat wehren können. Sie erleben ihre Umwelt stets fordernd und glauben, diese Forderungen erfüllen zu können.

Nachuntersuchung

Von unseren 108 Patientinnen konnten 84 in die Nachuntersuchung einbezogen werden. Aufnahmekriterium war ein mindestens einjähriger Abstand zum Behandlungsbeginn. (Tabelle 3)
Die sozio-demographischen Daten ergaben hinsichtlich der Altersverteilung, daß das Pelipathie-Syndrom eine Erkrankung des mittleren Lebensalters darstellt mit einem Durchschnittsalter von 30,5 Jahren.
Mehr als 2/3 aller Patientinnen waren bereits von 2 oder mehr Ärzten vorbehandelt worden.

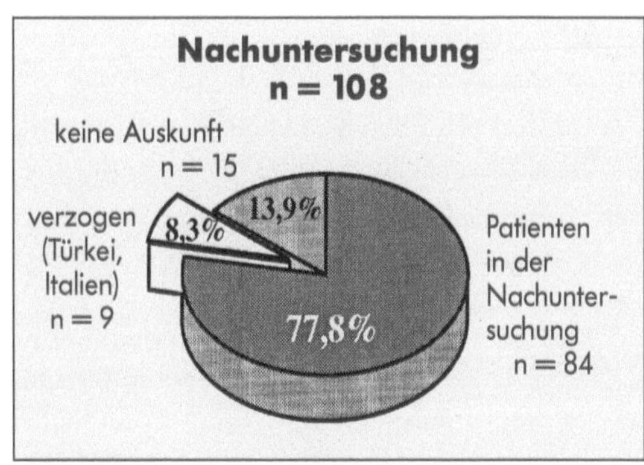

Tabelle 3

Behandlungsergebnisse

Betrachten wir den Verlauf der Unterbauchschmerzen in Abhängigkeit von der durchgeführten Therapie, so zeigt sich eindrücklich, daß nur durch eine längerfristig angelegte psychosomatische Therapie ein Verschwinden oder ein deutliches Schwächerwerden der Unterbauchschmerzen zu erzielen war, wobei diese Behandlung, ob als Einzel- oder Paarbehandlung, zu großen Teilen verhaltenstherapeutisch orientiert war.

Operationen wie wiederholte Laparoskopien, Laparotomien mit Teilentfernungen der Adnexe oder gar Hysterektomien zeigten keinerlei Effekt. Interessant ist noch die Beobachtung, daß eine gute Physiotherapie vorübergehend oder immer wieder zu einer deutlichen Besserung der Beschwerden führen kann. Dies kann man sich auch gut erklären. Für einen depressiv gundstrukturierten Menschen bedeutet der Körperkontakt durch den Physiotherapeuten eine intensive Form der Zuwendung.

Die typische „Pelipathie-Syndrom-Patientin" ist etwa 30 Jahre alt. Sie ist verheiratet oder lebt in fester Beziehung. Sie hat 2 Kinder. Sie ist überwiegend nur Hausfrau, dann aber oft mit zusätzlichen Belastungen. Sie ist bereits von 2-4 Ärzten erfolglos vorbehandelt worden.

Chronifizierte psychosomatische Krankheitsbilder in der Gynäkologie wie das Pelipathie-Syndrom, chronische Miktionsstörungen, chronischer Fluor und/oder Pruritus sind schwer zu behandeln, weil nicht ganzheitlich therapiert wird bzw. Grundregeln einer effektiven Kommunikation in der psychosomatischen Grundversorgung nicht beachtet werden.

Grundregeln effektiver Kommunikation in der psychosomatischen Grundversorgung

a) Behutsamer aber stetiger Aufbau einer tragfähigen Arzt-Patientin-Beziehung als Grundvoraussetzung für eine kausale Therapie.

b) Das individuelle Setting in der jeweiligen fachspezifischen Sprechstunde verzichtet auf jegliche psychotherapeutische Etikettierung (Grundhaltung: Fachkompetenz und loyale Neugier).

c) Psychosomatische Umschaltung – Die Patientin bestimmt mit ihrer Abwehrstruktur den Zeitpunkt für den Übergang von der organischen zur psychosomatischen Sichtweise ihrer Krankheit.

d) Ohne plausibles Krankheitsmodell keine Aufgabe der „organisch fixierten" Diagnosevorstellung seitens der Patientin.

e) Eigentliche therapeutische Phase
Angebot von Kooperation bei der Lösung von Problemen. Gleichberechtigtes Nebeneinander von verschiedenen Therapiestrategien (schablonenhaftes Methodendenken ist unsinnig – Motto: was hilft ist richtig)
Tiefenpsychologische Intervention, verhaltenstherapeutische Intervention, Psychopharmaka, Weitervermittlung (ambulant, stationär)
Vorbereitung für spätere intensive Psychotherapie

Häufige Fehler in der Arzt-Patientin-Beziehung, die zum Behandlungsabbruch und/oder zu einem häufigen Arztwechsel und/oder zu falschen Behandlungszielen führen

a) Erwartung und Auftrag der Patientin (ihre Diagnose- und Therapievorstellung) werden nicht erkannt und berücksichtigt.

b) Unkenntnis über psychosomatische Zusammenhänge führt zum Festhalten an „schulmedizinisch" erworbenem Wissen und einseitigen „organmedizinischen" Therapien. Die Erfolglosigkeit der ärztlichen Bemühungen führt zu Gefühlen der Frustration, Hilflosigkeit, Ärgerlichkeit und zu weiteren polypragmatischen oder auch radikalen (operativen) Therapieversuchen.

c) Zu rasche Psychologisierung (die Patientin hat noch kein Psychogenieverständnis).

Literatur

Anselmino KJ (1951) Die neurovegetativ bedingten Störungen im kleinen Becken der Frau. Arch Gynäkol 180: 202

Artner J (1982) Funktionelle Unterleibsschmerzen der Frau. Med. Klinik 77: 683

Carol W, Müller LW (1964) Der akut entzündliche Adnexprozess, seine Differentialdiagnose und Therapie. Dtsch Gesundh Wes 19: 854

Condrau G (1969) Psychosomatik der Frauenheilkunde. 2. Aufl. Huber, Bern

Cotte G, Dechaume J (1931) Les plexalgies hypogastriques. Documents histopathologiques considerations pathogeniques. Presse med 39: 373

Cremerius J (1957) Freuds Konzept über die Entstehung psychogener Körpersymptome. Psychc 11: 125

Douglas CP (1972) Pelvic pain. Psychosomatic medicine in obstetrics and gynaecology, 3rd Int. Congr. London 1971. Karger, Basel, 457-459

Duncan C, Howard C, Taylor HC (1952) Psychosomatic study of pelvic congestion. Am J Obstet Gynaecol 64: 1

Fahrländer H (1973) Das Problem der Unterleibsschmerzen aus der Sicht der Gastroenterologen. Gynäkologe 6: 134-137

Gauss CJ (1949) Eine häufig vorkommende mehrfach beschriebene meist verkannte und oft operativ umsonst angegangene Erkrankung: die Pelipathia vegetativa. Dtsch Med Wochenschr 74: 1288

Labhardt F (1973) Gynäkologische Schmerzzustände in psychosomatischer Sicht. Gynäkologe 6: 145-149

Molinski H (1971) Psychosomatische Symptome in der Gynäkologie und deren Pathogenese. Geburtsh Frauenheilkd 31: 9

Molinski H (1982) Unterleibsschmerzen ohne Organbefund und eine Bemerkung zum pseudoinfektiösen Syndrom der Scheide. Gynäkologe 15: 207

Molinski H, Rechenberger J, Richter D (l979) Psychosomatik in der Sprechstunde des niedergelassenen Arztes – eine Utopie? Dtsch Ärztebl 76: 3307

Nijs P, Renaer M (1981) Psychological aspects of the pain experience. In: Ranaer M (ed) Chronic pelvic pain in women. Springer, Berlin Heidelberg New York
Nijs P (1985) Unterleibsschmerzen ohne Organbefund sind Klagen/Anklagen bei psychosozialen, beruflichen, familiären oder sexuellen Schwierigkeiten. Gyne 6: 12
Prill HJ (1955) Organneurose und Konstitution bei chronisch-funktionellen Unterleibsbeschwerden der Frau. Psvchother Med Psvchol 5: 5
Prill HJ (1964) Psychosomatische Gynäkologie. Urban & Schwarzenberg, München
Prill HJ (1964) Therapie der Pelipathia vegetativa in ätiologisch-diagnostischer Sicht. Internist prax 4: 588-591
Reiter RC, Gambone IC (1989) Demographic and historical variables in women with idiopathic chronic pelvic pain. Obstet Gynaecol 75: 428
Reiter RC, Gambone IC (1991) Nongynaecologic somatic pathology in women with chronic pelvic pain and negative laparoskopy. I Repro Med 36: 253
Reiter RC (1996) Chronischer Beckenschmerz. In: Beller FK (Hg) Der chronische Schmerz im kleinen Becken. pro Service Verlag, Hofstetten
Renaer M (1973) Gynakologische Schmerzursachen. Gynäkologe 6: 94-118
Richter D (1979) Diagnostik und Psychodynamik beim Pelipathie-Syndrom. (Vortrag beim l. Seminar der Univ-Frauenklinik Düsseldorf über Psychosomatik in der Gynäkologie)
Richter D (1979) Psychoanalytic differential diagnosis of the different neurotic disturbances in patients with pelvic pain and adnexitis. In: Carenza L, Zichella L (eds) Emotion and Reproduction. Academic Press, London
Richter D (1979) Psychosomatische Differentialdiagnose des Pelipathie-Syndroms und der Adnexitis. In: Oeter K, Wilken M (Hrsg) Frau und Medizin. Hippokrates, Stuttgart
Richter D (1986) Pelipathie-Syndrom. In: Uexküll T von (Hrsg) Psychosomatische Medizin, Urban & Schwarzenberg, München. 52.1.6
Richter D (1993) Polipathie Syndrom. In Petersen P, Fervers-Schorre B, Schwerdtfeger J (Hrsg.) Psychosomatische Geburtshilfe und Gynäkologie 1992/93. Springer, Berlin Heidelberg New York 146-156
Richter D (1995) Unterbauchschmerzen. In: Uexküll T von (Hrsg) Psychosomatische Medizin. Urban & Schwarzenberg, München 76.1.4.
Sinclair W (1972) Chronic pelvic pain in young women. Psychosomatic medicine in obstetrics and gy naecology, 3rd Int. Congr. London 1971. Karger, Basel pp 457-459
Strunk C (1978) Die Pelvipathie. Therapiewoche 28: 9538
Young J (1951) Die neurovegetativ bedingten Störungen im kleinen Becken der Frau. Arch Gynäkol 180: 197
Taylor HC (1951) Die neurovegetativ bedingten Störungen im kleinen Becken der Frau. Arch Gynäkol 180: 181

Anspruch und Wirklichkeit in der frauenärztlichen Praxis

Dietrich Noelle

Anspruch und Wirklichkeit einer frauenärztlichen Praxis darzustellen und dies sowohl praktisch wie auch theoretisch einfach und komplex zu untermauern, ist ein sehr hoher Anspruch. Zur Einstimmung möchte ich aus der Dramaturgie eines normalen Praxisablaufs in Überschriften Leistungen und Fehlleistungen skizzieren und im Prozeß deutlich machen, warum sich diese Arbeit auch nach zwanzigjähriger Praxis immer wieder lohnt.

Aus der täglichen Praxis könnte das Drehbuch heißen:

Die alltäglichen Begegnungen mit dem Untertitel: Leistungen und Fehlleistungen
Wer hat welchen Anspruch?
Was ist die „Wirklichkeit"?
Was wird offen angesprochen?
Was ist Anspruch bzw. Wirklichkeit auf der heimlichen oder gedeckten Ebene?

Regieanweisung nach M. Balint: *Fünf Minuten pro Patient:*

1. „Schicken Sie mich auch in die Uniklinik zum Ultraschall?"
2. „Könnten Sie mir noch die Jod-Tabletten aufschreiben?"
3. „Darf ich meinen Mann mitbringen?", fragt eine Schwangere und: „er will das Geschlecht wissen, ich aber nicht."
4. Chipkarte vergessen – ich schreibe ein Privatrezept.
5. Die Arzthelferin sagt zum zweiten Mal, ob ich nicht ein wenig schneller machen könne.
6. Eine Patientin, welche länger warten mußte, erinnert daran, daß ich das Kinderspielzeug reparieren lassen solle! Die Zweit-Gravida leidet unter vermehrter Migräne in der Schwangerschaft.
7. Gleichzeitig ißt und krümelt ihr zweijähriges Töchterchen mit einer Brezel und macht sich auf ihrem Sitz breit.
8. Ich erinnere mich, daß ich auf eine Frage bei der letzten Patientin nicht eingegangen bin und ein Rezept vergessen habe. Ich brauche eine Pause: Tee!
9. Eine Patientin mit wiederholt unklarem Befund bittet mich, dem tieferen Grund nachzugehen. Das Wartezimmer ist voll!

Kleinigkeiten könnte man denken, jedoch die Summe macht es, und wie nun damit umgehen?

Theoretischer Exkurs

Nach diesen praktischen Überschriften möchte ich die Aufmerksamkeit auf einen theoretischen Hintergrund lenken, der mir für die Entwicklung in unserem Fach von großer Bedeutung zu sein scheint und im Wechsel Theorie und Praxis miteinander verbindet.

Ein Blick auf „Entwicklung" in Geburtshilfe und Gynäkologie – Historischer Überblick

Entwicklungen verlaufen nicht immer geradlinig, und in den *beiden Fächern* Geburtshilfe und Gynäkologie nicht immer parallel. Entwicklung verläuft hier eher als ein auseinanderstrebender Prozeß. Entwicklung in der Gynäkologie ist sehr stark mit der akademischen Entwicklung verknüpft und diese wiederum mit der *gesellschaftlichen Frauenrolle.*

Die Entwicklung in der Geburtshilfe hingegen ist sehr stark mit den *gesellschaftlichen Bedürfnissen nach Reproduktion* verbunden.

Die Klammer dieser beiden Entwicklungen ist die *Wertung der genitalen Sexualität im Sinne der Entmischung von Lust und Reproduktion.*

Mit der Wende zum 20. Jahrhundert gab es in der Geburtshilfe und Gynäkologie eine rasante Entwicklung der Infektionslehre, Operationstechnik, der Endokrinologie, der Onkologie und auch in der psychosomatischen Medizin. Die Säuglingssterblichkeit nahm ab.

Dieser Zeitraum – vor dem gesellschaftlichen Hintergrund – ist charakterisiert durch die

- *Neudefinition der Frauenrolle*
- *die Freiheit zur gezielten Antikonzeption*
- *die Entwicklung eines ideologischen Bewußtseins hinsichtlich Schwangerschaft und Weiblichkeit.*

Anspruch an den/die Frauenarzt/ärztin

Der Anspruch an den/die Frauenarzt/ärztin ist nun, daß der einzelne die Aufgabe hat, für sich persönlich entweder diese Entwicklung als *aufklärerisch, demokratisch und autonom* zu bejahen oder in verschiedenem Maße den Idealen der Jahrhundertwende nachzutrauern.

Die kommende Jahrhundertwende erscheint mir charakterisiert durch das Heranreifen einer neuen Konstellation: nämlich die *bewußtseins- und symptombildende Kraft der soziogenen verinnerlichten Ansprüche und Wirklichkeiten.*

Selbstdefinition des/der Frauenarztes/ärztin

So habe ich als Frauenarzt/ärztin in meiner Selbstdefinition die Frage zu beantworten: Wie verstehe ich mich als Frauenarzt, salopp gesprochen als Uteruspalpateur oder als Eheingenieur, als Spezialist? Oder bin ich der Hausarzt der Frau?

Die Laienöffentlichkeit und ihre Ansprüche

Aus der Sicht der Laienöffentlichkeit bzw. der Patientinnen soll
- *die Frau kein Karzinom bekommen,*
- *sie ein gesundes Kind haben*
- *oder frei bestimmen dürfen, keine Kinder zu bekommen.*
- *Die klimakterischen Beschwerden sollen ferngehalten werden (einschließlich der Osteoporose)*
- *Auch erwartet der Laie eine dezidierte Ehe- und Sexualberatung.*
- *Der Gynäkologe sollte vorurteilsfrei alles – ohne persönliche Grenzen – von der Patientin anhören und sollte im Grunde ein passiver Spiegel sein.*

Diese Ansprüche sind so nicht zu erfüllen, denn sie eliminieren die Person des Arztes, aber letztlich auch die der Patientin.

Bild 1: Außen und Innen

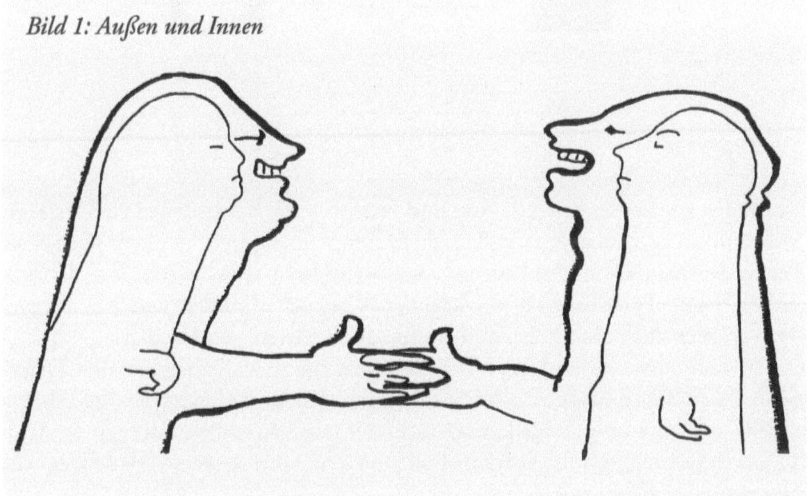

An diesem Bild läßt sich verdeutlichen, daß es oft ein „so als ob", ein formal äußerliches Phänomen gibt, welches nicht immer mit dem inneren Bild von mir oder meinem Gegenüber in Wirklichkeit übereinstimmt. Gleichzeitig habe ich oft ein „Gefühl" oder so eine „Ahnung", was hinter dem Symptomangebot liegt. Diesem Bild oder der Intuition zu vertrauen, ist eine Aufgabe der Diagnostik und eine weitere Kunst, dies zu einer gemeinsamen Wirklichkeit werden zu lassen.

Denn auch die Patientin versteht sich im ersten Durchgang der Kommunikation als

- ein Angebot der Phänomene,
- manchmal auch gesellschaftlich familiär, als Rolle, aber zunächst noch ganz abgeschoben auf den organischen Aspekt.

Die Aufgabe wird es sein, das „Äußere" und „Innere" von mir und meinem Gegenüber unter Berücksichtigung der geschichtlichen Entwicklung zu verstehen und anzusprechen bzw. zu respektieren und daraus Beziehung werden zu lassen.

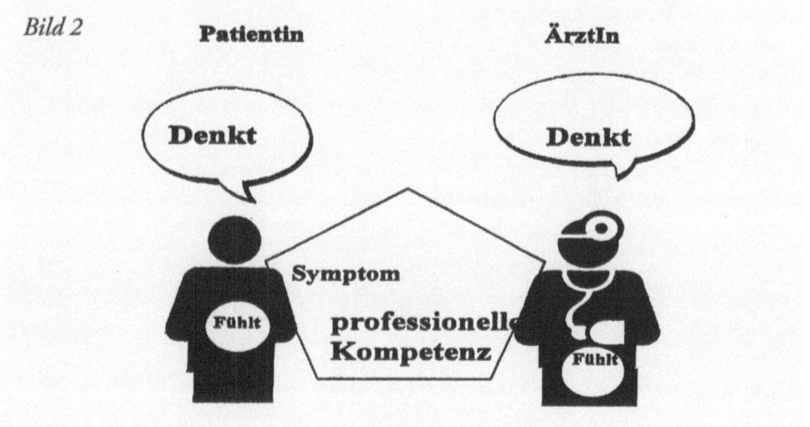

Bild 2

Die Prämisse

Im Modell gesehen stehen sich Arzt und Patientin mit Erwartungen an Verstehen und Handeln gegenüber auf der Basis eines Symptomangebots, meistens auch eines Therapieauftrags seitens der Patientin. Auf der anderen Seite befindet sich der Arzt als Träger und Praktikant objektivierender Wissenschaftlichkeit und Kompetenz. Dazu gehören auch das Fühlen und das subjektive Denken eines jeden.

Das Neue in unserem Jahrhundert ist die Beobachtung, daß Diagnose und Therapie in einem hohen Maße Aspekte von Beziehung sind. Beziehung als Krankheitsursache und Beziehung als Heilungschance. Wir sprechen sehr geläufig von der Arzt-Patient-Beziehung und machen uns hoffentlich in zunehmendem Maße klar, was oder wer dabei aufeinander bezogen ist.

Die Metapher von v. Uexküll, welcher Beziehung mit einer Baumsäge vergleicht, scheint mir das Verständnis von Beziehung in Aktion gut wiederzugeben.

Stellen Sie sich ein Paar vor beim Sägen, bei dem die Partnerin in einer depressiven Phase der Verarbeitung eines Mammakarzinoms ist. Die Psychodynamik des Sägens

Bild 3: Beziehung beim Sägen

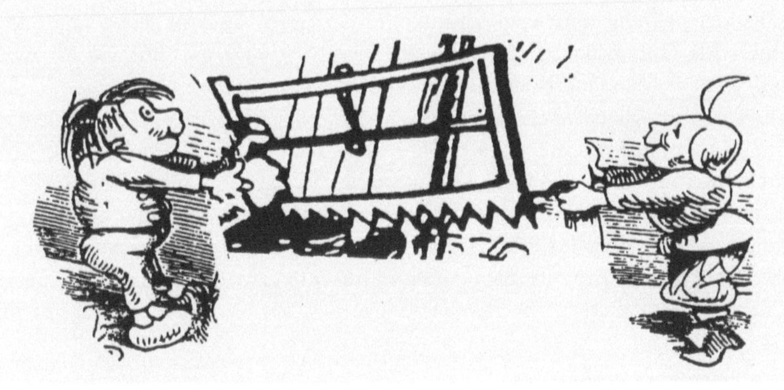

wird einen anderen Verlauf nehmen, als wenn zwei gesunde Personen oder übermütige, wie Max und Moritz, miteinander sägen im Wechselspiel der Kräfte.

Dreieck Arzt -Patientin und deren Biographie

Die Psychosomatische Medizin nun ist angesiedelt in dem Dreieck der Beziehung von Arzt-Patient sowie deren Biographie. Jeder kann jeden kränken, und jeder kann jeden heilen. Dieses globale „Jeder" wird in der Heilkunde systematisiert und objektiviert. Die psychosomatische Medizin objektiviert und systematisiert Beziehungen als Ursache von Krankheiten und als Therapie.

Beispiel 1: „Überweisen Sie mich auch in die Uniklinik zum Ultraschall?"
Was war los? Die Patientin mit ihrem Recht auf Autonomie der freien Arztwahl stellt eine Bitte an mich, sie an die Uniklinik zu überweisen. Mein Inneres meldet sich: Hatte ich als Gynäkologe mit meinem Engagement, hatte ich mich als Person noch nicht genug um sie gekümmert? Kränkte sie doch meine Eitelkeit, daß ich ihr nicht genüge, da muß also noch der große Bruder Uni-Frauenklinik herhalten.
Nach Zurückstellen meiner persönlichen Gekränktheit wurde deutlich, daß die Sorge um ein gesundes Kind sie antrieb. Sie wollte noch mehr Kontrolle haben. Die Hyperemesis dauerte nun schon bis in die 24. Woche. Sie hatte so hohe Ansprüche an sich in der Rolle als ideale Mutter. Das darunterliegende Bedürfnis, selbst Ansprüche für sich zu stellen, war weit in den Hintergrund getreten und ihr nur schwer zugänglich. Ein Aushandeln von oberflächlichem Agitieren, Berücksichtigung ihrer eigenen Bedürfnisse und auch die Grenzen der Anspruchshaltung zu verstehen und zu konfrontieren, dies war meine Aufgabe.

Beispiel 2: Die Arzthelferin sagt zum zweiten Mal, ob ich nicht ein wenig schneller machen könne? Eine Patientin, welche länger warten mußte, erinnert daran, daß ich das Kinderspielzeug reparieren lassen solle! Die Zweit-Gravida leidet unter vermehrter Migräne in der Schwangerschaft. Gleichzeitig ißt und krümelt ihr zweijähriges Töchterchen mit einer Brezel, und macht sich auf ihrem Sitz breit.
Ich bin irritiert, gleich zweimal seitens der Arzthelferin und seitens der Patientin, spüre den Druck von außen und von innen den Unmut (ich denke „Die Anspruchsziege meckert" und habe das Bild, vielleicht habe ich dieser „Vatertochter" mit ihren Idealansprüchen an Papa nicht gerecht werden können und sie nicht bevorzugt und dann macht sie mir Ärger und dann hat sie formal gesehen auch noch recht.) Und die nächste Anspruchspatientin mit ihren zwei Jahren krümelt in meinem Zimmer.

Eine Verstrickung auf mehreren Ebenen

1. Umgang mit Konflikten im Team

In der Teambesprechung wurde dann deutlich, daß hier ein verschobener Ärger auftauchte, die Arzthelferin hatte die Patientin länger warten lassen und gab den Druck an mich weiter. Wir überlegten, wie sie besser mit gemachten Fehlern umgehen könne. Dieses Ansprechen von Umgang mit Schuld und Verantwortung belebte unser Team. Bereichernd war die Suche bei der Frage des Vergessens. Der Arzthelferin wurde hierbei deutlich, daß sie ihrem inneren Gefühl einer anspruchsvollen Patientin nur indirekt durch Vergessen begegnen konnte.

2. Beziehungen des Arztes

Meine Beziehungen bestanden zum einen als Arzt mit der Patientin und zum anderen als Chef mit meinen Angestellten. Doppelten Druck mußte ich aushalten, da die Patientin am Kinderspielzeug Kritik übte, sie hatte teilweise auch recht. Ein Holzspielzeug hatte nur noch drei Räder.
Die Angestellte hatte Angst in verwandelter Form als Aggressivität an mich weitergegeben.

3. Psychodynamik der Patientin

Wie ist bei der Patientin die Psychodynamik der verstärkten Migräne zu verstehen? Es wurde äußerlich im Umgang mit der Tochter deutlich, daß sie sich schwertat, Grenzen zu setzen. So erwartete sie auch von mir, daß ich ihr grenzenlos zur Verfügung stehe. Da dies in Wirklichkeit aber nicht geht, bleibt Ärger ein Ausdruck für nicht gelungene Beziehung. Eine Übertragung an mich durch die enttäuschte Vatertochter, die ich in der Vaterrolle nicht bevorzugt behandelt hatte
„Vorsicht Falle", dachte ich, und wurde neugierig auf die Wiederholungsgeschichte dieser Patientin. In weiteren Gesprächen wurde deutlich, daß sie unter einer „kühlen" Mutter gelitten hatte und alle Zuwendung vom Vater erhalten hatte, den

sie idealisierte. Wiederholungsmuster war es nun, die ideale Mutter für ihre Kinder zu sein. So machte es einen Sinn, daß ein zweites Kind ihr vermehrt Kopfschmerzen bereitete. Dies sollte in die Therapie mit einbezogen werden.

Bild 4: Beziehung und Mißverständnis

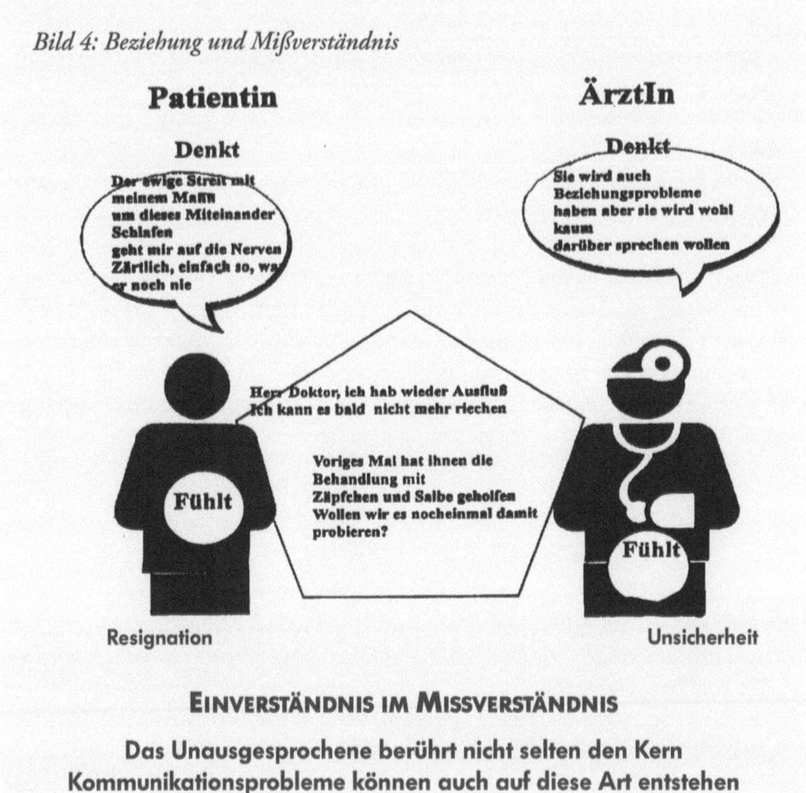

Äußerlich besteht das Beziehungsangebot der wiederkehrenden Symptomatik, *innerlich* die Resignation der Patientin.
Äußerlich antwortet der Arzt mit dem Bemühen, oberflächlich dem Symptom zu genügen. *Innerlich* fühlt er den Druck eines vollen Wartezimmers oder auch die Unsicherheit, wie mit dieser Frau umzugehen sei sowie die „Ahnung“, sie könnte Beziehungsschwierigkeiten haben. Mein Lösungsvorschlag war, uns außerhalb des Praxisablaufs eine halbe Stunde Zeit zu nehmen, um die inneren psychosomatischen Zusammenhänge zu verstehen.

Umgang mit Störungen

So können Störungen im Praxisablauf als Chance betrachtet werden.
Effektive Beratung beansprucht auch bei Störungen,

1. *den Fokus zu definieren, von wo die Störung herrührt;*
2. *vertrauensbildende Maßnahmen mit der Patientin wie auch im Team zu ergreifen;*
3. *die Hauptthemen befriedigend zu beantworten;*
4. *die Wahrscheinlichkeit von Leiden herabzusetzen bzw. in Richtung Entwicklung zu fördern und*
5. *gleichranging respektvolle Beziehungen Arzt-Patientin wie auch Chef-Angestellte zu schaffen.*

Die praktische Arbeit in der Beziehung zeigt, daß Beziehung ein ungenügend abgegrenzter Begriff ist. Dieser Begriff ist in der psychosomatischen Medizin insofern nicht mehr so wichtig, weil heute die Erkenntnis, daß wiederkehrende umschriebene Beziehungsmuster zu gewissen charakteristischen Somatisationen führen können, eine Grundlage für die Arbeit mit psychosomatischen Zusammenhängen geworden ist.

Michael Balint

Erinnern möchte ich in abgewandelter Form an Ansprüche Michael Balints aus dem Jahr 1957 aus seinem Buch „Der Arzt, sein Patient und die Krankheit“:
Was will und was braucht die Patientin (eigentlich) vom Frauenarzt, und was wird ihr in „Wirklichkeit“ gegeben?
Was ist dieses Etwas, das die Patientin vergeblich von ihrem/ihrer Frauenarzt/ärztin erlangen möchte und wegen dessen sie immer wieder kommen muß?
Was ist dagegen das, was er/sie der Patientin gibt und was diese weder will noch braucht?

Wiederholungsmuster

Gerade die Herausarbeitung solcher wiederkehrender, unbewußter und bewußter Beziehungsabläufe und körperlichen Symptombildungen zeigt, daß die psychosomatische Arbeits- und Sichtweise sowohl als Notwendigkeit als auch als Chance in der Frauenheilkunde erlernbar ist. Genauer gesagt, die Kenntnis der Verwandlung psychischer Energie in Körperveränderungen ist für die Patientin und den Arzt eine Brücke, um psychosomatische Zusammenhänge zu begreifen.

Aufgabe des Arztes ist es, seine eigenen Strukturen zu erkennen und damit dann zusätzlich zu allem anderen erworbenen schulmedizinischen Wissen zu arbeiten.
So formuliert und aus dem bisherigen Alltag abgeleitet, ist sofort der hohe Anspruch, den diese Sichtweise an Arzt und Patientin stellt, zu erkennen.

Ökonomie

Psychosomatische Diagnose und Therapie sind langwierige Vorgänge und sie brauchen viel Zeit und Energie des Arztes und auch des Patienten. Es handelt sich hier um ein kostspieliges Vorgehen nicht nur an Zeit, sondern auch an Geld.
Ein Aspekt der finanziellen Enge ist nicht Gegenstand meiner Ausführung, aber ich kann nicht übersehen, daß die Arzt-Patient Beziehung gerade in psychodynamischer Sicht davon äußerst ungünstig beeinflußt und überlagert wird.
Wie soll der Frauenarzt in gleichbleibender Gewogenheit arbeiten, wenn ihm die ökonomische Entwertung im Nacken sitzt, wenn ich z.B. zusätzlich verschriebene Medikamente selbst zahlen muß, weil sie fachfremd sind und wenn ich nicht mehr kalkulieren kann, was meine Arbeit wert ist? Diese Anforderungen, die inzwischen zu unserem Alltag gehören, erschweren die Beziehung und entsprechend auch den psychosomatischen Zugang zum Patienten und zu mir selbst.
Wir arbeiten alle unter der Drohung, daß diese Finanzierung nicht mehr stattfindet. Was wird dann aus der anspruchsvollen psychodynamischen Arzt-Patient-Beziehung?
Wie werden wir damit leben können, mit großer Mühe eine spezifische Sichtweise erlernt zu haben, hinter die man hinterher nicht mehr zurück kann. Wer einmal schwimmen gelernt hat, kann nicht mehr Nichtschwimmer werden. Die Realität der psychosomatischen Vorgänge ist nicht mehr zu leugnen. Deshalb bleibt diese Sichtweise selbst ohne adäquate Honorierung unverzichtbar.

Geheimnis

Das Geheimnis des psychosomatischen Blickwinkels liegt darin, daß der Arzt genausoviel für sein Leben gewinnt wie die Patientin. Durch jeden Patienten werden bei dem Arzt ein kleines Stück weit die eigenen Lebens- und Beziehungsschwierigkeiten mit thematisiert. Arzt und Patient wandeln sich immer gemeinsam, wenn sie sich auf Beziehung einlassen, aber nicht darin untergehen. Es geht in der frauenärztlichen Praxis auch um das Verstehen und Erarbeiten von Beziehung und deren Wiederholungsmustern, von Übertragung und Gegenübertragung.

Gewinn

• Daß sich dieses immer wieder Erarbeiten im Team für mich gelohnt hat, sehe ich daran, daß zwei meiner Mitarbeiterinnen seit 20 Jahren ebenfalls immer noch mit Freude bei der Arbeit sind und ich die Fehltage an einer Hand ablesen kann. Auch daß sie die Informationen mitteilen, ist für mich eine Bereicherung im Praxisalltag.

• Daß wiederkehrende Vorsorgeuntersuchungen oft einen Überblick auf viele Jahre gemeinsam durchgestandener Geschichte und Entwicklung bringt, auch das bindet mich mit Freude an meine Praxistätigkeit und meine Patientinnen.
• Daß endlose Überfälle in der Alltagsroutine selten geworden sind, ist ebenfalls ein Ergebnis der Ökonomisierung meiner Kräfte, und das gezielte-zur-Verfügung Stellen außerhalb des normalen Praxisalltag bringt die Ruhe und mögliche Tiefe für die Arbeit in der psychosomatischen Medizin.
• Auch nach zwanzigjähriger Arbeit in einer gynäkologischen Praxis sind Leistungen mit Fehlleistungen verbunden. Den Satz von Winnicott zur genügend guten Mutter möchte ich auf die Praxis umformulieren.
• *Ein guter Frauenarzt muß nicht perfekt sein, aber gut genug.*
• *Fehler machen bzw. „Stolpern" fördert.*

Literatur

auf Anfrage beim Verfasser

Die gynäkologische Untersuchungssituation in der Hausarztpraxis – Ein Erfahrungsbericht

Wolfgang A. Stunder

Im Zeitalter der Spezialisierung von mittlerweile vierzig Fachrichtungen finden gynäkologische Untersuchungen fast ausschließlich beim Frauenfacharzt statt. In ländlichen Gebieten aber, wo die Facharztdichte deutlich geringer ist und der Weg zum Spezialisten in die Stadt noch bis zu 15 km betragen kann, kommt dem Hausarzt in der gesamten Breite der Medizin eine zentrale Funktion zu.

Laut KV Südbaden betätigen sich Allgemeinärzte in dieser Region unter 10% (Schätzwert) gynäkologisch. Die Frage, die sich hier stellt, lautet: Macht es überhaupt noch Sinn, die Gynäkologie weiterhin in die Allgemeinmedizin zu integrieren?

Dies war Anlaß einer zweijährigen Erhebung (1992 bis 1994) in unserer Landarztpraxis, wo wir 380 Frauen im Alter zwischen 18 und 60 Jahren mittels Fragebogen nach bestimmten Kriterien befragten. Die Patientinnen rekrutierten sich teils aus unserer eigenen Praxis, teils aus dem turnusmäßigen Wochenenddienst. Die Befragung war anonym.

Auf die erste Frage hin: „Suchen Sie für die gynäkologische Untersuchung lieber Ihren Hausarzt auf oder einen Fach-Gynäkologen?", antworteten 226 Patientinnen (59,5%), daß sie lieber zum *Hausarzt* gehen würden. Als Gründe *für* eine gynäkologische Untersuchung in der Hausarztpraxis wurden genannt (hier nach Häufigkeit der Aussagen angeführt):

- größeres Vertrauen zum Arzt
- mehr zeitliche Zuwendung
- Erreichbarkeit zu jeder Zeit
- tieferer Einblick in das Individuum „Patient"
- geringeres Schamgefühl
- schnellere Terminvereinbarung
- kürzere Anfahrtswege
- umfassendere Informationen
- Durchführung von Hausbesuchen
- einfühlsamere Untersuchungsweise

Als *Nachteile* einer gynäkologischen Untersuchung beim Hausarzt wurden genannt:

- mangelndes Fachwissen
- fragliche Durchführbarkeit aller Untersuchungen (z.B. Vaginalsonographie, Kolposkopie, Tokographie)

- zu hoher Bekanntheitsgrad in der Familie
- mangelnde Distanz zur Patientin
- keine Direktüberweisung zur Krankenhausambulanz (nur über den gynäkologischen Facharzt möglich)

154 Patientinnen (40,5%) äußerten sich *pro* Gynäkologen. Als Gründe wurden angeführt:

- größere Kompetenz und Erfahrung
- Sachlichkeit und Distanz
- Sicherheitsgefühl
- Spezialisierung
- bessere Geräteausstattung

Als *Nachteile* einer Untersuchung beim Frauenfacharzt nannten die befragten Frauen:

- Zeitnot („zu schnelle Abfertigung“)
- mangelnde Information
- lange Wartezeiten bei der Terminvergabe als auch im Wartezimmer
- unpersönlicher Bezug („er kennt ja nur meinen Unterleib“)
- Entfernungen

Zwei Patientinnen bevorzugten lieber eine Gynäkologin, weil sie „von Frau zu Frau“ mehr Zuwendung und Kompetenz erwarteten.

Hypothetisch ist, daß bei gleicher Erhebung in einer Großstadt die prozentuale Verteilung „Hausarzt zu Gynäkologe“ reziprok ausfiele, da bei Patientinnen in der Großstadt eher die Tendenz besteht, bei Beschwerden oder wegen Vorsorgeuntersuchungen direkt zum Gynäkologen zu gehen.

Des weiteren sind wir der Frage nachgegangen: „Wünschen Sie bei der gynäkologischen Untersuchung lieber die Anwesenheit einer Arzthelferin, oder wünschen Sie lieber, mit dem Arzt allein zu sein?“

88 Patientinnen (23%) wünschten lieber die *Assistenz der Arzthelferin*, weil sie sich dadurch sicherer oder mehr abgelenkt fühlten. Als weiteres Kriterium wurde genannt: Die Arzthelferin kann dem Arzt behilflich sein, indem sie durch gezielte Handreichungen einen schnelleren Verlauf der Untersuchung ermöglicht z.B. bei alten wie indolenten Menschen; außerdem bietet die Helferin dem Arzt einen juristischen Schutz bei der Untersuchung.

157 Patientinnen (41,5%) wünschten keine Assistenz durch die Arzthelferin, weil es:

- persönlicher ist, mit dem Arzt alleine zu sein (Schamgefühl)
- weil man unverkrampfter und ungenierter sein kann
- weil eine dritte Person stört, z.B. beim Gespräch
- weil die Arzthelferin privat bekannt ist oder
- weil man es so gewohnt war durch den bisherigen Arzt.

Erwähnenswert hierbei erscheint uns die Benutzung der Vaginalspekula vom Typ „Kristeller“, worin der Vorteil liegt, daß die Frauen einen Teil des Spekulums selbst halten können, was einerseits durch die Aktivierung an Mitarbeit Interesse am körperlichen Untersuchungsvorgang weckt, andererseits aber auch gerade bei ängstlichen Frauen eine Ablenkung erzielt.

135 Patientinnen (35,5%) waren *indifferent* und nannten keine weiteren Gründe. Es fiel auf, daß diese Patientinnen eher ältere und unkritische Frauen waren, die auf dem Fragebogen notierten: „Ganz egal, entscheiden Sie es." In einem Fall bekam eine Patientin während der Erhebung einen Asthmaanfall vor der Untersuchung; in einem anderen Fall wurde der Hinweis auf eine Teilentkleidung bei der vaginalen Untersuchung ignoriert.

Zur dritten Frage: „Was ist Ihnen bei der Schwangerschaftsvorsorge an der hausärztlichen Betreuung wichtig?", wurden überwiegend „gesamtfamiliäre Gründe" genannt. So sind bei unseren Schwangerschaftsvorsorgeuntersuchungen auch Ehemänner und Kinder willkommen. Sie interessieren sich für die Sonographiebilder gleichermaßen wie für das Geschehen bei der gynäkologischen Untersuchung. Dem Ehemann wird – bei Interesse und intellektueller Bereitschaft – unter vorheriger Zustimmung seiner Frau erlaubt, sie zu untersuchen, die Anatomie sachlich zu studieren und ein *Tastgefühl* für den graviden Uterus zu erhalten. Mitgebrachte Kleinkinder werden – je nach Wunsch und Situation – durch eine Arzthelferin betreut oder sitzen auf dem Leib ihrer Mutter. Letzteres spiegelt eine triadische Beziehung zwischen bereits geborenem, ungeborenem Kind und Mutter wider. Kinder, die nicht von der Helferin betreut werden wollen und bei der Untersuchung aus einem Winkel des Raums zusehen, erleben den Arzt nicht selten als Bedrohung für die Mutter, indem sie ihn kritisch beäugen und teils angstvolle Gesichtszüge aufweisen. *Nach* der Entbindung meldet sich oft die *ganze* Familie (stolz und mit Foto) zurück: Die Mutter kommt zur Nachsorge, der Säugling zur Vorsorge und der Vater aus irgendwelchen kurativen Gründen. So schließt sich der Kreis der Familie unter dem Dach der hausärztlichen Versorgung.

Zusammenfassend mutmaße ich die Tendenz, daß trotz des großen Angebots verschiedener Fachdisziplinen und der individuellen Entscheidung des Patienten, mit der Krankenversichertenkarte bedarfsweise auch direkt niedergelassene Spezialisten zu konsultieren, dem familienzentrierten Hausarzt auch künftig auf dem gesamten Gebiet der klinischen Medizin eine *integrative Rolle* zukommt.

Ein exemplarisches Beispiel soll dies noch verdeutlichen: Ein kinderloses, seit über zehn Jahren sexuell inaktives Ehepaar mittleren Lebensalters bat um eine Krebsvorsorgeuntersuchung. Der einfach strukturierte, eher gehemmte Mann schien sexuell so aufgestaut, daß er beim Betasten der Prostata erigierte. Bei der Ehefrau konnten sowohl pathologische wie anatomische Veränderungen des Genitale ausgeschlossen werden. Ich hatte das Gefühl, daß auch sie unter Anspannung stand. Durch die folgende gesprächstherapeutische Intervention gelang es dem Ehepaar schließlich, nach jahrelanger Abstinenz ihre Sexualität wieder angstfrei zu thematisieren.

Auf dem gynäkologischen Sektor schließt der Primärarzt, wie ich meine, eine wichtige Lücke der medizinischen Basisversorgung: Die Patienten kontaktieren ihn in körperlichen wie auch in seelischen Belangen meist schon von Geburt an, so daß sich gewöhnlich ein interaktionell *partnerschaftliches Verhältnis* entwickelt. Aus dieser Situation heraus erwächst neben allem Vorteil allerdings auch die Schwierigkeit, sukzessive in die „Vaterrolle" gedrängt zu werden, was die Übertragung – wenn erkannt – in der hausärztlichen Beziehung einerseits begünstigt, andererseits aber auch gefährden kann, abgesehen von grundsätzlichen Schweigepflichtproblemen gegenüber einzelnen Familienmitgliedern.

Abschließend läßt sich feststellen, daß der Hausarzt darum bemüht ist, mit eher bescheidenen Mitteln seiner selbstgewählten gynäkologischen Funktion gerecht zu werden und sich unter Berücksichtigung verschiedener Beziehungsaspekte die vielfältigen Therapiemöglichkeiten (u.a. die der systemischen Therapie nach H. Stierlin) zum Wohle seiner Patienten zu Nutze zu machen.

Literatur

Erman, M. (1995): Psychotherapeutische und Psychosomatische Medizin. Stuttgart (Kohlhammer).
McGoldrick, M.: Genogramme in der Familienberatung. Berlin (Huber).
Stierlin, H. (1982): Delegation und Familie. Berlin (Suhrkamp).
Stierlin, H. (1984): Individuation und Familie. Berlin (Suhrkamp).

V

Psychosomatische Geburtshilfe

Mütterlichkeit im Wandel der Zeit – Der Mythos von der guten Mutter

Herrad Schenk

Viele Menschen meinen, die Anforderungen an die Mutterrolle seien über die Jahrtausende hinweg immer die gleichen geblieben. Tatsächlich aber hat unsere Auffassung vom Wesen der Mütterlichkeit sich innerhalb der letzten zweihundert Jahre und vor allem innerhalb der letzten Generation tiefgreifend verändert. Im folgenden sollen die wichtigsten historisch-soziologischen Veränderungen der Mutterrolle dargestellt werden.

Früher war Mutterschaft für die meisten Frauen selbstverständlich und ein fester Bestandteil der weiblichen Normalbiographie. Trotzdem waren die Frauen der vorindustriellen Gesellschaft niemals ausschließlich Mütter und in keiner gesellschaftlichen Schicht den ganzen Tag nur mit ihren Kindern befaßt; es gab keinen Konflikt zwischen ihren Pflichten als Mutter und den vielen anderen Tätigkeiten, die sie ausübten und die meist vor den Kindern rangierten. Erst in unserem Jahrhundert hat sich der Konflikt zwischen Mutterschaft und Erwerbstätigkeit entwickelt, der heute ein zentrales Lebensthema von Frauen ist.

Früher bekamen die Frauen im allgemeinen sehr viel mehr Kinder als heute. Schwangerschaft und Geburt waren riskanter. Nicht nur die Mutter, auch das Neugeborene, der Säugling und das Kleinkind waren von einer höheren Sterblichkeit bedroht. Zwischen dem 16. und dem 18. Jahrhundert erreichte in Mitteleuropa nur knapp die Hälfte aller Kinder das zehnte Lebensjahr; 20% bis 30% starben schon während des ersten Jahres. Wir können nur darüber spekulieren, wie sich dies auf das Leben der Frauen ausgewirkt hat, auf die Gefühle, mit denen sie Schwangerschaften und Geburten begegneten, und auf ihr Verhältnis zu ihren Kindern.

Auf jeden Fall stand die körperliche Erfahrung der Mutterschaft stärker im Vordergrund des Erlebens als heute. Die physischen Ereignisse Schwangerschaft und Geburt beherrschten das Leben der Frauen im gebärfähigen Alter. Frauen waren mit den körperlichen Begleiterscheinungen der Schwangerschaft und mit dem Gebären vertrauter und machten deswegen weniger Aufhebens darum als wir dies heute tun. Immer war irgendeine Frau in der eigenen Umgebung schwanger, stand dicht vor ihrer Niederkunft oder hatte gerade geboren. Auf der anderen Seite wußten alle, daß jede Geburt zu einer Sache von Leben und Tod werden konnte – und das verlieh dem einerseits alltäglicheren Geschehen eine große Bedeutung.

Die vielen Schwangerschaften, mehr oder weniger gut überstanden, hinterließen im Körper der Frauen ihre Spuren. Nicht selten blieben Verletzungen und andauernde

lästige Behinderungen zurück, wie etwa schmerzhafte Dammrisse oder Gebärmuttervorfall, und auch im günstigen Falle bewirkten sie eine allmähliche Erschöpfung und Abnutzung. Doch früher gehörte eine Vielzahl von Schwangerschaften und Geburten, auch Fehlgeburten, Totgeburten und Abtreibungen ebenso zum normalen Frauenleben wie die zahlreichen Frauenbeschwerden, die im Zusammenhang mit diesen entstanden. Bis zu Beginn des 20. Jahrhunderts bestand für Frauen, die ihrer Niederkunft entgegensahen, auch ein nicht unbeträchtliches Risiko, im Kindbett zu sterben. Jede Frau kannte in ihrem persönlichen Umfeld Frauen, denen die Geburt ihres Kindes das Leben gekostet hatte, so daß die Angst nicht nur vor den unvermeidlichen Schmerzen, sondern auch vor einem tödlichen Ausgang manche Schwangerschaft begleitete. Doch die Frauen erlebten das Gebärenmüssen als Schicksal, das zum Status der verheirateten Frau selbstverständlich dazugehörte.
Die Frauen hatten viel zu tun und wenig Zeit und Muße, Nabelschau zu betreiben, weder in der Zeit der Schwangerschaft noch nach der Geburt des Kindes. Manchmal unterbrachen sie erst buchstäblich im letzten Augenblick ihr Tagewerk, um zu entbinden, und sie nahmen ihre Arbeit so bald wie möglich wieder auf. Das galt vor allem für die einfachen Leute, die sich einen Ausfall der Arbeitskraft nicht leisten konnten. Doch nicht nur bei den Armen, sondern auch in den privilegierten Gesellschaftsschichten, wo die Nachkommenschaft von hoher politischer Bedeutung war, hatten die Frauen eine ganz und gar unsentimentale Einstellung zu Schwangerschaft und Geburt. Katharina die Große, Kaiserin von Rußland (1729–1796), widmete nur genau drei Sätze ihrer vielhundertseitigen Memoiren der Niederkunft mit ihrem ersten Sohn Paul. Die vorangegangene Schwangerschaft erwähnt sie knapp als Faktum; irgendwelche Einzelheiten ihres körperlichen oder seelischen Befindens sind ihr offenbar einer Beschreibung nicht wert.
Wie anders nehmen sich dagegen zeitgenössische Berichte aus! In den letzten beiden Jahrzehnten ist im Zuge der Neuen Mütterlichkeit eine umfangreiche Selbsterfahrungsliteratur zum Thema Schwangerschaft und Geburt entstanden. Viele Frauen schreiben heute Schwangerschaftstagebücher, die voll sind von minutiösen und intensiven Selbstbeobachtungen der Schwangeren, von überschwenglichen Erwartungen ebenso wie von Zweifeln und Ängsten. Die Angst vor dem Tod im Kindbett existiert nicht mehr – dafür aber plagen die Frauen nicht minder schwere Ängste um die Gesundheit und Normalität ihres Kindes – und Sorgen, ob sie den Veränderungen in ihrem Leben gewachsen sein werden.
Viele Frauen von heute wollen Schwangerschaft, Geburt und die ersten Lebensmonate ihres Kindes so bewußt und intensiv wie möglich erleben. Das hängt damit zusammen, daß die Mutterrolle frei gewählt werden kann. Außerdem wissen die Frauen von vornherein, daß sie in ihrem Leben nicht zehnmal, sondern wahrscheinlich nur ein- oder zweimal schwanger sein werden.

Die Aufwertung der Mütterlichkeit – der psychischen gegenüber der bloß physischen Seite der Mutterschaft – begann bei uns im 18. Jahrhundert. Historisch fällt diese Entwicklung mit der Entstehung der bürgerlichen Familie zusammen. Die bürgerlichen Frauen des 18. Jahrhunderts mußten nicht wie die Bäuerinnen für ihren Lebensunterhalt hart arbeiten. Ihnen oblag nur noch die Leitung ihres Haushaltes. Damit war zwar noch erheblich mehr Arbeit verbunden als heute – aber die bürgerliche Ehefrau verfügte über Dienstboten; sie mußte nicht selbst kochen, Nahrung konservieren, waschen, nähen, flicken und putzen. Wenn sie gutsituiert war, konnte sie zumindest die groben Arbeiten an Dienstboten delegieren. Ihre wichtigste Verantwortung bestand darin, das Familienleben zu gestalten. Die adligen Frauen kümmerten sich kaum um ihre Kinder; sie widmeten sich ganz der Geselligkeit und ihren repräsentativen Pflichten. In den Augen der Bürgersfrau war die adlige Mutter eine schlechte Mutter, obwohl sie eine gute Mutter hätte sein können; die Bäuerin und später die Arbeiterin waren schlechte Mütter, weil ihnen der vielen Arbeit wegen nichts anderes übrigblieb. Den einen fühlte sie sich moralisch überlegen, die anderen konnte sie bemitleiden.

Das 18. Jahrhundert war das Zeitalter der „Entdeckung der Kindheit“. Eine Flut von pädagogischen Werken wurde veröffentlicht, in denen immer häufiger die Mutter und nicht wie zuvor der Vater angesprochen wurde – der Vater hatte jetzt vorrangig außerhalb der Familie zu tun, um den Lebensunterhalt zu sichern. Die männlichen Pädagogen beschworen die hohe Bedeutung der mütterlichen Pflichten. Die Mütter wurden vor allem ermahnt, selbst zu stillen. Auch sollten sie ihre Kinder länger bei sich zu Hause behalten und ihre Erziehung nicht mehr Ammen und Kindermädchen überlassen, sondern persönlich beaufsichtigen.

Die Bedeutung dieser Appelle kann man nur vor dem Hintergrund der bis dahin üblichen Praxis der Kinderbetreuung verstehen. Bis Ende des 18. Jahrhunderts war es für die Frauen der besseren Gesellschaft nicht üblich, selbst zu stillen. Man glaubte, daß es die Frauen schwäche und ihrer Gesundheit schade; vor allem fand man es unästhetisch, abstoßend, animalisch. Besonders die Ehemänner wünschten nicht, daß ihre Frauen stillten, vermutlich vor allem deswegen, weil ihnen das weitere sexuelle Enthaltsamkeit auferlegte, denn man glaubte, daß das Sperma die Milch verderben würde. Auch die Frauen selbst fanden das Stillen weitgehend anstrengend und lästig. Wer es sich leisten konnte, gab das Baby zu einer Amme.

Es liegt auf der Hand, daß sich unter diesen Bedingungen keine besonders enge Mutter-Kind-Beziehung entfalten konnte.

Im Verlaufe des 18. Jahrhunderts begannen die Mütter der bürgerlichen Schichten, selbst zu stillen, und wenn sie noch Ammen beschäftigten, holten sie sich diese ins Haus, um die Entwicklung ihres Kindes besser überwachen zu können. Je mehr Pflege und Erziehung die Mutter dem einzelnen Kind widmete, je mehr Sozialisationsleistung sie gewissermaßen investierte, desto wertvoller erschien das einzelne Kind als das Produkt so vieler Mühen. Zugleich wurde durch die Aufwertung des Kindes rückwirkend auch der Wert der pflegerischen und erzieherischen Arbeit der Mutter hervorgehoben und damit ihre Rolle immer bedeutender. In dem Maße, wie Frauen sich jedem einzelnen ihrer Kinder intensiver zuwandten, bekamen sie auch weniger Kinder. Dieser Trend wirkte sich aber erst im Verlauf des 20. Jahrhundert richtig aus. Vorher brachte die intensivere Kinderbetreuung, im Verein mit verbesserten

hygienischen Bedingungen, zunächst einmal ein allmähliches Nachlassen der Säuglingssterblichkeit mit sich.
Die gute Mutter war nun nicht mehr die Frau, die viele Kinder zur Welt brachte, sondern die Frau, die sich selbst intensiv um jeden ihrer Sprößlinge kümmerte. Dieses Ideal, das im 18. Jahrhundert in den Kreisen des gehobenen Bürgertums entstand, wurde im Laufe des 19. Jahrhunderts für alle sozialen Schichten verbindlich. Noch heute lernen die Kinder in der Schule zum Muttertag Gedichte aus dem 19. Jahrhundert auswendig, die ein verklärtes Bild von der guten Mutter malen – der Mutter, die nur für ihre Kinder lebt: „Wie oft sah ich die blassen Hände nähen/ Ein Stück für mich – wie liebevoll du sorgtest!/ Ich sah zum Himmel deine Augen flehen,/ Ein Wunsch für mich – wie liebevoll du sorgtest!/ Und an mein Bett kamst du mit leisen Zehen,/ Ein Schutz für mich – wie sorgenvoll du horchtest!/ Längst schon dein Grab die Winde überwehen,/ Ein Gruß für mich – wie liebevoll du sorgtest!“, heißt es bei Detlev von Liliencron (1844-1909).
Das Bild von der guten Mutter, wie es sich im 19. und frühen 20. Jahrhundert darstellte, bestand aus folgenden Elementen:

(1) Frauen sind in erster Linie und vor allem Mütter. Mutter zu werden, ist das höchste Ziel ihres Lebens, und es füllt sie als Lebensinhalt vollkommen aus. Eine Frau, die sich anderes vom Leben wünscht als die Mutterschaft, ist keine richtige Frau; sie verkümmert in ihrer Weiblichkeit.

(2) Mutterliebe ist naturgegeben, im Instinkt verhaftet und stellt sich automatisch infolge der biologischen Mutterschaft ein. Jede Mutter liebt ihre Kinder – und zwar alle gleichermaßen. Eine Frau, die ihre Kinder nicht liebt, muß krank oder sonstwie abartig sein.

(3) Mutterliebe äußert sich darin, daß der Mutterschaft alle anderen Lebensinhalte untergeordnet oder aufgeopfert werden. Mutterschaft und andere ehrgeizige individuelle Lebensziele schließen einander aus. Eine Frau, die noch andere Interessen hat als das Wohl ihrer Kinder (und ihres Mannes), ist egoistisch und eine schlechte Mutter.

(4) Mutterliebe ist selbstlos und aufopfernd. Mütter lieben ihre Kinder, ohne im Gegenzug etwas dafür zu verlangen.

Der Mythos von der guten Mutter erhielt im nationalsozialistischen Deutschland noch einmal kräftigen Aufwind. Eine Frau ohne Kinder galt als verächtliches Kümmerwesen, die Mutterschaft als der eigentliche und höchste Beruf der Frau. Je mehr Kinder sie zur Welt brachte, desto besser. Lebensaufgabe der Frau war es, die Kinder großzuziehen, sie gesund zu ernähren, ihnen anständiges Benehmen und Gemeinschaftssinn beizubringen. Aber die Mutter wurde noch nicht für den späteren Lebenserfolg und das Lebensglück ihrer Kinder verantwortlich gemacht wie heute.
Heute sind die Frauen bei uns nicht mehr auf die Mutterschaft als einziges Lebensziel festgelegt. Eine Frau ohne Kinder ist nicht mehr generell als unweiblich verschrien. Aber sobald sie sich einmal für die Mutterschaft entschieden hat, erwartet man auch heute noch, daß sie der Familie alles andere unterordnet. Sie darf neuerdings, anders als im 19. Jahrhundert, anders als in der Nazizeit und in den 50er Jah-

ren, auch andere Interessen haben, sie darf sogar einen Beruf ausüben. Aber die anderen Aktivitäten müssen gegenüber ihrem Engagement für die Familie von nachrangiger Bedeutung sein.

Im 20. Jahrhundert setzte sich mit dem Siegeszug der Psychoanalyse die Überzeugung durch, daß die frühe Mutter-Kind-Beziehung einen entscheidenden Einfluß auf die Persönlichkeitsentwicklung des Kindes hat. Die Mehrzahl der Menschen, auch der Mütter, glaubt inzwischen fest daran, daß das mütterliche Verhalten gegenüber dem Baby und dem Kleinkind über dessen seelische Gesundheit, ja über sein künftiges Lebensglück entscheidet. Damit bekommen die Anforderungen an die Mutter eine neue Qualität. Die psychologisch-pädagogische Fachliteratur und die populäre Ratgeberliteratur haben es in den vergangenen Jahrzehnten den Frauen immer wieder eingehämmert: Die gewaltige Bedeutung des mütterlichen Einflusses in der frühen Kindheit könne überhaupt nicht überschätzt werden. Eine Mutter, die in den ersten Lebensmonaten nicht ständig für ihr Baby da sei, füge ihm schwere irreversible Schäden zu. Umgekehrt garantiere die unbedingte Liebe der Mutter zu ihrem Kind, die Sicherheit und Geborgenheit, die sie ihm in den ersten Lebensjahren vermittele, dem erwachsenen Menschen ein Leben lang emotionale Sicherheit und Stabilität.

Mit dieser Verbeugung vor der einzigartigen Bedeutung der Mutter war zugleich auch der Grundstein für ihr massives Schuldgefühl gelegt – für ein nagendes Gefühl permanenten Ungenügens, unter dem die Frauen unserer Zeit weitaus stärker leiden als die Frauen früherer Jahrhunderte.

So gibt es kaum einen Erfahrungsbericht junger Mütter von heute, in dem das Wort „Schuldgefühl" nicht mit schöner Regelmäßigkeit ständig wiederkehrt. Die Frauen haben Schuldgefühle, wenn ihr Kind schreit, wenn es an der Brust nicht genug trinkt, wenn sie zu früh abstillen, wenn ihnen das Stillen Schmerzen bereitet oder lästig ist, wenn sie nicht immer geduldig und freundlich auf ihr Kind eingehen, wenn sie es zeitweilig jemand anders überlassen, wenn es mal unausgeglichen oder quengelig ist, wenn es sich nicht optimal entwickelt, wenn es aggressiver, schüchterner, weniger intelligent, weniger liebenswert ist als anderer Leute Kinder oder als ihre eigene Idealvorstellung. Sie fühlen sich für ihr Kind verantwortlich, für all das, was es tut und ist, denn das Kind ist ihr Produkt – nicht nur von ihnen geboren, sondern auch Produkt ihrer erzieherischen Bemühungen. Wenn etwas in der Entwicklung eines Kindes schiefläuft, fragt man sofort nach der frühen Beziehung zur Mutter. Wenn ein Mensch im späteren Leben nicht zurechtkommt, dann ist die abwesende oder die unfähige oder die lieblose Mutter schuld.

Die 80er Jahre waren die Phase der Neuen Mütterlichkeit. Die neue Überhöhung der Mutterrolle ging von der ersten Frauengeneration aus, die selbstverständlich mit der „Pille" aufgewachsen war. Möglichst langes Stillen und ein sehr gewährender Erziehungsstil verbreiteten sich. Alice Miller führte in ihrem vielgelesenen Buch „Das Drama des begabten Kindes" (1979) ihrem Publikum eindringlich vor Augen, wie eine gleichgültige oder unzufriedene Mutter ihr Kind daran hindert, sein „wahres Selbst" zu finden. Jean Liedloff pries in ihrem Bestseller „Auf der Suche nach dem

verlorenen Glück" (dt. 1980) die Praxis der Eingeborenenfrauen Venezuelas, ihre Säuglinge und Kleinkinder bis zum dritten Lebensjahr ständig im Tragetuch mit sich herumzutragen. Der andauernde Körperkontakt verschaffe ihnen ein Maximum an Geborgenheit und lege das Fundament für ein Gefühl lebenslanger Sicherheit. Barbara Sichtermann (1982) empfahl den Müttern, sich als „Forschungsassistentinnen" ihrer Kleinkinder zu verstehen, die Kleinen in allen ihren Welterkundungsgelüsten gewähren zu lassen, nur im wirklichen Notfall einzugreifen und dem Kind nicht das eigene, an beruflichen oder häuslichen Notwendigkeiten orientierte hektische Tempo aufzuzwingen.
Es ist auf den ersten Blick einsichtig, daß dieser Erziehungsstil die ständige Präsenz eines Erwachsenen verlangt, und das heißt gewöhnlich: Betreuung durch die Vollzeitmutter, die sich ganz auf das Kind einstellt. Selbst die Erledigung von Hausarbeit für einen Dreipersonenhaushalt ist unter solchen Bedingungen nicht ganz einfach. Ein so extrem an den kindlichen Bedürfnissen orientierter Stil setzt außerdem voraus, daß man nur ein einziges Kind unter drei Jahren zu betreuen hat; zwei oder gar drei könnten unter diesen Bedingungen die Frauen an den Rand der Erschöpfung treiben – und sie tun es auch manchmal, wie wir aus vielen Erfahrungsberichten wissen.

Die 70er Jahre dieses Jahrhunderts haben die Frauen auf dem Wege zur Gleichberechtigung einen guten Schritt vorangebracht. Frauen sind im Durchschnitt besser ausgebildet, stärker berufsorientiert, finanziell unabhängiger und selbstbewußter als früher. Sie können entscheiden, ob sie Kinder haben wollen oder nicht; die öffentliche Meinung geht mit kinderlosen Frauen nicht annähernd so harsch um wie noch in den 50er Jahren. Aber das bedeutet keineswegs das Ende des Muttermythos. Im Gegenteil: Frauen können heute leben, wie sie wollen – aber nur so lange sie keine Kinder haben. Entschließen sie sich aber, Mütter zu werden – dann sind sie mehr denn je der Mutter-Ideologie unterworfen.
Haben sie sich einmal für die Mutterschaft entschieden, dürfen sie sich über die damit verbundenen Probleme nicht mehr laut beklagen. Denn sie haben diese Rolle ja frei gewählt – niemand hat sie gezwungen, ein Kind zu bekommen. Wenn sie zu den damit verbundenen Verzichtleistungen nicht bereit waren, hätten sie eben nicht Mutter werden dürfen. Nun müssen sie auch die Verantwortung für diesen Schritt übernehmen. Das Wunschkind hat ein Recht auf eine gute Mutter. Depressive, unglückliche, aber auch hektische und überforderte Frauen sind keine guten Mütter – das weiß heute jede Frau.
Die Mütter selbst leben heute in dem belastenden Gefühl, daß jeder ihrer Fehler negative Folgen für ihr Kind hat. Schaden sie ihm nicht, wenn sie erwerbstätig sind? Schaden sie ihm nicht, wenn sie zu Hause bleiben, aber unzufrieden sind? Was ist, wenn sie ihr Kind manchmal als Last empfinden, wenn sie es nicht immer lieben können? Es ist schon schlimm genug, wenn eine Mutter ein ungewolltes Kind nicht immer liebt – aber es gibt überhaupt keine innere Entschuldigung dafür, ein Wunschkind nicht immer zu lieben.

Im vergangenen Jahrzehnt haben Schuldgefühle und schlechtes Gewissen, die vor allem die jungen Mütter plagen, sich auch auf die Zeit vor der Geburt ausgedehnt. Mehr als je zuvor werden schwangere Frauen heute im Namen des noch ungeborenen Kindes reglementiert. Die Vorsorgeuntersuchungen während der Schwangerschaft sind sicher eine nützliche Angelegenheit – sofern sie ihrem eigentlichen Zweck dienen, der werdenden Mutter Orientierungshilfe zu geben und ihr Ängste zu nehmen. Aber sie wirken sich, genau umgekehrt, oft als ein Instrument zur normativen Kontrolle aus. Ärztinnen und Ärzten, Geburtshelfern, Kinderärzten und Therapeuten kommt in diesem Zusammenhang eine große Bedeutung zu: sie können eine wirkliche Hilfe sein, indem sie die Mütter von quälenden und unproduktiven Schuldgefühlen entlasten; sie können aber auch als Instanzen der gesellschaftlichen Kontrolle und als eine Verlängerung des Überichs empfunden werden.

Sie erinnern die Frau immer wieder daran, daß sie von jetzt an nicht nur für sich selbst Verantwortung trägt. Alles, was sie tut, so wird ihr vermittelt, hat unmittelbare Folgen für die körperliche und seelische Gesundheit des Kindes, das sie zur Welt bringen wird. Sie stellt mit ihrer Lebensführung die Weichen, ist verantwortlich für etwaige Schäden – aber sie kann auch zum „Gelingen“ des Produktes beitragen.

So soll sie sich bewußt ernähren und richtig bewegen, nicht zu viel und nicht zu wenig; sie soll keinen Alkohol trinken, nicht rauchen, keine Medikamente einnehmen, deren Unbedenklichkeit ihr der Arzt nicht zuvor bescheinigt hat. Doch nicht nur ihre Ernährung und ihr Lebensstil haben Einfluß auf den Fötus – auch mit ihren Stimmungen wirkt sie schon weichenstellend auf das Leben ihres zukünftigen Kindes! Sie muß sich um eine positive, ausgeglichene Gemütslage bemühen, denn das Ungeborene wird es registrieren, wenn sie sich nicht auf seine Ankunft freut, und das wird seine Lebensstimmung grundlegend düster einfärben. Sie könnte schon jetzt im Mutterleib die Intelligenz und Kreativität des neuen kleinen Menschen fördern: indem sie zum Beispiel wertvolle Musik hört (angeblich haben berühmte Musiker schon im Mutterleib die richtige Musik gehört!) oder dem Fötus laut vorliest oder zu ihm spricht.

So wird den Müttern immer neue und weiterreichende Verantwortung für ihre Kinder aufgebürdet, die diese zumeist auch bereitwillig übernehmen.

In den letzten beiden Jahrzehnten haben sich nicht nur die Anforderungen an die Mutter erhöht, sondern auch die Vaterrolle hat sich verändert. War der Vater in den letzten beiden Jahrhunderten vor allem Ernährer, Autorität, strafende Instanz und Mittler zur äußeren Welt, so hat sich seine heutige Rolle immer mehr der mütterlichen angepaßt. Väter strafen weniger und spielen mehr mir ihren Kindern als früher. Doch trotz eines größeren Engagements der vereinzelten „neuen Väter“ der Mittelschicht bleibt die zentrale Verantwortung für die Betreuung und das Wohlergehen der Kinder im allgemeinen bei der Mutter – egal ob diese erwerbstätig oder Hausfrau ist. Dies scheint einem stillschweigenden Einverständnis von Frau und Mann zu entsprechen. Nur gelegentlich, vor allem bei Trennung und Scheidung, kommt es zu neuen Formen der Konkurrenz in der Elternrolle.

Sicher hat sich die Aufwertung der Mutterrolle in den letzten Jahrhunderten vor allem positiv für auf Sozialisation und die Lebensbedingungen von Müttern und Kindern ausgewirkt. Aber es gibt auch eine Reihe ambivalenter Begleiterscheinungen wie die Tendenz zur Überbemutterung und den Trend zum hochbesetzten Wunsch- und Einzelkind, deren gesellschaftliche Folgen noch nicht absehbar sind.
Als Frauen noch aufgrund ihrer bloßen Geschlechtszugehörigkeit einigermaßen automatisch und mehr oder wenig freudig Mutter wurden, lebten sie ihre Mutterrolle in der Mehrzahl beiläufig und distanzierter. Heute, da sie diesen Status freiwillig und unter Kenntnis der damit verbundenen sehr hohen persönlichen Anforderungen wählen, bleibt ihnen gar nichts anderes übrig, als bewußte und engagierte Mütter zu sein. Das ängstliche Bestreben, eine gute Mutter zu sein, hängt also direkt mit der Möglichkeit zusammen, die Mutterrolle als Option auch abwählen zu können. Was man aus freien Stücken tut, muß man verantwortlich und gut tun. Dabei wäre das Leben vermutlich viel einfacher für die Frauen, wenn sie weniger darauf versessen wären, „gute Mütter" zu sein – und nicht notwendig schlechter für die Kinder.

Literatur

Für weiterführende Gedankengänge und Quellenhinweise vgl. Schenk, H. (1996): „Wieviel Mutter braucht der Mensch? – Der Mythos von der guten Mutter", Köln (Kiepenheuer & Witsch).

Der „schwangere Mann“

Psychosomatische Aspekte der Männerrolle während Schwangerschaft, Geburt und Wochenbett

M. Scheele

Auch der Mann ist als werdender Vater „schwanger“, wenn wir damit nicht nur die biologische Möglichkeit meinen, ein Kind auszutragen, sondern das Hoffen, Bangen und Warten bis zur Geburt des Kindes und vor allem die Auseinandersetzung der werdenden Eltern mit sich selbst, mit ihrer eigenen Entwicklung, der Beziehung zueinander und der jeweiligen Lebensplanung. Wollen wir etwas über Ambivalenz- oder Konkurrenzgefühle gegenüber dem Kind vom werdenden Vater selbst erfahren oder über seine Ängste vor der Übernahme von Verantwortung bzw. vor dem Wechsel aus der Sohn- in die Vaterrolle, ergibt sich ein großes Problem: Männer reden selten darüber. Sie bagatellisieren gerne und ziehen sich zurück, von der schwangeren Frau oft als Desinteresse erlebt. Werdende Väter schätzen jedoch in einer Studie ihre emotionale Beteiligung an der Schwangerschaft sehr stark ein, wenngleich sie ihre Aktivitäten in punkto Hilfsbereitschaft als sehr niedrig angeben. Körperliche Symptome bei Männern während der Schwangerschaft ihrer Frauen sind Ausdruck von innerseelischen Konflikten und signalisieren, daß etwas nicht in Ordnung ist. Sie werden zunehmend beobachtet. Dabei handelt es sich um Schlafstörungen, Gewichtsanstieg, Gewichtsverlust, Erbrechen und Rückenschmerzen. Sehr typisch sind auch Zahnschmerzen. Etwa 25% der werdenden Väter zeigen deutliche körperliche Symptome, nehmen aber, wie übrigens auch die Behandler der Symptome, den Zusammenhang mit der Schwangerschaft der Frau nicht wahr. Am häufigsten werden die Beschwerden im dritten Monat der Schwangerschaft beobachtet, mit einem zweiten Häufigkeitsgipfel etwa einen Monat vor der Geburt. Nach der Geburt tritt eine deutliche Besserung ein.

In früheren Kulturen wurde der Tatsache, daß Schwangerschaft und Geburt für den Vater gravierende Änderungen mit sich bringen, durch Rituale Rechnung getragen. Schon im Jahre 60 v. Chr. schrieb der griechische Geschichtsschreiber Diodorus Siculus über die damaligen Bewohner der Insel Korsika: „Das Sonderbarste bei ihnen ist der bei den Geburten der Kinder übliche Brauch. Wenn nämlich ein Weib gebiert, kümmert man sich keineswegs um sie, wohl aber legt sich ihr Mann eine bestimmte Anzahl von Tagen ins Wochenbett, als ob ihm der Leib schmerze.“ Viele Autoren beschrieben danach ähnliches aus anderen Kulturen.

1924 wurde das Ritual bei französischen Weinbauern beobachtet und hergeleitet vom französischen Verb „couver“ – brüten – als *Couvade-Ritual* bezeichnet. Die oben beschriebenen körperlichen Symptome werdender Väter nennt man *Couvade-Ritual*. Das Couvade-Ritual sieht für den werdenden Vater besondere Möglichkeiten zur Regression vor und soll ihn auf die Elternschaft nach der Geburt des Kindes vorbereiten.

„Väter waren also schon immer „schwanger“ in dem Sinne, daß sie das Heranwachsen ihrer Kinder in Gedanken und Gefühlen begleiten“, schreiben Liebich und Mayer (1994), „nur waren sie selten so alleine wie heute, wo es nicht erlaubt scheint, auch über ängstliche und destruktive Gefühle zu sprechen“.

Die Journalistin Christine Braasch beschreibt in einem Artikel des Zeit-Magazins unter dem Titel „Vater werden ist doch schwer ...“ sehr anschaulich, wie ein Mann auf die Schwangerschaft seiner Partnerin reagieren kann. Er ist mehr oder weniger stark verunsichert, „denn wer weiß schon, was heute von einem werdenden Vater verlangt wird? Früher waren die Schwangeren ja schon zufrieden, wenn der Mann ihnen ein sicheres Haus bot, fürsorglich Kissen ins Kreuz schob und schließlich nervös auf dem Krankenhausflur auf und ab lief, wenn es „soweit war“. Heute erwarten sie weit mehr vom werdenden Vater, genaugenommen wollen sie alles: das sichere Heim und die Kissen im Kreuz, dazu aber bitte noch den verständnisvollen Gesprächspartner, der für alle Sorgen und Beschwerden ein offenes Ohr hat, ohne selbst welche zu äußern. Den sanften Liebhaber, der den Bauch wunderschön findet und den begeisterten werdenden Vater, der sich für Atemtechnik in der Übergangsphase der Geburt genauso interessiert wie für den Unterschied zwischen Silikon- und Naturkautschuk-Saugern. Die Folge: der Mann ist schlichtweg überfordert. Er hat nämlich selbst Sorgen. Vater – das klingt nach Verantwortung, nach Geldverdienenmüssen, nach dem endgültigen Ende jeder Jugend- und Männerfreiheit, nach Mami- und Papi-Trott. Aber wie Männer so sind: Sie weinen sich nicht am Busen des besten Freundes aus, sie gründen keine Selbsthilfegruppe, und sie kaufen sich auch keine leicht faßlichen Ratgeber. ... Nein, darauf verzichten sie standhaft. Statt dessen entwickeln sie eigene Bewältigungsstrategien, um die neun härtesten Monate im Leben eines Mannes einigermaßen durchzustehen – oder -liegen, wie wir gleich sehen werden“. Braasch beschreibt vier Grundtypen von Strategien, wie dies auch Liebich und Mayer getan haben. Sie weisen darauf hin, daß dies ein Hilfsmittel ist, um eine Reihe „gesunder“, „normaler“ Verhaltensformen darzustellen, mit denen man heute eine Schwangerschaftskrise bearbeitet. Es gibt sehr selten „reine Formen“, meistens mischen sich zwei, manchmal drei „Verhaltenstechniken“. Am gesündesten wäre eine Mischung aus allen Verhaltensweisen plus zusätzlicher intensiver Reflexion der eigenen positiven und negativen Gefühle dem Kind und der Partnerin gegenüber sowie der Austausch darüber.

Frau Braasch schreibt: *„Die Mitleider“* stellen die modernste Gruppe der werdenden Väter. Sie haben verstanden, daß Mutterschaft nicht nur Frauensache ist und fühlen sich danach. Bauch- und Rückenschmerzen sind die typischen Symptome, in den späteren Monaten natürlich auch Sodbrennen. Die Mitleider wundert es überhaupt nicht, was Wissenschaftler herausgefunden haben: Das *Couvade-Symptom*, das männliche Brüten, bleibt schon lange nicht mehr auf irgendwelche Naturvölker beschränkt, wo die Männer sich in Gebärhütten zurückziehen und sich in Wehenschmerzen winden, nachdem sie ihre frisch entbundenen Frauen zur Feldarbeit geschickt haben. Die Mitleider bevorzugen Paarkurse als Geburtsvorbereitung. Schließlich kennen die Hebammen die besten Tips bei allen ihren Schwangerschaftsbeschwerden. „Sein Übereifer bei der Geburt", so schreiben Liebich und Mayer, „gründet sich jedoch weniger auf die Vorstellung, daß etwas Fundamentales schief gehen könnte, sondern eher auf seine unerschütterliche Überzeugung, daß es sich auch um seine Geburt handele. Der ganze Mann scheint aus freudig-nervöser Erwartung auf seiner Entbindung zu bestehen. Daß er bei der Geburt dabei sein möchte, steht natürlich völlig außer Frage. Er nabelt das Kind selbst ab, nimmt es in Empfang, und nur ungern gibt er es zum ersten Anlegen an die Brust der Mutter ab. Dieses Verhalten – erinnern sie sich – ist schon fast ein Couvade-Ritual. ... Je nach Frauentyp kann dieser turbo-schwangere werdende Vater für die Mutter sehr angenehm oder störend bedrängend wirken. Wird er noch in der Schwangerschaft stolz im Bekanntenkreis als das seltene Exemplar eines neuen, engagierten Vaters vorgezeigt, so besteht doch bereits die Sorge, er könne ihr das Kind bald nach der Geburt entreißen und sie bliebe als 'Gebärhülle' zurück. Gilt doch seine Aufmerksamkeit von Anfang an weniger ihr als dem heranreifenden Kind in ihr. Durch seine übergroße Identifikation mit dem Kind erscheint er in vielen Aspekten seines Verhaltens oft weniger väterlich-souverän als vielmehr kindlich-pubertär, ist also auch in echten Krisensituationen nicht unbedingt eine Stütze für die Frau."

Die zweite mögliche Reaktion des Mannes auf die Schwangerschaft seiner Frau beschreibt Frau Braasch mit der nächsten Gruppe: *„Die Raushalter"* lösen das Problem anders. Sie teilen einfach die Einstellung ihrer Vorväter, daß Familie ernähren und Kissen ins Kreuz schieben genügen – letzteres geht natürlich nur, wenn der Job und die Hobbys einige Stunden zu Hause zulassen. Denn auch die Raushalter schaffen sich ein Gegengewicht zur Schwangerschaft, um nicht zu sagen ein Ersatzkind. Der Gebärneid ist also keine Erfindung mißgünstiger Feministinnen, die den Penisneid nicht ohne Pendant lassen wollten. Männer haben den Vorteil, sich ihr Ersatzkind suchen zu können: ein neues Auto (nur für die Familie natürlich), ein neuer Computer (spart Zeit und Mühe), ein neues Arbeitsgebiet (schließlich muß mehr Geld rangeschafft werden), der ausgebaute Heimwerkerkeller (für das Kind nur selbstgezimmerte Möbel!). ... Was es auch sei, der Raushalter wird immer eine nützliche Beschäftigung finden, während seine Frau ihre Zeit im Vorbereitungskurs verplempert." Liebich und Mayer ergänzen: „Bei der Geburt selbst sind sie irgendwie gerade nicht da, auf Geschäftsreise, nicht auffindbar, oder sie schaffen den Weg durch die Stadt nicht mehr. ... Die Frauen passen sich oft dem 'Fluchtverhalten' an. ... Wenn nicht, ist es die einzige Chance der werdenden Mutter, mit jemandem anderen, etwa einer guten Freundin oder Schwester oder allein die Schwangerschaft zu durchleben."

Die dritte Möglichkeit der Männer, auf die Schwangerschaft der Frau zu reagieren, beschreibt Frau Braasch so: *„Die Trainer"*, ein Phänomen der 70er Jahre, sind seltener geworden, aber es soll sie hier und da noch geben. Ihre Beweggründe sind unterschiedlich, manche wollen ihre Hilflosigkeit überspielen, andere einfach der Frau nicht die Hauptrolle überlassen. Jedenfalls haben sie beschlossen, das Heft auch während der Geburt nicht aus der Hand zu geben. Denn diese Geburt soll das große, das ganz besondere Erlebnis werden. Der Trainer besucht mit seiner Frau Paarkurse mit Atemtechnik nach der Uhr, und jede Art von Schmerzen schließt er von vornherein aus – nicht für sich, für seine Frau natürlich. Eine moderne Unterart der Trainer hat die Stoppuhr für die Atemübungen aus der Hand gelegt und erstellt statt dessen in den Wehenpausen schon mal ein Horoskop für den Nachwuchs, wenn er nicht gerade das Teelicht unter der Aromaölschale wechseln muß." Liebich und Mayer wissen: „Für die werdende Mutter ist dieser Partner im allgemeinen nicht unangenehm, vor allem, da dieses Verhalten oberflächlich betrachtet ein riesengroßes Interesse, Engagement und Freude am Geschehen zeigt. Zudem ist wirklich alles bestens organisiert, nichts wird schiefgehen, was auch immer geschehen mag. Wenn es ihr gut geht, kann sie stolz und glücklich sein. Schwieriger wird es wieder, wenn ein wirklicher emotionaler Austausch nötig ist. ... Alle Probleme werden scheinbar rational analysiert und dann durch Handeln 'gelöst'. Dabei auftretende Empfindungen stellen allenfalls 'Sand im Getriebe' dar."

Schließlich beschreibt Frau Braasch auch noch *„Die Bübchen"*: „Sie sind an Jahren, zumindest aber im Geiste noch sehr sehr jung und benehmen sich auch so. Sie fürchten mit Recht, die bisher genossene Rundumversorgung und Bewunderung zu verlieren. Ihre Eifersucht auf den heranwachsenden Konkurrenten verbergen sie hinter rüpelhaftem Benehmen. 'Wieso vorzeitige Wehen? Bisher konntest du doch auch dein Fahrrad allein aus dem Keller holen!' Auf alles, was mit der Schwangerschaft zu tun hat, können sie bestens verzichten. Sie bemühen sich stets, neutral zu bleiben." „Ihr wichtigstes Schutzinstrument vor bedrohlichen Gefühlen heißt: Distanz. Sie nehmen an Geburtsvorbereitungskursen nicht teil. Die Geburt beobachten sie aus sicherem Abstand. Konflikte und Krisen können sie nicht gebrauchen, führen sie ihnen doch ihre eigene Verstrickung in die Ereignisse schmerzhaft vor Augen. Ein weiterer Rückzug ist dann meist die Folge" (Liebich, Mayer, 1994).
Nach dieser Schilderung könnten wir die Väter für komische Figuren halten, würden wir nicht berücksichtigen, daß sie aus Angst vor der Schwangerschaft und dem Vaterwerden übertreiben. Eine gewisse Distanz zum Geschehen brauchen die Väter, typischerweise nach den ersten drei Monaten der Schwangerschaft, für den nötigen Umwandlungs- und Reifungsprozeß. Aber nach dieser *„Moratoriumsphase"*, wie May (1982) sie nennt, folgt normalerweise auch wieder die *„Fokussierungsphase"*. Wichtig ist allerdings eines: Ein Vater kann sich nur dann als Vater fühlen, wenn er von anderen auch so behandelt wird, von der Mutter des Kindes natürlich, aber auch von Eltern, Freunden und Ärztinnen bzw. Ärzten. Väter machen oft schlechte Erfahrungen, wenn sie ihre schwangere Frau zur Vorsorgeuntersuchung begleiten: „Es

geht schon damit los, daß man sich als Mann im Wartezimmer einer gynäkologischen Praxis, mitten unter all diesen Frauen, etwas unsicher und fehlplaciert fühlt. Allerdings geschieht auch kaum etwas, was einem dieses Gefühl nehmen würde. Insgeheim wird man doch von allen, einschließlich Sprechstundenhilfe und Arzt, belächelt, als Kuriosum betrachtet – obwohl es natürlich niemand sagt. Ich jedenfalls fühlte mich nicht als Vater behandelt, sondern wie ein neugieriger Zuschauer, als ich nach längerem Warten schließlich hereingebeten wurde, um einen Blick auf das Ultraschallbild zu werfen. Übrigens: Gesprochen hat der Arzt fast nur mit meiner Frau" (zit. nach Liebich, Mayer, 1984).

Der Mitleider hat weniger Probleme mit der Distanz als mit dem Gegenteil. Er überidendifiziert sich mit seiner schwangeren Frau. So schreibt Hildenhagen (1990) über die Ideologie der neuen Väterlichkeit: „Ohne die Verschiedenheit, die Andersartigkeit von Väterlichkeit und Mütterlichkeit wahrnehmen zu wollen, tritt er so unweigerlich in Konkurrenz mit der Frau um die 'Bemutterung', jedoch wird es dem Mann nicht erspart bleiben, allein aufgrund biologischer Grenzen – z. B. im Bereich des Gebärens und des Stillens – die Illusion der Gleichheit von Mann und Frau als solche zu erkennen und sich auch von diesem Punkt zu lösen, um so zur eigenen – männlichen – Identität zu gelangen." Die Benennung des Gebärneides wäre für den Mann außerordentlich wichtig, betont Olbricht (1993). Heilsam könne eine Besinnung auf eigene männliche Werte sein und als Kompensation des Neides ein Ausbau der Teilhabe, die eine reife Form der Neidbewältigung darstelle.
Eine weitere mächtige Motivation für die überengagierten Väter ist das Bedürfnis, ja manchmal der Zwang, alles besser machen zu müssen als die eigenen Väter.

Kehren wir zurück zu dem werdenden Vater im Kreißsaal. „Väter sind wie Olympiateilnehmer: dabei sein ist alles" (Braasch, 1995). Wie ist es dazu gekommen, daß heute bei der Geburt die Anwesenheit des Vaters selbstverständlich ist? Ringler (1991) erklärt dies so: „Zunehmend leben wir in Ein- und – wenn Kinder dazukommen – in Zwei-Generations-Haushalten. Dadurch sind die Partner in der Erfüllung ihrer psychischen Bedürfnisse stärker als je zuvor auf ganz wenige Bezugspersonen, meist eben nur einen erwachsenen Partner, beschränkt. Durch die heute übliche Kleinfamilie kann aber auch die Fähigkeit, sich Geborgenheit bei anderen Personen zu verschaffen, nicht mehr in demselben Ausmaß geübt werden, wodurch sich die Abhängigkeit von einzelnen Personen massiv weiter verstärkt. Enge positive Beziehungen zu anderen und erfahrenen weiblichen Bezugspersonen sind selten. Dies mag auch erklären, warum nur ganz vereinzelt Frauen die Möglichkeit in Anspruch nehmen, sich statt des Partners eine Freundin als Begleitperson in den Kreißsaal mitzunehmen."
Und wie beurteilen befragte Frauen die Anwesenheit ihres Partners bei der Geburt? Sehr selten bis gar nicht negativ. Viele werden die folgenden Ausführungen einer Frau bestätigen, die sich über ihre Entbindung beklagt, die im OP stattfand, wo durch eine Saugglockenentwicklung ein Kaiserschnitt gerade noch umgangen wur-

de. „Gott sei Dank durfte mein Mann bei mir bleiben, obwohl die Anwesenheit der Begleitperson im OP in der Klinikroutine wohl auch nicht erlaubt ist. Nachträglich noch meinen tief empfundenen Dank dafür. Niemand ahnt wahrscheinlich, wie wichtig es für mich war, die entstandenen Lücken im Geburtsverlauf durch Erzählungen meines Mannes schließen zu können. Abgesehen davon, hätte ich es ohne meinen Mann nicht geschafft. Allein sein Gesicht unter all den fremden Gesichtern zu sehen, hat unendlich geholfen und ohne seine Hand wäre ich nicht in der Lage gewesen, noch mal alle Kraft zu mobilisieren."
Was kann denn der Vater im Kreißsaal tun? „Es ist eine der undankbarsten Rollen, die ein Mann in seinem Leben innehat." Er kann, „je nach Vatertyp Hand halten, Mut zusprechen, Stützen, Mitatmen, Mitleiden – und doch Zuschauer bleiben. In die Rolle des Spezialisten – sonst von Männern ja gerne eingenommen – kann er nicht flüchten." (Braasch, 1995) Neben dieser die Frau unterstützenden Rolle ist die des unmittelbar Betroffenen, unmittelbar Beteiligten als Partner und werdender Vater wesentlich schwieriger. Sie verdient nach meiner Meinung mehr Beachtung als bisher.

Sind die Männer oft noch über Schwangerschaft und Geburt informiert, klaffen große Lücken im Wissen über das Wochenbett und die weitere Zeit nach der Geburt. Dabei ist für die Väter von heute „das Gefummel mit Klebestreifen oder ungebleichten Baumwollzipfeln (je nach Wickelmethode) mit der Zeit auch von Männerhänden zu bewältigen. Zumindest beim ersten Kind. Mit ihm hat alles Premiere, die männlichen Schwangerschaftsbeschwerden, die schrecklichen Wehen, das überströmende Glück bei der Geburt und auch die ebenfalls überströmenden Windeln. Beim ersten Kind sind volle Windeln schließlich noch Ehrensache. Beim zweiten und allen weiteren Kindern sind sie nur noch volle Windeln" (Braasch, 1994).
Eine besondere Beachtung verdient das Stillen in Hinsicht auf die Paarbeziehung. „In der Stillsituation aggravieren sich jene Probleme, die in der Schwangerschaft leichter verleugnet oder verdrängt werden konnten. Die Väter fühlen sich überflüssig, inadäquat, neidisch und ausgeschlossen. Dies kollidiert mit einem Zustand der Mutter, in der sie viel Energie und Konzentration für das Baby braucht und ansonsten dazu neigt, sich von anderen zurückzuziehen und abzuschließen. Die Mutter und ihr Baby bilden nun scheinbar jene glückliche Einheit, in der sich der Partner zuvor mit seiner Frau fühlte. Er braucht nun die spezielle Hilfe seiner Partnerin, um sich nicht ausgeschlossen zu fühlen bzw. um sich nicht aus diesem Gefühl heraus selbst gekränkt und verletzt zurückzuziehen" (Ringler, 1991).

Zusammenfassend ist festzustellen, daß Männer lernen müssen, Ängste und Gefühle auszudrücken und ihre eigene Position im Zusammenhang mit Schwangerschaft, Geburt und Vaterschaft zu finden und zu vertreten. Dabei können Männergruppen eine wichtige Unterstützung bieten (Bullinger, 1983). Die Verbreitung solcher Gruppen hat übrigens die schwedische Regierung gefordert, nachdem bekannt wurde, daß einige Jahre nach der Geburt des ersten Kindes bereits 10% der Ehen wie-

der geschieden sind. Zusammen mit einem Psychologen bin ich ebenfalls bemüht, eine solche Gruppe einzurichten. Das erste Hindernis ist dabei die Notwendigkeit, Väter für eine solche Gruppe zu interessieren. Die Bekanntmachung an üblichen Orten, wie Hebammenpraxen, Arztpraxen oder dergleichen führte zu keiner Resonanz. Der Stammtisch wäre sicher besser geeignet, wenn wir Themen und Formulierungen finden, die das Interesse der Väter wecken können.
Die Wissenschaft wird sich intensiver mit den Problemen der Männer beschäftigen müssen. Mir selbst ist aufgefallen, daß ich ganz überwiegend Frauen zitiert habe, die über die neuen Väter geschrieben haben. Es fällt dem Mann eben schwer, über männliche Gefühle zu reden oder zu schreiben!

Literatur

Braasch, Ch. (1995): Vater werden ist doch schwer ... Zeit-Magazin Nr. 33

Bullinger, H. (1983): Wenn Männer Väter werden. Schwangerschaft, Geburt und die Zeit danach im Erleben von Männern. Reinbek (Rowohlt).

Hildenhagen, S. (1990): Neue Väterlichkeit: Ideologie und Lebensrealität. In Dmoch, Stauber, Beck (Hrsg.): Psychosomatische Gynäkologie u. Geburtshilfe. New York (Springer)

Liebich, D., Mayer Ch. (1994): Wenn Mann ein Kind bekommt. Freiburg (Herder)

May, K. A. (1982): Three phases of father involvement in pregnancy. In: Nursing Research 31, S. 337 – 342.

Olricht, I. (1993): Was Frauen krank macht. Der Einfluß der Seele auf die Gesundheit der Frau. München (Kösel).

Ringler, M. (1991): Psychosexualität u. Geburt. In: Springer-Kremser, Ringler, Eder (Hrsg.): Patient Frau. New York (Springer).

Ringler, M. (1985): Psychologie der Geburt im Krankenhaus. Beltz, Basel.

Siculus, Diodorus: Bibliotheka historica, Bd. I, S. 80.

Wapner, J. (1976): The attitudes, feelings and behaviors of expectant fathers attending Lamaze classes. Birth Fam. J. 3, S. 5-13.

Die Nachuntersuchung sechs Wochen nach der Geburt: Chancen und Verantwortung der niedergelassenen Frauenärzte

Christiane Barth-Juninger

Bei dem Thema zu diesem Vortrag mußte ich an die Abschlußuntersuchung von Wöchnerinnen durch meinen verehrten Chef in den 70er Jahren während meiner Facharztausbildung denken. Im Krankenblatt wurden von uns Assistenten aus Zeitersparnisgründen folgende Punkte vorgeschrieben: Bauchdecken, Rectusdiastase, Epi, Lochien, Uterus, Beckenboden. So mußte bei der Abschlußuntersuchung in aller Eile nur noch ergänzt werden: straff oder schlaff, Breite in Querfingern, pp-verheilt, rubra oder fusca, Eigröße des Uterus und Tonusstärke des Beckenbodens.
Die anschließenden Empfehlungen erfolgten fast stereotyp: „Es ist alles in Ordnung Frau XYZ, mit dem Baden und den ehelichen Pflichten halten Sie sich bitte noch etwas zurück bis zur Abschlußuntersuchung durch Ihren Frauenarzt. Wer ist das?" – „Ah!, da sind Sie ja in besten Händen."
So froh mein Chef war, durch diese perfekte Vor-und Zusammenarbeit rasch wieder an seine dringlicheren Aufgaben zu kommen, so stolz ich war, ihm dazu verholfen zu haben, so ungut, aber unbestimmt war mein Gefühl nach dieser Routinehandlung.
Heute, zwanzig Jahre später, läuft nach Aussagen vieler meiner Patientinnen die Abschlußuntersuchung in der Klinik immer noch nach einem ganz ähnlichen Schema ab.
In der Schilderung einer Patientin klang das bei einer Untersuchung sechs Wochen post partum beim niedergelassenen Kollegen so: „Grüß Gott, Frau M,: Das ist also das Produkt! (Blick auf den mitgebrachten Säugling) Nett! Dann wollen wir also mal sehen, ob Sie wieder in Ordnung sind." Bei der Untersuchung dann: „Ach, Sie hatten ja einen Dammschnitt, ja, das sieht ordentlich aus und heilt normal, der Wochenfluß ist auch schon fast zu Ende. Ihre Scheide und der Beckenboden sind, wie Ihre Bauchdecken, noch reichlich schlaff, da müssen Sie noch ordentlich was tun." Bei der Brustuntersuchung stellte der Kollege fest: „Milch scheinen Sie ja genug zu haben, keine Rötung, keine Schwellung, kein Stau. Sie können sich wieder anziehen."
„Haben Sie noch Fragen?" – „Ach ja, die Verhütung! Im Augenblick gehen nur Kondome. Wenn Sie die Pille oder die Spirale wollen, melden Sie sich nach der ersten Periode."

Bei allem Bedauern für die enttäuschte Patientin, muß man aus abrechnungstechnischer Sicht leider sagen: Der Inhalt der Ziffer 139 EBM wurde erbracht, der Kollege hat 240 Punkte, bei uns augenblicklich also circa 16.– DM, verdient.
Es ist klar, daß diese inhaltlich korrekten Aussagen an dem vorbeigehen, was unsere Patientinnen sich vorstellen und wünschen. So habe ich mich bemüht, erstens gezielter darauf zu achten, was meine Patientinnen bei der Nachuntersuchung sagen, oft sehr versteckt oder verschlüsselt, und zweitens was ich mir wünsche zu vermitteln bzw. wie ich mit den Frauen nach der Entbindung umgehe und wie reflektiert ich auf sie eingehe. Dabei kann und soll es nicht um die „Psychologisierung" der zurückliegenden Ereignisse und des bevorstehenden ersten Jahres gehen, sondern um einen Versuch meinerseits der verantwortungsvollen Mitgestaltung dieser lebendigen Prozesse in ihrer subjektiven Wirklichkeit.
Bei einer mittelgroßen Feld-, Wald- und Wiesenpraxis mit ungefähr 1000 Scheinen im Quartal, laut unserer KV etwas über dem Durchschnitt, betreue ich etwa 150 Schwangere im Quartal, die in den unterschiedlichsten Einrichtungen entbinden. Das Angebot in Freiburg reicht von der Hausgeburt über eine Hebammenpraxis, eine Belegklinik, zwei konfessionelle Häuser bis zur Universitätsfrauenklinik. Diese Vielfalt bringt eine große Bandbreite im Erleben des Geburtsereignisses mit sich.
Ich erhebe im folgenden weder Anspruch auf Repräsentativität noch auf Wissenschaftlichkeit, sondern schildere den Alltag, sozusagen einen Frontbericht aus 17-jähriger Erfahrung.
Die Frauen kommen fast immer, im Gegensatz zur Schwangerenbetreuung, ohne Ehemann oder Partner, dafür aber mit dem Neugeborenen. Diese stille Aufforderung der stolzen Mutter, etwas über ihr Kind zu sagen und auch den Kontakt zu dem neuen Erdenbürger zu suchen, greife ich gerne auf. Anerkennung und Glückwunsch, die echte Anteilnahme im „Sich-Mitfreuen" sind ein guter Einstieg in das Gespräch.
Ich bitte die Patientin, von der Geburt zu erzählen und frage vor allem nach den Erwartungen und dem realen Erleben. Hierbei beobachte ich, daß immer wieder Frauen, die in idealisierender Weise ihre Ambivalenz und die störenden Impulse während der Schwangerschaft verdrängt oder bagatellisiert haben, die Geburt schwieriger und den Umgang mit dem Neugeborenen problematischer erleben.
Frau G. sprach in der Schwangerschaft mit ihrem Ehemann in auffällig kindlicher und beschönigender Weise über das Ungeborene, „ihrem Kleinen", wie sei es nannten. Sie berichtet über die mehr als 24 Stunden dauernde Geburt: „Es war entsetzlich, alles was passieren konnte, ist passiert. Letztlich hat nur die PDA den Kaiserschnitt verhindert." Die dazugehörende Eintragung im Mutterpaß: VE in PDA bei Dystokie und Erschöpfung der Mutter.
Oder Frau M., eine alleinerziehende Lehrerin: „Ich wäre beinahe gestorben, ich fühlte mich existentiell bedroht und das schlimmste dabei war, die (das geburtshilfliche Team?) haben es noch nicht einmal gemerkt."
Meine Anerkennung dieser Leistung, eine Grenzerfahrung gemacht und bewältigt zu haben, lösten ein erstauntes und dann auch etwas stolzes Lächeln aus.

Über die präventive Implikation dieser Diskrepanz zwischen Erwartung und Realität, der unterschiedlichen Abwehrmechanismen wie Angst und Gefahren, wie Idealisierung, Intellektualisierung und Verleugnung sollten wir uns als Betreuer bewußt sein und dieses Wissen in die Schwangerschaftsbetreuung mit einbeziehen.
Der Mutterpaß fragt dann nach Besonderheiten im Wochenbett, was einen guten Übergang zum großen Thema „Stillen" darstellt. Der Wunsch und die Fähigkeit zu stillen ist heute, im Gegensatz zu den 70er Jahren, fast durchgehend vorhanden. Die flächendeckende Versorgung der Frauen mit niedergelassenen Hebammen und reichlich vorhandener Spezialliteratur bieten dazu eine große Hilfe. In aller Regel gelingt ja das Stillen zu Hause besser als in der Klinik. Zeit und Anspruch sind, neben der Erfahrung, das große Plus der Nachsorgehebammen gegenüber dem häufig überlasteten Personal auf den Entbindungsstationen.
Eine nicht geringe Gefahr, zumindest hier in Freiburg, sehe und erlebe ich immer wieder in einer verhängnisvollen Konkurrenzsituation zwischen Hebammen und niedergelassenen Frauenärzten, mit der Gefahr, diese hinsichtlich ihrer Beraterkompetenz auseinanderzutreiben, anstatt sich fruchtbar zu ergänzen.
Als Beispiel zitiere ich Frau A., die eine abszedierende Mastitis entwickelte. Ihr wurde von der betreuenden Hebamme gesagt: „Wenn Du zum Arzt gehst, mußt Du abstillen". Die Konsequenz war, daß durch konservative Behandlung die Mastitis so lange verschleppt wurde, bis der Abszeß unter stationären Bedingungen inzidiert und antibiotisch behandelt werden mußte.
Für diese sehr selbstbewußte und intelligente Frau, die sich mit dem anschließenden „Nicht-mehr-stillen-können" nicht abfinden wollte, war der Druck, der auf sie ausgeübt wurde, so groß und rückblickend so belastend, daß sie noch ein halbes Jahr später, im übrigen mit Eifer stillend, in Tränen ausbrach und verzweifelt an diese Zeit zurückdenkend sagte: „Bei meiner nächsten Schwangerschaft will ich mit Hebammen nichts mehr zu tun haben."
Vielleicht besteht hier ein ortsspezifisches Problem. Die Kooperation mit den niedergelassenen Hebammen ist eine Bereicherung und eine Notwendigkeit. Vor allem bei den männlichen Kollegen sind jedoch Gefühle von heftiger Ablehnung, Neid und Konkurrenzangst bei diesem Thema festzustellen bis hin zu der Aussage: „Sollen sie (die Schwangeren oder Entbundenen) doch machen, was sie wollen."
Es besteht eine große Verpflichtung von Ärzten, sich ideologiefrei und vorurteilslos mit den Hebammen auseinanderzusetzen. Es kann im Interesse der Frauen doch nicht darum gehen, sich aus unfruchtbarer Konkurrenz als der bessere Geburtshelfer und Ansprechpartner im Wochenbett zu profilieren.
Erstaunlicherweise besteht in vielen Fällen ein erheblicher Informationsbedarf trotz zahlreicher Bücher und Schriften zu diesem Thema. Bei der starken Tendenz zum Stillen ist für viele Frauen auch ein erheblicher sozialer Druck entstanden, bei dem es oft nötig und wichtig ist, die Mütter zu entlasten, wenn sie eben nicht ein halbes Jahr oder nicht voll oder sogar gar nicht stillen können.
„So wie nicht die Mutter die bessere ist, die „Voll-rooming-in" wählt, ist auch nicht die vollstillende Mutter die bessere!" (Kentenich). Wenn der Kinderarzt bei der U3

der Mutter zu ihrem abgemagerten Säugling, der im Stundenabstand angelegt wurde, sagt, das Hautkleid sei zu groß geworden, dürfen wir ja durchaus dazu ermuntern zuzufüttern, ohne daß die Frauen ein schlechtes Gewissen haben müssen. Sie sind dafür dankbar und in dieser vulnerablen Phase erleichtert.

In solchen Situationen wird mir bewußt, wie sehr in der Medizin und leider auch in der Schwangerenbetreuung mit Angst agiert wird (der erhobene Zeigefinger), bedauerlicherweise gerade in Lebensphasen, in denen Mut und Zuversicht gefragt sind. Immer wieder Ängste abzubauen, Ruhe zu schaffen, Vertrauen in die eigenen Möglichkeiten und die zur Verfügung stehenden Hilfen zu wecken, ist inzwischen eine große und zeitaufwendige Aufgabe geworden.

Nun zur körperlichen Untersuchung: Wie wichtig den Frauen ihre körperliche Integrität nach der Entbindung ist, neben dem realen Schmerz und den Unannehmlichkeiten sowie der dadurch bedingten postpartalen Einschränkungen, ist aus der erleichterten Aussage vieler Frauen herauszuhören: „Gott sei Dank mußte ich nicht geschnitten werden."

Im Falle der Episiotomie und der damit häufig verbundenen Frage: „Sehe ich da unten wieder normal aus?" biete ich der Patientin einen Spiegel an, um ihr, wenn sie es möchte, das Ergebnis zu zeigen.

Die Veränderung des Körpers durch Schwangerschaft und Geburt sowie das Wochenbett, werden häufig weniger gut verkraftet, als ich dieses aus eigener Erfahrung vermutet hätte. Auch für mich bestätigen sich die Ergebnisse aus der in „Der Frauenarzt" 1994 veröffentlichten Arbeit von Frau Fervers-Schorre über die postpartalen Veränderungen des Körperbildes.

Ich halte es für wesentlich und dringend geboten, die Entbundenen liebevoll und nachhaltig zu unterstützen und zu stärken, die Spuren, die die Schwangerschaft und die Geburt hinterlassen haben, anzunehmen (Rückbildungsgymnastik, Sauna, Schwimmen, Yoga usw.).

Die neu zu verteilenden Rollen und Kompetenzen, die wechselnden Komplementaritäten innerhalb des Paares und der Partnerschaft können nun angesprochen werden.

Ich versuche mit der Patientin, leider jetzt meistens ohne den Partner, Ehemann oder Kindsvater, Bilanz zu ziehen über den bisherigen Versuch, die Aufgaben neu zu verteilen, zu hören über die eigene Belastungs- und Erziehungsfähigkeit und die des Partners.

Dazu gehört die Entmythologisierung impliziter Erziehungsziele und Erziehungsregeln und damit die Entlastung von dem häufig internalisierten sozialen Druck, der Mut zum Schritt ins ganz normale und banale Leben als Mutter bzw. Vater ohne Omnipotenz und Optimalpositionen. Ich frage allerdings nicht: „Hilft Ihnen der Mann?", sondern: „Welche Aufgaben hat denn Ihr Mann in der neuen Situation übernommen?." So kann die Frau berichten, ob sie diejenige ist, die vom Stillen bis zum Kauf der Windeln alles alleine macht oder machen muß, sie demnach objektiv auf die ausschließliche Versorgerin des schreienden Neugeborenen reduziert wird

oder sich so fühlt. Wie kann man den Partner in die neuen Aufgaben einbinden, wird sie ihm Raum geben, kann sie abgeben, kann sie Raum für sich fordern?
Die Folgen der grenzüberfordernden Alleinzuständigkeit sind für die Ehezufriedenheit acht Monate post partum gut belegt (Netter und Mann). Der deutliche Abfall an Zufriedenheit seit der Geburt äußert sich bei den Frauen in unterschiedlicher Weise, von der permanenten Vorwurfshaltung bis hin zur schweren Libidostörung, beim Ehemann in Rückzug aus Partnerschaft und väterlichen Aufgaben, Depressivität und Ungehaltenheit. Diese Schwierigkeiten im Zusammenhang mit der Triangulierung werden zwar noch nicht sechs Wochen nach der Entbindung geäußert, es ist aber meines Erachtens notwendig und hilfreich, diese mögliche Entwicklungstendenz aus psychohygienischen Gründen prospektiv im Bewußtsein zu haben.
Allerdings kann man sagen, daß die Destabilisierung von Beziehungen durch die Versorgung des Säuglings und der damit verbundenden Aufgaben wahrscheinlich und überwiegend die primär gestörten Partnerschaften betrifft.
Damit wird nochmals klar, daß sich bereits im Schwangerschaftserleben prognostisch vieles über die postpartale Beziehungsentwicklung zwischen den Eltern und ihrem Neugeborenen voraussagen läßt.
Die Frage nach der Gestaltung des Liebeslebens nach der Entbindung ist auch die Frage nach der weiteren Familienplanung und damit nach der Verhütung. Der Bogen der Aussagen reicht von „Da läuft erstmal gar nichts“ bis hin zur konkreten Frage „Dürfen wir wieder miteinander schlafen?“ Mit den Libidostörungen, den funktionellen Sexualstörungen und ähnlichen Problemen werden wir allerdings oft erst im Laufe des nächsten Halbjahres konfrontiert.
Neben der rein fachlich-sachlichen Information über Antikonzeptionsmöglichkeiten erscheint es mir wichtig, im Bewußtsein zu haben, daß, ähnlich wie in der allgemeinen Gestaltung der Partnerschaft, der Wunsch und der Drang, das aktive Liebesleben wieder aufzunehmen, im wesentlichen von der gelebten Sexualität vor der Geburt des ersten Kindes abhängig ist.
Der lust- und liebevolle Umgang miteinander ist nach meiner Erfahrung nur kurzzeitig und oft sehr vordergründig durch die hormonelle Umstellung und die Versorgungsbedürfnisse des Neugeborenen eingeschränkt. Ein schönes Beispiel möchte ich Ihnen nicht vorenthalten: Frau B., eine Staatsbeamtin im Umweltdezernat, begleitete ihre Aussage mit einer grapschenden Gebärde zu ihren Brüsten: „Mein Mann ist natürlich total scharf auf meine Riesenbrüste, aber eigentlich gehören die ja jetzt noch dem Kleinen. Zum Erhalt der erotischen Basisversorgung mach ich es halt' im Moment so wie Königin Victoria: Augen zu und an England denken.“

In meinen Ausführungen ist – wie ich hoffe – folgendes deutlich geworden:
Zum einen sind wir dazu aufgefordert, dem Paar helfend beizustehen, damit es die Elternschaft, die Auseinandersetzung mit der neuen Nähe zum Kind und die neu gestaltete Partnerschaft als identitätsverändernden, initiatischen Prozeß erleben kann.

Zum anderen möchte ich an dieser Stelle appellieren, sich berufspolitisch zu aktivieren, mit den Frauen zu solidarisieren, unseren Patientinnen zu ermöglichen, bereits gewonnenes Terrain der Gleichberechtigung zu erhalten und neues dazuzugewinnen. Selbstverständlich ist die Nachuntersuchung sechs Wochen nach der Entbindung lediglich im Kontext zu sehen mit einer im Vorangehenden genannten und in diesem Sinne durchgetragenen beziehungsorientierten und einfühlsamen Schwangerenbetreuung.

Literatur

auf Anfrage bei der Verfasserin

VI

Ein anderer Weg zum gleichen Ziel

Ein schwieriger Weg zur Weiblichkeit – ein Fallbericht

Viola Hellmann, D. Schuster

Ambulant arbeitende Gynäkologinnen und Gynäkologen begleiten ihre Patientinnen über lange Zeit, manchmal ein „gynäkologisches" Leben lang, wenn man eine Praxistätigkeit von 25 bis 30 Jahren voraussetzt. Das ist eine Chance und eine Möglichkeit, die mir nach fünfjähriger Tätigkeit in unserer Gemeinschaftspraxis erst allmählich in ihrem ganzen Ausmaß bewußt wird. Die Kinder unserer ersten Schwangeren kommen uns inzwischen als Vorschulkinder entgegen, sie bekommen Geschwisterkinder, Familienstrukturen und Partnerschaften verändern sich, und nicht selten sehen wir die Frauen mehrerer Generationen aus einer Familie als unsere Patientinnen.
Ich erlebe dies als spannend. Es weckt in mir Neugier auf die unterschiedlichsten Aspekte weiblicher Lebensentwürfe und bereichert die eigenen Lebensvorstellungen. Durch unser sehr unterschiedliches Patientinnenklientel wird dies verstärkt. Zum anderen ergibt sich für mich auch immer wieder die Frage, welche Art von Begleitung die so verschiedenen Frauen von mir erwarten, welches Lebensmodell sie in mir sehen, erhoffen oder vielleicht auch ablehnen.

Bei vielen der psychosomatisch erkrankten Patientinnen weisen gynäkologische Symptome auf Störungen nicht nur der Beziehungen, sondern tiefergründig auf Unsicherheiten des weiblichen Selbstwerterlebens hin. Fehlende ebenso wie erdrückende weibliche Vorbilder, die nicht ins eigene Leben integriert werden können, hinterlassen ein Defizit. Dieses äußert sich als Unsicherheit mit den vielfältigsten Symptomen des körperlichen Erlebens, die uns aus der täglichen Praxis bekannt sind (Amenorrhoe, Dysmenorrhoe, Eßstörungen usw.).
So ist naheliegend, daß Frauen mit diesen Störungen beim Aufsuchen eines weiblichen Arztes nicht nur kompetente fachliche Hilfe, Annahme und ganzheitliches Verständnis für ihr So-Sein erwarten, sondern die fehlenden Identifizierungsmöglichkeiten – meist natürlich unbewußt – in uns suchen. Das ist bekannt und in Form der vielfältigsten Übertragungen (Idealisierung, Entwertung, Konkurrenz usw.) beschrieben. Mura Kastendieck hat in ihrem Vortrag beim vorjährigen Kongreß in Bremen eindrucksvoll auf die Bedeutung, die Chancen und Grenzen der Beziehung zwischen der Gynäkologin und ihrer Patientin aufmerksam gemacht. Noch stärker trifft dies sicher zu, wenn sich die Person mit dem Bild der Gynäkologin und der Psychotherapeutin deckt und vermischt.

Ist es besser, vielleicht sogar unbedingt notwendig, beides zu trennen? Oder kann möglicherweise das Wahrnehmen von körperlichem und seelischem Leiden als einheitlicher Prozeß die Heilung für die Patientin bedeuten?
Der vorliegende Beitrag soll die Aufmerksamkeit dafür vertiefen. Dazu gehört auch das Wahrnehmen von Chancen, die unsere „weibliche" Gemeinschaftspraxis bietet. Neben uns drei Ärztinnen (von denen zwei auch psychotherapeutisch arbeiten) gehören drei Arzthelferinnen unterschiedlichen Alters und eine Auszubildende sowie eine Hebamme dazu. Als ganz verschiedene „Frauenmodelle" begegnen wir den Patientinnen und werden von ihnen unterschiedlich wahrgenommen und erlebt.

Ich möchte dazu folgendes Beispiel berichten:
Vor mir sitzt eine junge Frau, ich nenne sie Anke, Mitte 20, gepflegt und sicher auch attraktiv. Jetzt allerdings ist sie völlig aufgelöst; zitternd und weinend ist sie kaum fähig, einen zusammenhängenden Satz herauszubringen. Aus dem, was mir an Angst, Scham und gleichzeitig Verachtung über das eigene Verhalten entgegenkommt, entnehme ich, daß es ihr bei bisherigen Frauenarztbesuchen immer so geht, daß sie ihre Ängste nicht beherrschen kann. „Es kann doch nicht wahr sein, daß ich mich so anstelle, daß ich mit 25 Jahren auch immer noch Jungfrau bin", so sind ihre Worte.
In mir wirbeln Gefühle wie Mitleid, Anteilnahme, Neugier, aber auch Ärger über dieses Ausmaß an Hilflosigkeit und Angst vor zuviel eigener Mütterlichkeit durcheinander. Der Wunsch, Hintergründe für ihr Verhalten zu erfahren, Diagnosen wie Vaginismus und Mißbrauchsverdacht und Konzepte für das weitere Vorgehen gehen mir durch den Kopf. Dann gelingt es mir, meinen aktiven Impuls, ihr jetzt als besonders einfühlsame Untersucherin gegenüberzutreten, zurückzudrängen, und ich frage sie, was sie sich für den heutigen Termin, bei dem sie ja erstmals zu mir kommt und mich sicher erst einmal kennenlernen möchte, zutraut und was sie erwartet.
Eigentlich möchte sie nur die Pille, die sie seit längerer Zeit wegen unerträglicher Regelschmerzen nimmt; aber auch da sei sie unsicher. Die Pille habe sie von einer früheren Frauenärztin eher aufgedrängt bekommen und wisse nicht, ob sie sie überhaupt nehmen will, aber ohne Pille halte sie die Regelschmerzen nicht aus. „Ich habe dann jedesmal das Gefühl, sterben zu müssen vor Schmerzen und Angst, daß etwas Schlimmes mit mir ist."
Ich verschreibe ihr die Pille und bestätige ihr, daß ich ihre Ängste und auch ihre Zweifel bezüglich der Pille wahrnehme und daß es sicher gut sei, noch ausführlicher darüber nachzudenken, was sie selbst möchte. Sie könne dazu gern wiederkommen, ebenso zu einer abdominalen Ultraschalluntersuchung, wenn die Schmerzen im Unterleib sie so stark beunruhigen und sie sich eine gynäkologische Untersuchung nicht zutraut.
Etwas erleichtert und ein klein wenig ruhiger geht sie, aber immer noch voller Scham, sich so „aufgeführt" zu haben. In mir bleibt die Frage zurück, ob es genug war, was sie mitgenommen hat, aber auch das sichere Gefühl, daß wir uns wiederse-

hen werden und daß es ein gemeinsamer Weg werden könnte, der weiterführen wird und viel Zeit braucht.

Sie kommt auch, nicht viel später, zu der angebotenen Ultraschalluntersuchung, die sie ruhiger, aber auch wieder mit Entschuldigungen und Selbstvorwürfen erlebt. Sie berichtet dabei von ihren großen körperlichen Ängsten und Verunsicherungen bei jeder minimalen Veränderung, seitdem sie erlebte, daß eine gleichaltrige Cousine an einem Malignom starb und ein Freund ebenfalls an einem Krebsleiden zugrundeging. Als ich sie frage, wie es ihr jetzt mit der Pille gehe, erzählt sie, daß sie diese doch abgesetzt habe und es so probieren wolle. „Ich will wissen, wie ich mich als Frau fühle."
Ich bin überrascht; solch eine schnelle Entscheidung mit der entsprechenden Konsequenz hatte ich nicht erwartet, und ich fühle mich ermutigt zu dem Angebot, in einem oder mehreren Gesprächen gemeinsam Ankes Ängsten nachzuspüren, ihren Ursprung zu verstehen, in der Hoffnung dadurch etwas zu verändern. Das Angebot bleibt vorerst offen.
Zwei Monate später kommt sie mit Symptomen einer heftigen Genitalmykose und entsprechenden Beschwerden zu meiner Kollegin. Die gynäkologische Untersuchung gestaltet sich schwierig, verkrampft und weinend fragt Anke auch hier: „Warum tut das bei mir so weh?" Und auch hier erfährt sie, daß eine schnelle Antwort und Lösung nicht möglich ist, aber das Angebot zu einem Gespräch bei mir oder meiner Kollegin wird von dieser wiederholt.
Noch mehrfach pendelt Anke mit verschiedenen gynäkologischen Beschwerden zwischen meiner Kollegin und mir hin und her, bevor sie sich entscheidet und das Gesprächsangebot bei mir annimmt.

Aus ihrem Leben berichtet sie vorrangig von ihrer Beziehung zur Mutter, die sie als steril, emotionslos und rundum kontrollierend ohne echte Zuwendung erlebt, der Vater bleibt dagegen blaß im Hintergrund. Die Mutter lebt und verkörpert in der Familie auch die strengen Gebote und Verbote der Religionsgemeinschaft, zu der die Familie trotz offiziellem Verbot in der DDR-Zeit gehört und deren Gesetzen sich auch Anke unterwirft. Es fällt ihr schwer, von dieser Gemeinschaft und ihrer ambivalenten Beziehung zu ihr zu sprechen. Die erheblichen Schwierigkeiten, ihren Weg zur Frau zwischen Gehorsam und Auflehnung, zwischen ihren kräftig angelegten Triebimpulsen einerseits und strengen Kontrollmechanismen andererseits zu finden, kann ich nun gut nachvollziehen. Einerseits ist da der starre Rahmen, der ihr eine Rolle als Frau zuschreibt, gegen die sie sich auflehnt, deren Inhalte sie als fragwürdig und verlogen erkennt und innerlich dagegen rebelliert. Andererseits braucht sie den festen Halt, die tief verinnerlichten Regeln und Gefühlsinhalte, die Sicherheit und Geborgenheit geben und deren Infragestellung sie tief ängstigen. Diese Ängste, die ihren Wunsch nach Veränderung immer wieder zunichte machen wollen, kann ich nun besser verstehen. Nicht zuletzt aus in mancher Hinsicht ähnlichem biographi-

schen Hintergrund fühle ich mich ihr nah und bin überzeugt, sie als Psychotherapeutin gut begleiten zu können.
Ich schlage ihr eine Therapie vor, auf die sie sich am Ende der Probesitzungen zögernd einläßt – mit großem Wunsch nach Veränderungen, aber auch erheblichen Zweifeln, ob sie sich mir anvertrauen könne.

Nachdem sie sich auf die Therapie eingelassen hat, richtet sie all ihre Sehnsucht nach einer liebevoll-gewährenden Mutter in einer starken positiven Übertragung auf mich. Idealisierungen und Wünsche, mich nie als Gynäkologin zu verlieren, tauchen ebenso auf wie versteckte Phantasien, in denen sie sich als meine Tochter wünscht.
Wir sind am Beginn einer intensiven therapeutischen Arbeit, als Beschwerden auftreten, die sie nicht nur subjektiv wiederum beunruhigen, sondern auch eine gynäkologische Untersuchung notwendig machen. Ich fühle mich in einem Zwiespalt: einerseits möchte ich den Schutzraum, den sie notwendig braucht, um eigene Wünsche zu erspüren, nicht vorzeitig zerstören, andererseits ahne ich mehr Stärke in ihr, die Auseinandersetzung braucht.
So biete ich ihr an, zur gynäkologischen Untersuchung zu meiner Kollegin zu gehen, wohl wissend und auch vermittelnd, was ich damit von ihr verlange.
Ihre Reaktion darauf stürzt mich wieder in Zweifel, ob dieser Schritt zu diesem Zeitpunkt richtig war: Es geht ihr schlecht; nächtliche Angstanfälle und Weinkrämpfe, ein Anruf bei mir zu Hause und ein Brief, in dem ihr die Schilderung ihrer gegenwärtigen Gefühle deutlicher als im Gespräch gelingt, zeigen mir ihre Angst und ihre Scham, durch Ablehnung verletzt zu werden, ihre Unsicherheit als Frau und Mensch.
Unsere Auseinandersetzung mit diesem Thema geht über längere Zeit. Die körperlichen Beschwerden trägt sie weiter als Beunruhigung mit sich herum. Erst allmählich gelingt es ihr, die Gefühle, die die phantasierte Begegnung mit meiner Kollegin in ihr auslöst, deutlicher und differenzierter wahrzunehmen. Sie erlebt sie als kraftvolle, direkte und ganz andere Frau als mich und fühlt sich ihr nicht gewachsen. Nun kann sie auch Wut auf mich wahrnehmen, weil ich ihr so etwas zumute und mich damit in die Nähe der strengen Mutter begebe.
Offenbar bringt ihr die Auseinandersetzung damit aber auch einen neuen Freiraum: sie verliebt sich – unter den Augen ihrer Religionsgemeinschaft und mit dem gleichzeitigen Wunsch, sich von dieser Kontrolle zu befreien. Die starken Ambivalenzen, die die neuen Gefühle und sexuellen Wünsche in ihr hervorrufen, spiegeln sich unübersehbar körperlich wieder: Eine Scheidenentzündung mit heftigem Jucken und Brennen lenkt sie nicht nur deutlicher auf ihre Wünsche hin und stellt gleichzeitig ein inneres Stopschild auf, sondern diesmal führt sie sie auch zur gynäkologischen Untersuchung und Behandlung zu meiner Kollegin.
Mich testet sie in dieser Zeit sehr stark, sucht Sicherheit und Erlaubnis für die neuen sie ängstigenden Gefühle und Impulse, ein Übungsfeld, diese auszudrücken. Ich bin Zielscheibe ihres Ärgers, nicht genügend auf das Leben als Frau vorbereitet zu sein und wiederum Testperson, wieviel sie sich trauen darf an Genuß ohne Angst vor

Bestrafung, an aggressiven Gefühlen, ohne abgelehnt zu werden. Ihre große Scheu, sich auszudrücken, der übermächtige Wunsch, wortlos verstanden zu werden und die Angst, aufgrund solcher Wünsche könne ich sie ablehnen, sind immer wieder Thema in unserer Beziehung. Sie zeigen mir, wie ähnlich unsicher sie sich in der entstehenden Partnerschaft fühlt und um Sicherheit ringt.

Gleichzeitig verändert sich allmählich ihr äußeres Bild: lockere, erotisch ansprechende Kleidung, lackierte Fußnägel und eine andere Haarfrisur zeugen von ihrem veränderten Sichwahrnehmen. Erstmals spricht sie davon, daß sie die Regelblutung als etwas Schönes erlebe. Trauer darüber, dies früher nie vermittelt bekommen zu haben, kann sie zulassen, und erste Vorstellungen, selbst einmal Kinder haben zu können, tauchen auf – auch wenn diese Vorstellungen noch mit viel Angst und Abwehr verbunden sind.

Ihr Wunsch nach Verordnung der Pille, diesmal nun zur Schwangerschaftsverhütung, führt sie wiederum zu meiner Kollegin. Danach sagt sie mir: „Ich habe mich wie eine erwachsene Frau benommen" und „Eigentlich kann man mit Frau Dr. H. richtig gut reden".

Mein zwiespältiges Empfinden, daß die Therapie – oder erst ein Teil davon? – geschafft sei, bestätigt sie unaufgefordert mit der Ankündigung ihrer Heirat und dem Wunsch nach Beendigung der Therapie. Sie reflektiert, daß noch vieles offenbleibt, z.B. ihre Unsicherheit in bezug auf eigene Aggressivität, aber sie macht auch deutlich, daß sie damit jetzt allein zurechtkommen will und wird. Meine plötzlich auftauchenden mütterlich-festhaltenden Gefühle und die natürlich nicht ausgesprochene Sorge, sie könne sich zu früh abgenabelt haben, muß sie doch gespürt haben. Sie macht die Abnabelung noch endgültiger, indem sie in der letzten Stunde ankündigt, daß sie als gynäkologische Patientin weiter zu meiner Kollegin gehen möchte. „Ich hätte jetzt Scheu, als Patientin weiter zu Ihnen zu kommen" – so ihre Worte.

Die Vorstellungstermine bei meiner Kollegin im ersten Jahr nach Therapieende sind zunächst in relativ kurzen Abständen alle vier bis acht Wochen. Ankes Anliegen sind Unterbauchschmerzen, Pilzinfektionen oder die Angst, daß ihre Brust durch die Pille größer werden könnte.

Die gynäkologische Untersuchung ist nun ohne Probleme für Anke möglich, und die Demonstration ihrer Genitalorgane im Ultraschall bringt ihr weitere Sicherheit. Die Untersuchungsabstände vergrößern sich auf drei bis sechs Monate.

Im Januar 1996 möchte sie die Pille absetzen; als Gründe nennt sie Angst vor Thrombose oder Brustkrebs. Auf evtl. Kinderwunsch angesprochen, erzählt sie verlegen, daß sie und ihr Mann sich eigentlich ein Kind wünschen, die Vorstellung der Geburtsschmerzen sie aber sehr ängstigt. Meine Kollegin zeigt Verständnis für diese Ängste. Sie erklärt Anke die Möglichkeiten der Geburtsvorbereitung und der Spinalanästhesie und ermutigt sie, das Thema Kinderwunsch ein Stück weit offen zu lassen. Nachdem sie über die Möglichkeiten der natürlichen Familienplanung gesprochen haben, nimmt Anke ein Pillenrezept mit und will es sich überlegen.

Nach einem halben Jahr kommt sie mit mehreren Basaltemperaturkurven wieder, die sie etwas unsicher meiner Kollegin zeigt. Als diese ihr bestätigt, daß die meisten davon eindeutig biphasisch sind und demzufolge wahrscheinlich eine Schwangerschaft eintreten könne, wenn sie das möchte, ist Anke sehr entlastet. Sie fühlt sich ohne Pille wesentlich wohler und möchte weiter so verhüten. Einer möglichen Schwangerschaft sieht sie gelassener entgegen.

In den zwei Jahren nach Ende der Psychotherapie setzt sich Anke also weiterhin intensiv mit ihrem Frausein auseinander, braucht dabei aber immer weniger die Stützung und Begleitung durch ihre Frauenärztin.
Mit Erstaunen, Freude und sicher auch etwas Stolz konnten wir bei Anke erleben, wie aus einer überaus ängstlichen, unsicheren jungen Frau in drei Jahren eine Frau wurde, die sich bei uns jeweils das holte, was sie für sich brauchte, und die mehr und mehr Verantwortung für sich und ihr Frausein übernehmen kann.

Literatur

Dmoch,W. (1991): Verwirklichung der psychosomatischen Einstellung in der Praxis. In: Fervers-Schorre, B., Dmoch, W. (Hrsg): Psychosomatische Gynäkologie und Geburtshilfe 1991/92. Heidelberg (Springer), S. 9-26.

Kastendieck,M.(1996): Erotik zwischen Frauenärztin und Patientin. Vortrag bei der 25.Jahrestagung der DGPGG Bremen 1996.

Prill,H.-J. (1964): Psychosomatische Gynäkologie. München (Urban & Schwarzenberg).

Aktuelle Gründe zur Ablehnung der weiblichen Identität bei Patientinnen mit Eßstörungen

Carmen Dietrich

Die Anregung für das Thema dieses Vortrages bzw. die Lust zur Auseinandersetzung mit dem Problem der Eßstörung erfuhr ich in der Charité im Rahmen einer Ringvorlesung. Christina von Braun, eine Publizistin, referierte über die Hysterie als Krankheit des Gegenwillens und schlug in ihren Ausführungen den Bogen zur Eßstörung als Nachfolgerin der Hysterie oder besser gesagt als gewandeltes Bild der Hysterie.

Zu dieser Zeit waren mir in der psychotherapeutischen Praxis viele Patientinnen mit Eßstörungen begegnet. Wie so oft, wenn mir eine Häufung von bestimmten Krankheitsbildern auffällt, war ich geneigt, die Ursachen in der Veränderung der soziokulturellen Umgebung zu suchen.

Die Ursache schien mir in dem Frauenbild zu liegen, das mit den Segnungen der neuen Freiheit in den Osten Deutschlands gelangte: nicht mehr tüchtig, brav und ordentlich, sondern vor allem schlank, schön, verführerisch und dennoch irgendwie unantastbar sollte die Frau jetzt sein – wieder einmal ein Bild, dem die Frauen und Mädchen mit selbstzerstörerischem Aufwand zu gleichen versuchten? So lag es nahe, die Häufung der anorektischen Eßstörungen als verunglückte Form der Anpassung an ein künstlich etabliertes Frauenbild zu erklären.

Allerdings geriet ich in Schwierigkeiten mit den herkömmlichen Postulaten der Psychopathologie und Psychodynamik, die sich als nicht recht brauchbar erweisen sollten.

Weder war bei diesen Patientinnen eine prämorbide Pesönlichkeitsstruktur noch eine Ich-Schwäche oder Angst vor sexuellen Kontakten festzustellen. Auch kamen die Mädchen oder jungen Frauen freiwillig zur Behandlung, was auf ein eigenes Anliegen schließen läßt. Vereinbarte Termine wurden gewissenhaft eingehalten, Kooperationswille war spürbar. Die den Anorektikerinnen zugeschriebene Verleugnung ihres Leidens offenbarte sich eher als tiefe Scham über ihr so-Handeln-müssen.

Der Erklärungsansatz von Christina von Braun in bezug auf die Anorexie gestattet eher, den Patientinnen in ihre Einsamkeit zu folgen, ihre Körpersprache zu verstehen und sie im Prozeß der Genesung zu begleiten.

Zum Verständnis ihrer Ansichten soll zunächst kurz auf ihre Sicht der Hysterie eingegangen werden, um die Ähnlichkeit der beiden Erkrankungen darzustellen. Hysterie ist als Form der Verweigerung zu verstehen. Verweigert wird die Unterwerfung unter die Präfiguration, die aber gleichzeitig perfekt imitiert wird.

Dem Konstrukt der abendländischen Kultur, dem Beschreiben des Funktionierens der Natur und den wissenschaftlichen Erklärungsmodellen widersetzten sich die Hysterikerinnen zu Beginn unseres Jahrhunderts unbewußt, aber deutlich im Ausdruck des Körpers als das andere Prinzip, das Geschlechts- und Sexualwesen Frau.

Sinnlich wahrnehmbar, aber nicht durch den Logos zu erklären, wenn auch seiner Zuschreibung folgend, diese aber gleichzeitig zur Karikatur erhebend.

Charcot und Freud haben hysterische Reaktionsweisen beobachtet und studiert, aber meist nicht erkannt, wenn man Erkennen im alttestamentarischen Sinne meint: Annehmen des anderen im Du, als den anderen, den Fremden, also nicht als Einverleiben des Unbekannten ins eigene Ich.

Allen Hysterietherapien war gemeinsam die Unterwerfung des weiblichen Körpers unter eine fremde Verfügungsgewalt, sanft mit Theorien und Zuschreibungen, gewalttätig mit Eierstockskompression, Operationen, Fesselungen usw.

Offenbar wurden die Symptome der Hysterie und ihre Trägerin mehr als eine Herausforderung gesehen, die es zu meistern galt, als ein Mensch, der an sich und der Welt litt. Als ähnliche Herausforderung könnte die Anorektikerin auf ihre Umgebung und damit auch auf ihre Therapeuten wirken.

Christina von Braun schreibt: „In den Überflußgesellschaften mit ihrer synthetischen Produktion von Nahrung und Nahrungsüberschüssen wird der Hunger, die Weigerung zu essen, zu einer effizienten Waffe ...“.

Anorektischen Patientinnen wird wie einst den Hysterikerinnen böser Wille nachgesagt, Hang zur Lüge und Manipulation ihrer Umgebung.

Die Patientinnen, die mir begegneten, zeichneten sich jedoch durch Eigensinn, Willensstärke, geistige Regheit und Liebe zur Wahrhaftigkeit aus. Sie waren oft sehr vitale und wilde Mädchen gewesen. Die ihnen zugeschriebene Weigerung zum Erwachsenwerden konnte ich nicht so recht nachvollziehen, sie wirkten vernünftig und wissend. Eher hatte ich den Eindruck, daß sie das Klischee der Weiblichkeit ablehnten, das sie meinten, mit dem Reifen der weiblichen Körperform erfüllen zu müssen.

Meine erste therapeutische Begegnung mit einem magersüchtigen Mädchen ist mir noch gut in Erinnerung. Die Frage, warum sie sich so dünn gemacht habe, faszinierte die Patientin ganz offensichtlich und war, wie sie viel später erzählte, als echte Neugier, nicht als Besorgnis empfunden worden. Besorgnis könne sie ganz einfach nicht mehr ertragen, weil sie dahinter den ganzen Ärger ihrer Mutter spüre, deren fettes Essen sie ankotze.

„Ich weiß noch gar nicht, was für eine Frau ich werden will, aber auf keinen Fall will ich leben wie meine Mutter.“ Diese Worte hörte ich öfter.

Desgleichen fiel es den Patientinnen schwer, ihre Mutter als Frau zu beschreiben. In den meisten Fällen waren die Mütter trotz Ausbildung nicht berufstätig oder hatten trotz beruflicher Belastung alle Kraft der Familie geopfert, waren in der Rolle der Versorgerin als Frauen verblaßt.

Nach Selvini Palazzoli nimmt dieses Verblassen eine von drei bestimmten Formen an:

- widerwillige Anpassung
- märtyrerhafte Anpassung
- totale Hingabe, die sich in Intoleranz, Perfektionismus und Ritualen ausdrückt

Die Rolle der hingebungsvollen Mutter wird gespielt, aber mit einem offenen oder stummen Widerwillen, der von den Töchtern als Unzufriedenheit wahrgenommen wird.

Nicht die Mutter direkt wird von der Magersüchtigen bekämpft, sondern ihre künstliche Rolle als Garantin der Scheinharmonie, die die Frau als Sexualwesen so verblassen läßt. Andererseits führt die Anorektikerin das gleichfalls künstliche Bild der schönen schlanken Frau als begehrenswertes Sexualwesen durch ihre Magerkeit ad absurdum.

Sie rettet sich als Wesen, als Ich, in die Verweigerung der beiden künstlichen Bilder. Sowohl die erlebte Rolle der emsigen Versorgerin als auch die des neuen künstlichen Sexualobjektes sind für die anorektischen Patientinnen nicht lebbar, und das sollten wir ihnen zugute halten.

Ihre verzweifelte Frage könnte lauten: Wie kann ich mein Ich erhalten und Frau werden?

Literatur

Braun, von, C. (1995): Nicht ich, (Verlag Neue Kritik).

Der Weg der GPGG von der Gründung bis heute – ein Ringen um Anerkennung

Klaus Herold

Die Geschichte der „Gesellschaft für psychosomatische Gynäkologie und Geburtshilfe" (GPGG) in den neuen Bundesländern reicht bis in die 70er Jahre zurück. Im folgenden wird in großen Zügen dargestellt, wie eine Gruppe von Gynäkologen in einer Arbeitsgruppe zusammenfand, um psychosomatisches Denken und Handeln in das Fachgebiet einzubringen. Berichtet wird von den frustranen Versuchen, Gehör bei den etablierten Professoren zu finden und schließlich anhand der abgehaltenen Symposien etwas von den schrittweisen Erfolgen. Bereits seit den 60er Jahren fanden in der DDR regelmäßige Psychotherapie-Tagungen statt, die vorwiegend von Internisten und Psychiatern getragen wurden. Es gab weiterhin Fortbildungskurse unter der Regie der „Akademie für Ärztliche Fortbildung" in Ostberlin. Die Sozialhygieniker veranstalteten in zweijährigem Abstand gut besuchte Tagungen ausgehend von der Kontrazeptionsberatung. Als Paul Franke Ende 1979 dann zu einer konstituierenden Sitzung einer Arbeitsgruppe nach Magdeburg einlud, hatten die Gründungsmitglieder untereinander schon mehrfach persönlichen und schriftlichen Kontakt gehabt. Zwei Kollegen hatten bereits einen zusätzlichen Facharzt für Psychotherapie erworben.
Als Aufgaben wurden formuliert:

- das ambulante psychotherapeutische Gespräch
- die biographische Anamnese
- das Arzt-Patienten-Verhalten
- die Integration der biopsychosozialen Betrachtungsweise in der täglichen Arbeit
- das autogene Training

In den folgenden Monaten wurden Gespräche geführt mit dem Ziel, als Arbeitsgruppe der „Gesellschaft für Gynäkologie der DDR" anerkannt zu werden – leider ohne Erfolg. Dafür nahm die „Gesellschaft für Ärztliche Psychotherapie" die Arbeitsgruppe für mehrere Jahre unter ihre Fittiche. Zu erwähnen ist an dieser Stelle das Wirken von Professor Prill, Bad Godesberg, der durch Vorträge in Jena 1981 und auch in Magdeburg 1983 für die psychosomatische Betrachtungsweise sensibilisierte und auch später in einem umfangreichen Briefwechsel immer wieder einzelnen Mitgliedern Mut machte. Erste eigene Vorträge konnten schließlich 1983 auf einer Perinatologen-Tagung in Halle gehalten werden. Es war jene Zeit, in der die Technik im Kreißsaal die persönliche Betreuung der Gebärenden zu verdrängen drohte.

Die Gruppe traf sich jetzt zweimal jährlich zum gegenseitigen Erfahrungsaustausch an verlängerten Wochenenden. Dabei wurden eigene Untersuchungsergebnisse besprochen und dann auf zahlreichen Regionalveranstaltungen und auch auf den späteren Symposien vorgetragen. Jedes Vorstandsmitglied kann für sich in Anspruch nehmen, auf den Symposien stets mit eigenen Beiträgen präsent gewesen zu sein. Da auch jedes Mitglied ein eigenes Arbeitsgebiet fand, gab es keinerlei ernsthafte Kompetenzprobleme. Welches waren die Arbeitsgebiete? Paul Franke war eingebunden in ein Forschungsprojekt „Psychonervale Störungen in der Medizin" speziell Sterilität, Blasenentleerungsstörung, sekundäre Amenorrhoe. Wichtig war ihm auch, daß Hebammen, Krankenschwestern und Fürsorgerinnen psychosomatisch zu denken lernten. Er hielt zahlreiche Vorträge bei Kongressen dieser Berufsgruppen, aber auch bei den Psychotherapeuten selbst, um ihnen das Anliegen unseres Faches verständlich zu machen. Lange Jahre leitete er die psychosomatische Abteilung der Magdeburger Frauenklinik. Ich selbst bemühte mich als ambulant tätiger Gynäkologe um die Einführung von psychologischen Fragebögen in der täglichen Sprechstunde, insbesondere bei Sterilität, bei Frühgeburtsbestrebungen und für Frauen im Klimakterium.

Mehrere Veröffentlichungen erfolgten im „Zentr. bl. Gynäk."

Roger Kirchner wandte sich von Anfang an methodischen Fragen zu. Er untersuchte die Dynamik von Paargruppen, aber auch die triadische Beziehung Arzt-Patientin-Hebamme im Kreißsaal. Auch die Entwicklung des ersten Trainingsprogramms für einem Grundkurs 1985 und Aufbaukurs 1986 stammte von ihm. Peter Knorre konnte in mehrjährigen Untersuchungen den Einfluß der primär gestörten Persönlichkeit auf eine idiopathische Sterilität nachweisen. Die Ergebnisse sind in „Gebh. u. Frauenheilk." 1984 veröffentlicht. Der psychosomatische Hintergrund von Fluor, Dysmenorrhoe und pelvic congestion als Körpersprache wurde von ihm immer wieder betont. Kritisch setzte er sich besonders auseinander mit der Rolle des Arztes als omnipotentem Helfer. Vielleicht hat man noch seinen Vortrag auf dem ersten Gynäkologentag beim 50. Kongreß in München in Erinnerung. Der Titel lautete „Frauenarzt – ein familienfeindlicher Beruf?".

Arndt Ludwig ist ein analytischer Psychotherapeut. Er leitete mehrere Jahre die psychosomatische Abteilung der Zwickauer Frauenklinik. Er hat intensiv gearbeitet über die möglichen depressiven Folgen nach Kindesverlust, nach Abort oder Schwangerschaftsabbruch. Kritisch betrachtet er die häufig formale Durchführung der Schwangerschaftskonfliktberatung, ebenso wie die merkantile Zunahme von in-vitro-Fertilisation und intracytoplasmatische Spermieninjektion, die ohne psychologische Diagnostik und Untersuchung selbst bei einer Beziehungsstörung der Partner erfolgt. Gemeinsam mit Prof. Petersen hat er sich zur Neuformulierung des § 218 geäußert. Daß er auch die Traumdeutung beherrscht, konnte ich selbst mehrfach erfahren.

Bei einem Arbeitstreffen schlug Paul Franke vor, mit einem eigenen Symposium an die medizinische Öffentlichkeit zu treten. Dabei war es ein großer Glücksumstand, daß er in seinem damaligen Chef Prof. Dr. Lindermann (Direktor der Frauenklinik an der Medizinischen Akademie Magdeburg) einen wohlwollenden Förderer fand. Das Yin-Yang-Zeichen als Logo für die Tagung und für die Arbeitsgruppe wurde von Paul Franke vorgeschlagen und vom Vorstand bestätigt.

Mit 170 Teilnehmern und 33 Vorträgen war das erste Symposium 1984 in Magdeburg so gut aufgenommen worden, daß weitere Symposien in zweijährigen Abständen stattfanden. Die Schriftstellerin Christa Wolf ging in ihrem eindrucksvollen Festvortrag der Frage nach: „Macht Liebesentzug krank?" Auch beim zweiten und dritten Symposium wurde der Festvortrag von einer Schriftstellerin gehalten. Helga Schütz warf die Frage auf, ob eigene Ängste die Ursache sind, wenn sich die Ärzte nicht selbst artikulieren. Wir haben uns dieser Frage gestellt und in den Jahren 1985 und 1988 mehrtägige Gesprächsrunden mit Gruppen von Schriftstellerinnen gehabt, um zu erfahren, „Wie seht Ihr uns – wie sehen wir Euch?"

Auf unseren Symposien haben wir das gesamte Spektrum psychologischer Probleme von Geburtshilfe bis Onkologie und Sterbebegleitung abgehandelt. Bedeutsam waren auch ab 1991 Stellungnahmen zu § 218, zu der hohen Zahl gewünschter Sterilisationen (die in der DDR verboten waren) und Zunahme funktioneller Störungen aufgrund der steigenden Arbeitslosigkeit. Dazu muß man wissen, daß 98% der weiblichen Bevölkerung in der DDR berufstätig war. Die depressive Stimmung machte sich ebenfalls in einem Geburtenrückgang um 70% bemerkbar. Eine ganz wichtige Seite unserer Aktivität waren seit Mitte der 80er Jahre Grund- und Aufbaukurse, die in der Methodik an Empfehlungen der Psychotherapeutischen Gesellschaft angelehnt waren. Nach dem ersten Grundkurs 1985 arbeiteten die Frauenärztinnen Karin Krug, Roswitha Paech, Carmen Presch, Martina Rauchfuß, Dorothea Schuster und schließlich Carmen Dietrich in der Arbeitsgruppe aktiv mit und trugen zu den Symposien hervorragende und emotional berührende Fallberichte vor. Die letzten drei Symposien in Wernigerode, Weinböhla bei Dresden und in Eggersdorf bei Berlin wurden von diesen Frauenärztinnen mit vollem Erfolg organisiert. Carmen Presch hat die Zusatzbezeichnung Psychotherapie noch vor 1990 erworben und gestaltet jetzt gemeinsam mit Arndt Ludwig Grund- und Aufbaukurse in den neuen Bundesländern, die seit 1994 auch vom Berufsverband empfohlen und im „Frauenarzt" angezeigt werden.

Die abgehaltenen Symposien und Kurse zeigten im Laufe der Jahre schließlich doch eine gewisse Wirkung bei den offiziellen Stellen. 1988 führten wir erneut Gespräche mit dem Präsidenten der DDR-Gynäkologen-Gesellschaft. Auslöser war vielleicht eine weitere Initiative von Prof. Prill, der gemeinsam mit Prof. Teichmann zur Jahrestagung der DGPPG nach Göttingen einlud. Aufgrund des bestehenden Reiseverbotes war keinem von uns eine Teilnahme möglich. Wir erreichten aber immerhin die Zusage, auf dem für Dezember 1989 in Leipzig geplanten DDR-Gynäkologen-Kongreß ein eigenes Rundtischgespräch mit Statements veranstalten zu dürfen. Daß zu diesem Zeitpunkt die Grenzen offen sein würden, konnte niemand ahnen. Die Veranstaltung wurde von weit über 150 Teilnehmern besucht. Mit Freude konnten wir Prof. Prill und Prof. Petersen begrüßen. Ebenso freudig wurde die von ihnen überbrachte Einladung zur Jahrestagung in München entgegengenom-

men. Die finanzielle Unterstützung und die individuelle Betreuung sind in noch guter Erinnerung. Im Frühjahr 1990 traf sich der Vorstand zu einer Klausurtagung, um die Befindlichkeit und die neue gesamtdeutsche Situation einzuschätzen. Dabei stellte sich heraus, daß eine eigene Identität nur bei gleichberechtigter Ost-West-Kooperation aufrecht erhalten werden kann. Die logische Folge war die Umbenennung in „Gesellschaft für psychosomatische Gynäkologie und Geburtshilfe" (GPGG), was die Mitgliederversammlung anläßlich des zehnjährigen Bestehens der bisherigen AG in Schöneck/Vogtland Mitte Dezember 1990 auch bestätigte. Prominentester Gast war die damalige Präsidentin Frau Fervers-Schorre. Vorträge hielten Prof. Richter und Prof. Diederichs. Aber auch Prof. Stauber und Prof. Petersen bereicherten auf den weiteren Symposien in Schiercke und Schwerin nicht nur das Programm, sondern bestätigten auch den eingeschlagenen Weg der Selbstfindung. Regelmäßige Kontakte zur DGPGG (jetzt unter Prof. Kentenich) anerkannten die gegenseitige Mitgliedschaft und führten 1994 zu einem Kooperationsvertrag der beiden Gesellschaften. Angedacht wurde eine spätere Regionalisierung in allen Bundesländern ähnlich den gynäkologischen Gesellschaften. Aus verschiedenen Gründen scheint es dafür im Moment noch zu früh zu sein.
Auf dem achten Symposium kam es nun zu einer organisatorischen Neuorientierung. Paul Franke kandidierte schweren Herzens nach 17-jähriger Tätigkeit nicht wieder für den Vorsitz, um der nächsten Generation Platz zu machen. Die neue Vorsitzende Carmen Dietrich hat die volle Unterstützung der Mitglieder und des Vorstandes. Des weiteren wurde die 1990 umbenannte Gesellschaft innerhalb der DGPGG regionalisiert als „Ostdeutsche GPGG". Sie wird ihre Symposien weiterhin ausschließlich in den neuen Bundesländern abhalten. Gleichzeitig wurde der Austritt aus der internationalen ISPOG beschlossen.
Die nächste Tagung ist geplant. Sie wird Ende 1997 in Ballenstedt im Harz stattfinden. Es soll auch versucht werden, die Vorträge wieder einmal als Broschüre zu drucken. Dies ist bisher nur für die ersten drei Symposien gelungen. In der DDR war die Papierknappheit ein Problem. Noch schwieriger war es aber, eine Druckgenehmigung zu erhalten. So liegen diese drei Symposien nur als billigster Maschinendruck vor. Immerhin ist der Inhalt so interessant, daß ein Antiquariat in Regensburg gern einen größeren Posten aufgekauft hätte. Aufgrund der geringen Auflage konnte diesem Wunsch nicht entsprochen werden. Es ist jedoch ermutigend festzustellen, daß manches doch Bestand hat, was damals auf den Weg gebracht wurde.

Literatur

auf Anfrage beim Verfasser

Die Weiterbildung zum psychosomatischen Gynäkologen – ein (etwas) anderer Weg zum gleichen Ziel

Arndt Ludwig

Seit sich die wenigen an Psychosomatik interessierten Gynäkologen am 16. November 1979 auf Einladung und Initiative von Paul Franke in Magdeburg zur Gründungsversammlung der Interessengemeinschaft „Psychosomatische Gynäkologie und Geburtshilfe" zusammenfanden, sollte das für den Anfang „Typische" eigentlich bis heute bestimmend bleiben.

Es war sozusagen eine Gründung „von unten", d.h. keiner der Gründungsmitglieder hatte eine entsprechend gewichtige Stimme an einer Hochschule oder Universität, geschweige denn Einfluß. Keiner war damals in der Position eines Chefarztes, einige Mitglieder befanden sich noch in der Weiterbildung zum Facharzt. Alle waren mit der praktischen und klinischen Tätigkeit vertraut, aber auch irgendwie unzufrieden mit der bisherigen Arbeit. Die führenden Vertreter hatten bereits eine fundierte psychotherapeutische Ausbildung absolviert oder waren dabei, sie abzuschließen. Damals herrschte so etwas wie Aufbruchstimmung .

Während es lange dauerte, bis die eigentliche Muttergesellschaft, die Gesellschaft für Gynäkologie und Geburtshilfe der DDR, der Arbeitsgruppe überhaupt Existenzberechtigung einräumte, war diese in der Gesellschaft für Ärztliche Psychotherapie keineswegs stiefmütterlich gelitten, sondern freudig aufgenommen worden und gern gesehen. Von Beginn an setzte die Arbeitsgruppe ihren Schwerpunkt in der Weiter- und Fortbildung und erarbeitete ein über die Jahre sich bewährendes Qualifizierungsprogramm.

Zum Verständnis einige Bemerkungen zur damaligen Situation der Psychotherapielandschaft in der DDR. Zum Gründungszeitpunkt sollte das unter der Federführung von Kurt Höck (1974, 1979) ausgearbeitete sogenannte abgestufte System der Diagnostik und Therapie neurotischer Störungen in die Praxis umgesetzt werden, ein praktikabler und vielversprechender Ansatz.

Die Stufe I, die Basis der Versorgung, lag bei den praktischen Ärzten und Betriebsärzten, die befähigt werden sollten, Neurosen und psychosomatische Störungen zu diagnostizieren, leichte Störungen selbst zu behandeln, mittelschwere und schwere Störungen zu erkennen und an qualifizierte Stellen der Stufen II und III, die mit Fachpsychotherapeuten besetzt waren, weiterzuleiten.

Es galt dabei, im Rahmen der Stufe I den Arzt zu befähigen, eine symptom- und konfliktzentrierte Kurzexploration und bei einfachen Neuroseformen und psychosomatischen Störungen (70%) eine symptom- bzw. konfliktzentrierte Psychothera-

pie selbst durchführen zu können (Gesprächspsychotherapie nach Rogers und Tausch, Psychagogik, AT, Hypnose u.a.).
Die Fortbildung erfolgte durch entsprechende Kursangebote häufig über die Akademie für Ärztliche Fortbildung der DDR oder durch die Gesellschaft für Ärztliche Psychotherapie. Für die Gynäkologen übernahm unsere Arbeitsgruppe diese Aufgabe. Die Ausbilder selbst hatten eine fundierte psychotherapeutische Ausbildung nachzuweisen. Ihr Wirken war wesentlich durch die Selbsterfahrungskommunitäten geprägt und beeinflußt.
Die für die psychotherapeutische Ausbildung so wichtige Selbsterfahrung war weniger eine dyadische, sondern vorrangig eine Gruppenselbsterfahrung nach dem Modell der intendierten dynamischen Gruppenpsychotherapie nach Kurt Höck (1981).
Mehrere Kleingruppen bildeten eine Selbsterfahrungskommunität, die drei bis vier Jahre zusammenblieb, sich in größeren Abständen für jeweils zehn Tage zusammenfand, um sich miteinander zu erfahren. Diese Kommunitäten boten gute Möglichkeiten sich in einem über Jahre laufenden Prozeß mit den interpersonalen und intrapsychischen Einstellungen, Haltungen und Konflikten auseinanderzusetzen und sich zu entwickeln.
Es ist hier nicht der Ort einer umfassenden Wertung und Kritik, aber eines erscheint mir deutlich, daß die westdeutsche Psychotherapieausbildung bisher stärker das Individuum in den Mittelpunkt gestellt hat, während es im Osten die Gruppe, die Gemeinschaft war, auf die zentriert wurde. Natürlich spiegeln sich hierin auch die gesellschaftlichen Verhältnisse wider, und ich verkenne nicht, daß einerseits Gruppen mißbraucht werden können, um einzelne Menschen auf Linie zu trimmen und individuelle Entwicklungen an rigiden Gruppennormen scheitern können, andererseits eine Betonung individueller Ziele und Bedürfnisse zu einem Verlust von Verantwortung, Solidarität und Bezogenheit führen können. Sich seine Individualität innerhalb einer Gruppe zu bewahren und weiterzuentwickeln, ohne die Bezogenheit zur Gemeinschaft und die Verantwortung für das Ganze zu verlieren, scheint eine notwendige gesellschaftliche Aufgabe angesichts der zu meisternden Krise. Hier könnte der Westen etwas von der Bezogenheit des Ostens lernen, wenn der sie nicht schon längst verloren hätte.
Jedenfalls sind damit kurz die Wurzeln, die Ursprünge unseres psychosomatischen Kurssystems beschrieben. Neben dem Kommunitätsgedanken sind die Therapeutischen Basisvariablen in Anlehnung an Rogers und Tausch, für die ärztliche Praxis von Geyer und Blatz (1982) bearbeitet und für die gynäkologische Sprechstunde von Kirchner (1986) modifiziert, Grundlagen für das Modell.

Die weiteren Ausführungen sind in drei Abschnitte gegliedert:

1. *Übersicht über Organisationsform und Statistik*
2. *Inhaltliche Aspekte*
3. *Der Erlebnis- und Selbsterfahrungsaspekt*

ad 1: Die Gesellschaft trennt Tagungen und Symposien von den Kursprogrammen zur Fort- und Weiterbildung. Auf den kleinen Arbeitstagungen mit meist familiärem Charakter wird sehr ausgiebig über die praktische Arbeit, aber auch über Wissenschaft und Forschung diskutiert.
Die sehr arbeitsintensiven Ausbildungskurse finden etwas abseits entweder im Vogtland oder jetzt immer öfter im Harz statt. Seit 1988 bin ich in der Gesellschaft zuständig für die Fort- und Weiterbildung.
Dabei waren mir die Einhaltung des Rahmens und die Haltung der Ausbilder ein besonderes Anliegen. Aus den Erfahrungen mit Selbsterfahrungsgruppen, aus der psychotherapeutischen, aber besonders aus der analytischen Arbeit möchte ich die Bedeutung eines klaren Settings auch für die „kleine Ausbildung" unterstreichen. Ein klares Setting hat nichts mit Rigidität oder Dogmatik zu tun, sondern ist für mich die Voraussetzung für eine gute psychosomatische und psychotherapeutische Arbeit.
Ein klares Setting bietet einerseits Halt, Sicherheit und Orientierung und andererseits aber auch Reibungspunkte und Möglichkeiten für die Entfaltung bestehender Konflikte.
Nur in einem sicheren Rahmen mit einer angemessenen Abstinenz der Trainer kann sich etwas entfalten, zeigen, deutlich werden, und das gilt eben nicht nur für die große Psychotherapieausbildung.
Wegen des Prozeßcharakters und unter Beachtung des Selbsterfahrungsaspektes verpflichten sich die Teilnehmer zur Teilnahme an allen Veranstaltungen.
Den Teilnehmern wird davon abgeraten, mit Familienangehörigen anzureisen, weil am Ende keiner etwas davon hat, die Teilnehmer nicht und die Familie auch nicht. Ganz nebenbei gesagt ist heute die Unterbringung im Zweibettzimmer für den einen oder anderen eine ganz eigene Selbsterfahrung.
Grund- und Aufbaukurs dauern jeweils vier Tage. Sie beginnen am Donnerstag und enden am Sonntag.Jede der drei bis vier Kleingruppen ist mit einer Trainerin und einem Trainer besetzt, wobei jeweils einer die Gruppenstunde leitet, den Agierenden und die Aufgabe im Auge behält, während der andere auf die Gruppendynamik, die Atmosphäre und die Behinderungen achtet, sie anspricht und zu bearbeiten hilft.
Im Grundkurs (20-25 Stunden) finden an den Vormittagen Vorlesungen zu folgenden Themen statt: *Psychosomatische Krankheits- und Neurosenlehre, Kurzexploration, Biographische Anamnese, Motivationsarbeit zur Psychotherapie – Ringen um die Psychogenese, Spezielle gynäkologische Psychosomatik, Psychosomatik der Schwangerschaft und Geburt, Schwangerschaftskonflikt, Sexualität, Bedeutung der gynäkologischen Untersuchung unter Beachtung von Übertragungs- und Gegenübertragungsphänomenen, Umgang mit Krebskranken und Tod u. a.*
Diese Themen werden nachmittags in den Kleingruppen intensiv diskutiert und reflektiert.
Am Abend trifft sich dann die „große Runde" zur Großgruppe, die Zeit und Raum läßt für alles, was gerade anliegt.

Im Aufbaukurs werden in Kleingruppen verbale Interventionstechniken in Anlehnung an die Basisvariablen der Gesprächspsychotherapie, im Rollenspiel trainiert. Dabei ist einer der Teilnehmer Ärztin oder Arzt, der andere Patientin. Der Gruppenleiter gibt dann eine typische Sprechstundensituation vor, die von beiden gestaltet werden muß. Dafür sind etwa fünf bis acht Minuten vorgesehen. Dieses Gespräch wird auf Band aufgezeichnet. Danach hat zunächst die Patientin Gelegenheit, über ihr Empfinden zu reflektieren, ob sie sich z. B. angenommen oder verstanden fühlte, was hat ihr weniger gefallen, hat sie das Gespräch weiter gebracht usw. Danach schildert der Arzt sein Erleben. Hatten die beiden ausreichend Zeit, über ihre Eindrücke zu sprechen, wird nun der Gruppe die Möglichkeit gegeben, ihrerseits über das erlebte Gespräch zu diskutieren, während jetzt die Akteure zuhören. Meist entwickelt sich eine lebhafte Diskussion. Schließlich wird unter Beteiligung aller am Band versucht herauszuarbeiten, an welcher Stelle der Arzt am Patienten, am Problem dran war oder nicht usw.
Wir haben bisher mindestens elf Grundkurse, acht Aufbaukurse, zwei Kurse speziell zum Umgang mit dem Schwangerschaftskonflikt und drei Kurse für Hebammen durchgeführt. Etwa 300 Kolleginnen und Kollegen haben bisher unsere Kurse besucht, mit steigendem Interesse.

ad 2: Im Grundkurs richtet sich neben der notwendigen Vermittlung von theoretischen Grundlagen zur Psychosomatik die Aufmerksamkeit besonders auf heikle Themen im Fachgebiet der Frauenheilkunde, die für den Arzt emotional schwierig und belastend sein können und von daher auch einer stärkeren Abwehr unterliegen. Dazu gehören die gynäkologische Untersuchungssituation, Umgang mit sexuellen Problemen der Patientinnen, der Schwangerschaftskonflikt, Verhalten gegenüber Krebskranken und Sterbenden.
Die Gruppenleiter sind bemüht, die beschriebenen Themen auf das eigene Erleben der Gruppenmitglieder zu fokussieren, also: „Wie geht es mir mit der gynäkologischen Untersuchungssituation, mit dem Schwangerschaftsabbruch und dem Umgang mit Krebskranken und Sterbenden."
Nur die eigene Auseinandersetzung mit den Themen der Patienten schafft die Möglichkeit, sich auch wirklich für die Probleme und Konflikte anderer aufzuschließen.

ad 3: Es ist sehr schwer, den Erlebens- und Selbsterfahrungsaspekt darzustellen. Vielleicht ein kurzes Beispiel dazu: In einer der Gruppenstunden spricht eine der Teilnehmerinnen davon, wie sie mit ihren Patienten redet, wie sie sich für deren Probleme und Sorgen aufschließe. Dem Leiter der Gruppe gelingt es nur mit Mühe, ihren großen Redefluß zu bremsen, bis einer aus der Runde sagt: „Ich kann mir gar nicht vorstellen, daß Sie zuhören können, soviel wie Sie reden!" Hier, aber vor allem im Rollenspiel in der Arbeit am Band wurde ihr ganz deutlich bewußt, daß sie eigentlich ihren Patientinnen oft keinen Raum läßt und lernen müßte, etwas mehr zuzuhören.

Manchmal sind die Kurse auch Gratwanderungen, denn schließlich ist das Ziel in erster Linie, eine berufsbezogene Selbsterfahrung mit Konzentration auf die Arzt-Patienten-Beziehung und nicht die Aufarbeitung persönlicher Konflikte.
Hier sind die Trainer gefordert, die einerseits ein Gruppenklima fördern sollten, welches ermutigt, innere Berührtheit zuzulassen und den Gruppenmitgliedern ermöglicht, von sich zu sprechen, andererseits müssen sie sanft oder auch klar und deutlich begrenzen, Realitätsbezug herstellen, wenn sich jemand allzusehr „breit macht“ oder in seine persönliche Geschichte abzudriften droht. *Die Gruppe sollte befähigt werden, nicht nur über Gefühle zu reden, sondern sie auch wirklich zu fühlen.*
Das strenge Setting, die Haltung der Ausbilder, die Arbeit am Widerstand, die wirkliche Konzentration innerhalb von vier Tagen auf die Thematik ohne größere Ablenkung von außen fördern diesen Prozeß.
Die hohen Erwartungen an den Kurs jetzt in wenigen Tagen das Rüstzeug zu bekommen, das ein Psychosomatiker für seine Arbeit benötigt, der Wunsch nach dem richtigen Rezept, nach dem weisen Ratschlag, was an welcher Stelle wie gesagt werden sollte, muß enttäuscht werden. Frust macht sich breit, der sich dann meist abends in der zweiten Großgruppe des Grundkurses Luft macht.
Immer wieder wird die Frage nach dem Sinn der Großgruppe gestellt, führt doch das Angebot des Leiters, eine offene Situation zu gestalten, regelmäßig zu Verunsicherungen.
Das Angebot, Zeit und Raum zu haben, über alles zu sprechen, was die Teilnehmer im Moment bewegt, kann zunächst schwer angenommen werden. Eigentlich ist diese Situation ähnlich der der Patientin, wenn sie gefragt wird: „Frau M., was führt Sie zu mir?“
Meist zeigen sich am zweiten Tag die enttäuschten Erwartungen durch eine ärgerliche und gereizte Stimmung in der Großgruppe.
Dabei versucht der Leiter, die Großgruppenteilnehmer zu ermuntern, über ihre momentanen Schwierigkeiten, Gefühle und Empfindungen im Hier und Jetzt zu sprechen, genau über das zu reflektieren, was gerade erlebt wird.
Vielen wird dabei erstmals am eigenen Leib der Zusammenhang zwischen innerseelischen Spannungszuständen und Körperreaktionen bewußt.
Bis zum Ende des Aufbaukurses gelingt es der Großgruppe, in einem Prozeß der Auseinandersetzung mit dem Leiter, aber auch untereinander, über die Kleingruppe hinausgehende, übergreifende Probleme aufzunehmen und zu bearbeiten.
Für manch einen ist es das erste Mal, daß er frei vor 40 bis 50 Leuten spricht. Die Erfahrung zu machen, wie eine Anspannung sich löst, wenn man nach 30 Minuten es doch schafft, über eine Angst oder Hemmung zu reden, ist etwas anderes als theoretisch darüber zu reflektieren.
Fokussiert wird dabei immer auf die Hier-und-Jetzt-Situation und der Bogen zur Arzt-Patienten-Beziehung geschlagen. Immer wieder sind Kollegen erstaunt darüber, auf welcher Ebene es in kurzer Zeit möglich wird, miteinander ins Gespräch zu kommen, wie sich Bezogenheit einstellt.

Der Grundkurs soll neben dem Erwerb von theoretischen Kenntnissen vor allem der Sensibilisierung für eigene Befindlichkeiten und dem Training der Wahrnehmung eigener Gefühle dienen. Es soll zur Reflexion *eigener Einstellungen und Haltungen* zur Psychosomatik und zum Verständnis von Gesundheit und Krankheit angeregt werden.
Im zweiten Kurs steht dann unter weiterer Beachtung dieser genannten Aspekte vor allem die unmittelbare Erfahrung im Gespräch und im Rollenspiel im Mittelpunkt. Die Arbeit der Kleingruppen wird durch den Kursleiter supervidiert, und die Trainer treffen sich dann einmal am Tag, um die eigene Arbeit zu reflektieren.
Auch in der Trainergruppe bildet sich der Prozeß ab. Manche Auseinandersetzungen müssen geführt, diese oder jene Meinungsverschiedenheiten durchlitten und ausgehalten werden.
Wir sind zwölf Kolleginnen und Kollegen, die seit Jahren diese nicht ganz leichte Arbeit mit Freude und Engagement leisten, eine Aufgabe, die uns ein ganzes Stück zusammengeführt, ja zusammengeschweißt hat, die sozusagen eine wichtige Säule für die Identitätsbildung der Ausbildergruppe und der ganzen Gesellschaft überhaupt darstellt.

Literatur

Geyer, M., Blatz, R. (1982): Trainingsprogramm zur Verbesserung der Arzt-Patienten-Beziehung. Z. ärztl. Fortbildung 76, S. 463-467.
Höck, K., König, W. (1979): Neurosenlehre und Psychotherapie. Jena (Gustav Fischer).
Höck, Kurt (1981): Konzeption der intendierten dynamischen Gruppenpsychotherapie. In: Psychotherapie und Grenzgebiete. Bd. 1, Johann Ambrosius Barth, Leipzig , S. 13-34.
Kirchner, Roger (1986): Unveröffentlichtes Trainingsprogramm zur Gesprächsführung des Gynäkologen.

VII

Aus Forschung und Praxis

Funktionelle Entspannung und Maltherapie in der Behandlung der vorzeitigen Wehentätigkeit

Christine Klapp, E. Herborn, M. Rose, S. Beck, J. W. Dudenhausen, B.F. Klapp

Ausgehend von den praktischen Erfahrungen in der psychosomatischen Betreuung von Frauen mit vorzeitigen Wehen, die oft mehrere Wochen in stationärer Behandlung sind, haben sich folgende Hauptbelastungspunkte herauskristallisiert:

- Unabsehbare Dauer der Hospitalisation,
- erzwungene Regression mit z.T. Bettruhe und
- Einschränkungen bei der Durchführung der täglichen Hygiene,
- fehlendes subjektives Krankheitsgefühl,
- Entgrenzung und Autonomie-Verlust,
- Angst und Unsicherheit,
- Sorge vor Frühgeburt und möglichen Entwicklungsstörungen/Behinderungen des Kindes,
- Insuffizienzgefühle gegenüber anderen („Ideal"-) Schwangeren,
- Schuldgefühle mit Sorgen, durch falsches Verhalten die Wehen ausgelöst zu haben
- Bedrohung durch eigene Ambivalenz- oder Negativgefühle gegenüber dem Kind,
- Vorwurfshaltung mit Schuldzuweisungen von seiten der Familie, von Freunden oder auch am Arbeitsplatz.

Von den Frauen selbst werden folgende Schwierigkeiten geäußert:

- Gereiztheit,
- Langeweile,
- Schlafprobleme,
- Konzentrationsstörungen,
- aggressive Stimmung,
- Passivität,
- Probleme mit dem Betreuungsteam,
- emotionale Mangelversorgung,
- Unruhe durch hohe Fluktuation im Krankenzimmer,
- reizarme Umgebung und Fehlen kreativer Betätigungsmöglichkeiten, sowie
- Sorge um die Versorgung weiterer Kinder zu Hause und
- Trennung vom Partner.

Für das betreuende Team wird hier einerseits ein hoher Bedarf an persönlicher Zuwendung und Versorgung offenbar, dem aber mit klassischer Psychotherapie sehr oft nicht entsprochen werden kann.
Darüber hinaus wirft der Klinikalltag für problematisierende, die psychosoziale Situation thematisierende Gespräche einige Hindernisse auf: Um z.B. mit der Patientin allein sprechen zu können, muß man sie (vor allen Dingen bei Bettruhe und Infusionstherapie) mit Bett in einen anderen Raum bringen. So verliert diese „Gesprächsstunde" den einladenden, z.T. zunächst informellen Charakter, der es den Schwangeren eher ermöglicht, psychosomatische Hilfe zuzulassen und anzunehmen. Im Patientenzimmer ist diese Art Einzelgespräch nur bei Einzelzimmer-Pflege möglich.
Davon ausgehend, daß Schwangerschaft auch als kreativer Prozeß verstehbar ist, der momentan in seinem Verlauf eine Störung erfahren hat, entstand die Idee, die Schwangeren auf kreativer Ebene mit der von ihnen präsentierten körperlichen Symptomatik i.S. eines mehrdimensionalen „ganzheitlichen" Krankheits- bzw. Problemverständnisses anzunehmen. So wurde den Frauen einmal als körperzentrierte Therapie die Funktionelle Entpannung nach Marianne Fuchs angeboten, zum anderen, und teilweise parallel, erhielten sie ein maltherapeutisches Angebot. Diese beiden Therapierichtungen sind den kreativ-musischen Therapien zuzuordnen:

- **Kreativ-Musische Therapien**

Synonyma:

- Kreativtherapeutische
- Körperbezogene
- nonverbale Therapieverfahren
- präverbale
- paraverbale
- erlebnisorientierte u.a.

Einzelne Richtungen:

- Musiktherapie: aktiv/rezeptiv
- Kunsttherapie
- assoziative Maltherapie
- Gestaltungstherapie
- Tanztherapie
- Funktionelle Entspannung
- Bewegungstherapie in Verbindung mit Entspannungsverfahren
- Beschäftigungstherapie
- Bibliotherapie
- Sporttherapie

- **Funktionelle Entspannung (FE)**
  Kurzcharakterisierung:
  - Tiefenpsychologisch fundierte, körperzentrierte Psychotherapie,
  - In den 40er Jahren von Marianne Fuchs in Zusammenarbeit mit Viktor von Weizsäcker entwickelt
  - Zentrum der Methode: subtile Selbst-wahr-nehmung, subjektive Körpererfahrung: Subjektive Anatomie
  - Prozeß: Erspüren und Verändern im Dialog
  - Verlorenes Gleichgewicht, Blockaden und fehlgeleitete Energie können unter Anleitung des Therapeuten erspürt und verändert werden.
  - Dies geschieht über kleine/kleinste Bewegungen (wahrnehmen-bewegen-erinnern)

Allgemeine Zielsetzungen für Kreativ-Musische-Therapie (K-M-T) in der Integrierten Psychosomatik

- Vermittlung spielerisch-lustvoller (Körper-)Erfahrungen im Gegensatz zu Beachtung von bloßem „Funktionieren" bzw. von Funktionseinschränkungen und dem Erleben, daß Körperfunktionen außer Kontrolle sind
- Exposition gegenüber unlustvollen (Körper)-Erfahrungen in ihrer Verbindung mit Affekten/Emotionen/Gefühlen wie Angst, Ärger, Trauer, Widerwillen (z.B. gegenüber bestimmten Instrumenten, Materialien, Handlungen, Themen u.a.)
- Steigerung der Spannungstoleranz
- Steigerung des Konfliktlösungspotentials

Ansatzpunkte der Kreativ-Musischen-Therapie

Heranführen an:
  Materialien/Instrumente
  Befindensänderungen im Umgang mit Materialien/Instrumenten
  Möglichkeiten der Themenbewältigung
ermöglicht Entwicklungsschritte hinsichtlich:
  normativer Zwänge
  Ästhetisierung
  Materialfixiertheit (z.B. Stifte, einzelne Instrumente)
  Assoziationen zu gestalterischer Produktion
  Entwicklung innerer Bilder
  Differenzierung eines Themas im Behandlungsprozeß
  Gemeinschaftsproduktion – gemeinsame Themenstellung und -bewältigung
  Finden des eigenen Modus und „persönlichen" Stils
  Prozessuale Modifikation

Definition der vorzeitigen Wehen

Oft sind diese Wehen vor allen Dingen subjektiv für Erstgebärende schwer zu unterscheiden von den physiologisch auftretenden Schwangerschaftswehen, wie sie ab der 20. SSW vorkommen (sog. Alvarez-Wellen und Braxton-Hicks-Kontraktionen), die so nicht als pathologisch gelten. Entscheidend für die Definition pathologischer Wehen ist der Einfluß auf die Cervix.

Für vorzeitige Wehen gilt:

- vor der 37/0 SSW auftretend
- eine Häufigkeit von mehr als sechs Wehen/Std. mit einer Dauer von mehr als 30 Sekunden
- Wirksamkeit auf die Cervix (Verkürzung, Weichwerden, Öffnen des Muttermundes, Tiefertreten des vorangehenden Teils)
- behandelt wird in der Regel bis zur 35/0 SSW.

Ursachen, bzw. Risikofaktoren für vorzeitige Wehen

- körperliche und psychische Belastung, hier vorwiegend Probleme in
  - Partnerschaft und Familie
  - am Arbeitsplatz
- Sozio-ökonomische Faktoren:
  - niedrige soziale Schicht
  - mütterliches Alter unter 18 Jahre bzw. über 35 Jahre
  - Vielgebärende
  - Raucherin
  - andere Noxen
- Geburtsmedizinisch belastete Anamnese:
  - vorausgegangene Frühgeburten
  - vorausgegangene Aborte (auch artifizielle), besonders Spätaborte
  - Komplikationen der aktuellen Schwangerschaft:
  - Infektion akut/chronisch (vaginal, Harnweg, gastrointestinal)
  - Blasensprung
  - Mehrlingsschwangerschaft
  - Polyhydramnion

Die „klassische" Behandlung der vorzeitigen Wehen, zunächst ambulant und dann weiter stationär, besteht in präventiven Maßnahmen, Ruhigstellung, Tokolyse, Begleitmedikation und in manchen Zentren auch aus zusätzlichen „ganzheitlichen" Maßnahmen wie die hier beschriebenen aus der Frauenklinik des Virchow-Klinikums in Berlin.

1.) Präventiv:

– Aufklärung, erhöhte Untersuchungsfrequenz.
– Behandlung von Infektionen
– Pessar, Cerclage, Muttermund-Verschluß

2.) Ruhigstellung
– frühzeitige Arbeitsunfähigkeits-Bescheinigung
– Entlastung im Haushalt durch Haushalts- bzw. Familienhilfe
– Magnesium oral
– stationäre Aufnahme mit Bettruhe
3.) Tokolyse, hier vor allen Dingen über ß-Mimemetika oral/i.v./Bolus, meist Fenoterol oder Clenbuterol (Partusisten, Spiropent, Berotec), die über die Stimulation von Uterus-ß2-Rezeptoren kontraktionshemmend auf die Uterusmuskulatur wirken.
Problem: ß-1-Restwirkung, z.T. sehr ausgeprägt mit Herzklopfen und Beklemmungsgefühl, Hitzegefühl, Schwindel mit Kopfschmerz, Zittern (diese Symptome meist passager).
Weitere Nebenwirkungen: Hypokaliämie, Gluconeogenese, Lipolyse.
4.) Begleitmedikation:
– Magnesium oral oder als Infusion (kardioprotektiv, tokolytisch)
– Sedativa (Luminaletten, Valium)
– Thromboseprophylaxe (bei i.v.-Tokolyse)
– physiotherapeutische Maßnahmen (Krankengymnastik)
– Lungenreife-Induktion (Kortikoide i.v.)
– Antibiotika (bei Infektion/Blasensprung)
Die Ergebnisse dieser „klassischen“ Behandlung erlauben zwar eine gute Beherrschung der vorzeitigen Wehentätigkeit in vielen Fällen, jedoch ist seit Jahren die Frühgeburten-Rate (in Berlin 8%, generell in den Industriestaaten zwischen 5 und 10%) unverändert. Die Hoffnung, gefährdete Frauen bereits im Rahmen der Schwangeren-Vorsorge identifizieren und frühzeitige Maßnahmen ergreifen zu können, hat sich leider bislang nicht erfüllt.

Zusätzliche „ganzheitliche“ Maßnahmen:

- Gespräch mit Sozialarbeiterinnen (familiäre Versorgung etc.),
- psychosomatisches Gespräch (supportiv, beruhigend, krisenzentriert) mit dem Ziel, Ambivalenzen akzeptieren zu helfen, die Frauen, nicht das Kind in den Mittelpunkt zu stellen.
- Information und Einbeziehung der Schwangeren in Entscheidungen, damit die Handlungsebene und Situationskontrolle für die schwangere Frau erhalten bleiben bzw. wiedergewonnen werden und sie auch nicht passiv als Patientin zur „Befehlsempfängerin“ wird,
- Hilfestellung, negative Gefühle zuzulassen, wie:
  - Unsicherheit,
  - Angst vor der Geburt,
  - Aggressionen gegenüber dem Kind und
  - Insuffizienzgefühle hinsichtlich ihrer Mutterrolle
- „tender loving care“ als Haltung des Stationsteams

- kreativ-therapeutische und körperzentrierte Angebote (Kunsttherapie, Funktionelle Entspannung), die helfen, Insuffizienzgefühle durch den derzeit beeinträchtigten symbiotisch-kreativen Prozeß der Schwangerschaft aufzufangen und den Autonomieverlust auszugleichen.
- andere Entspannungsverfahren (auch Akupunktur).

Fragestellungen der hier vorgestellten Studie sind u.a.:

- Wie wird das spezielle zusätzliche therapeutische Angebot von den Schwangeren angenommen?
- Wie verändern sich Beschwerden und Stimmungslage während der stationären Behandlung?
- Lassen sich diese durch das spezielle Angebot positiv beeinflussen?
- Verändern sich physiologische Parameter unter diesen Behandlungansätzen? Insbesondere war zunächst zu überprüfen, ob durch psychotherapeutische Maßnahmen mit erlebnisaktivierender Potenz (die beiden Verfahren innewohnt) unerwünschte psychovegetative Aktivierung – evtl. sogar mit Zunahme der vorzeitigen Wehentätigkeit – eintreten, wie sie Molinski erwartet und deshalb konfliktbearbeitende Psychotherapie in der Schwangerschaft als kontraindiziert eingeordnet hat.

Studiendesign

- Für Gesamt-Stichprobe:
  - am zweiten Tag nach stationärer Aufnahme halbstrukturiertes Interview
  - psychometrische Messung einzelner Traitmerkmale (SOZU, GTS/I)
  - zweimal pro Woche Tagesprofile der Wehentätigkeit (3x) und Statevariablen zum aktuellen Befinden (3x BBI-F2 -L bzw.-K, 3x BSF)
- Für Interventionsgruppe zusätzlich:
  - zweimal pro Woche Funktionelle Entspannung und/oder Kunsttherapie
  - Messung der Herz-, Atemfrequenz, des EMG's, der Bewegungsaktivität,
  - Hautschweißreaktion und Wehentätigkeit (Vitaport-System), sowie
  - Blutdruckmessung mit ambulantem Blutdruckmeßsystem (SpaceLab)

Das halbstrukturierte Interview behandelte u.a. speziell folgende Themen:

- Umgang mit Belastungssituationen
- Erwünschtheit dieser Schwangerschaft
- bisherige Lebenszufriedenheit
- Vorstellungen zu Veränderungen durch die Geburt dieses Kindes
- Phantasien und Vorstellungen über das Zustandekommen der vorzeitigen Wehentätigkeit

Die *Gesamtstichprobe* umfaßt bisher insgesamt 89 Patientinnen mit folgenden Ausschlußkriterien: Infektion, Hydramnion, Blasensprung, Placenta praevia, unklare Blutungen, EPH-Gestose, Diabetes.

- 57 Patientinnen in der Kontrollgruppe
  - Routinebehandlung ohne psychotherapeutische Intervention
  - Protokollierung von mindestens einem psychometrischen Tagesprofil
- 32 Patientinnen in den Interventionsgruppen
  - 24 Patientinnen mit Funktioneller Entspannung
  - 2 mit Kunsttherapie
  - 6 mit Funktioneller Entspannung und Kunsttherapie

• Alter:	28	+/-	5 J	(Range 15 – 38 J)
• SSW:	29/3	+/-	3/3	(Range 21/1 – 36/7)
• Gravida:	3	+/-	2	(Range 1 – 16)
• Para:	1	+/-	1	(Range 0 – 3)

Die Patientinnen waren im Mittel 28 Jahre alt, befanden sich durchschnittlich in der 29 SSW und hatten als Drittgravida bereits zwei glücklose Schwangerschaften erlebt.
Die *Behandlungsdauer* betrug im Mittel 12,5 Tage mit einer Standardabweichung von 13,6 Tagen, die so eklatant ausfällt, weil Patientinnen aus zwei Kliniken mit sehr unterschiedlicher Behandlungsdauer für die Untersuchung rekrutiert wurden.

Ergebnisse

Die Annahme von *Funktioneller Entspannung* und Kunsttherapie war durchweg sehr hoch, weniger als 20% lehnten ab. Die Kunsttherapie konnte zunächst noch realativ selten angeboten werden, weil aus organisatorischen Gründen pausiert werden mußte. Jedoch ist auch sonst eine Ablehnung bei Funktioneller Entspannung wesentlich seltener.

Beschwerden

In der Kontrollgruppe, also der Gruppe ohne kreativ- bzw. körpertherapeutisches Angebot, sind die Beschwerdeveränderungen im Laufe des stationären Aufenthaltes lediglich hinsichtlich Unterleibsbeschwerden signifikant.

Bei der Interventionsgruppe finden sich siginifikante Beschwerdeminderungen in drei Skalen: So nehmen Unterleibsbeschwerden und Brustbeschwerden wie auch Herz-Kreislaufbeschwerden signifikant ab. Auffällig ist für die Gesamtstichprobe zudem ein relativ hoher Wert für Erschöpfung, der deutlich höher liegt als bei der Normalbevölkerung und hier Hinweis auf eine depressive Verstimmung gibt.

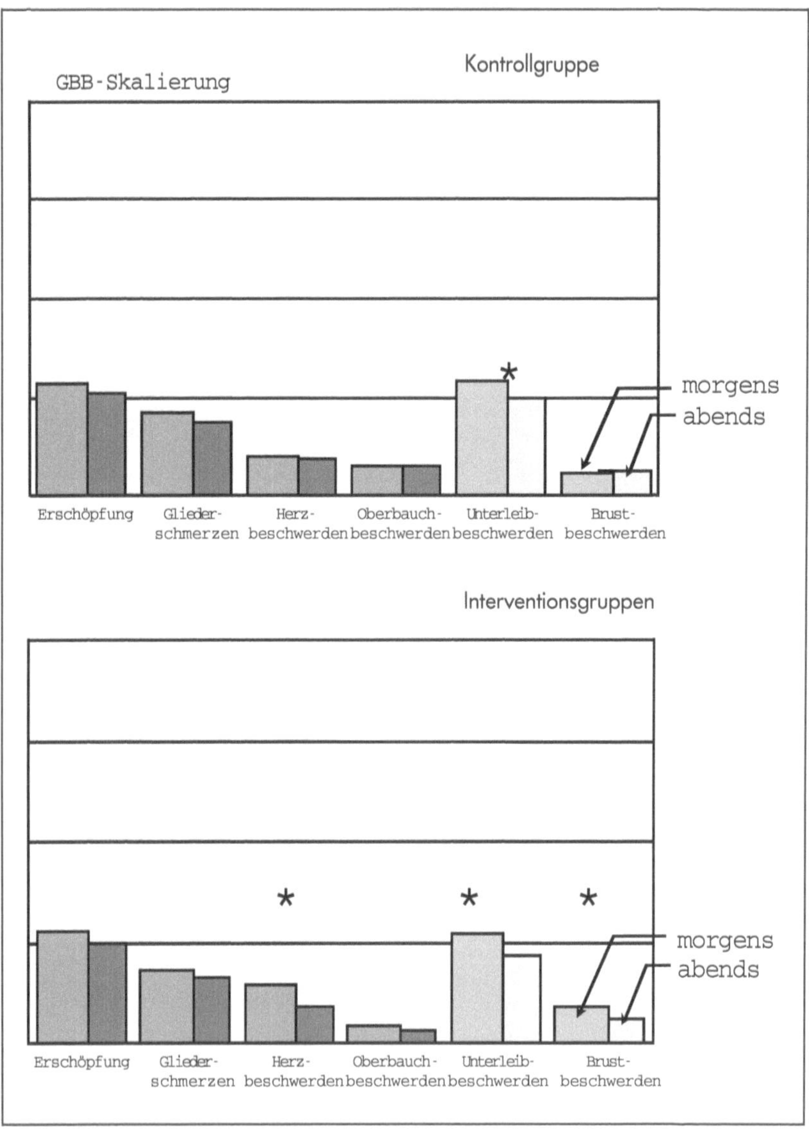

Abbildung 1: Beschwerdeveränderungen

Stimmungslage: Der Stimmungsverlauf im Kontroll-Kollektiv veränderte sich in keinem Bereich: Ängstliche Depressivität, Ärger, Müdigkeit, Teilnahmslosigkeit, Engagement und gehobene Stimmung waren bei diesen Patientinnen unverändert. Die Stimmung in der Interventionsgruppe hingegen besserte sich bei ängstlicher Depressivität siginifikant und im Bereich Teilnahmslosigkeit zumindest tendenziell.

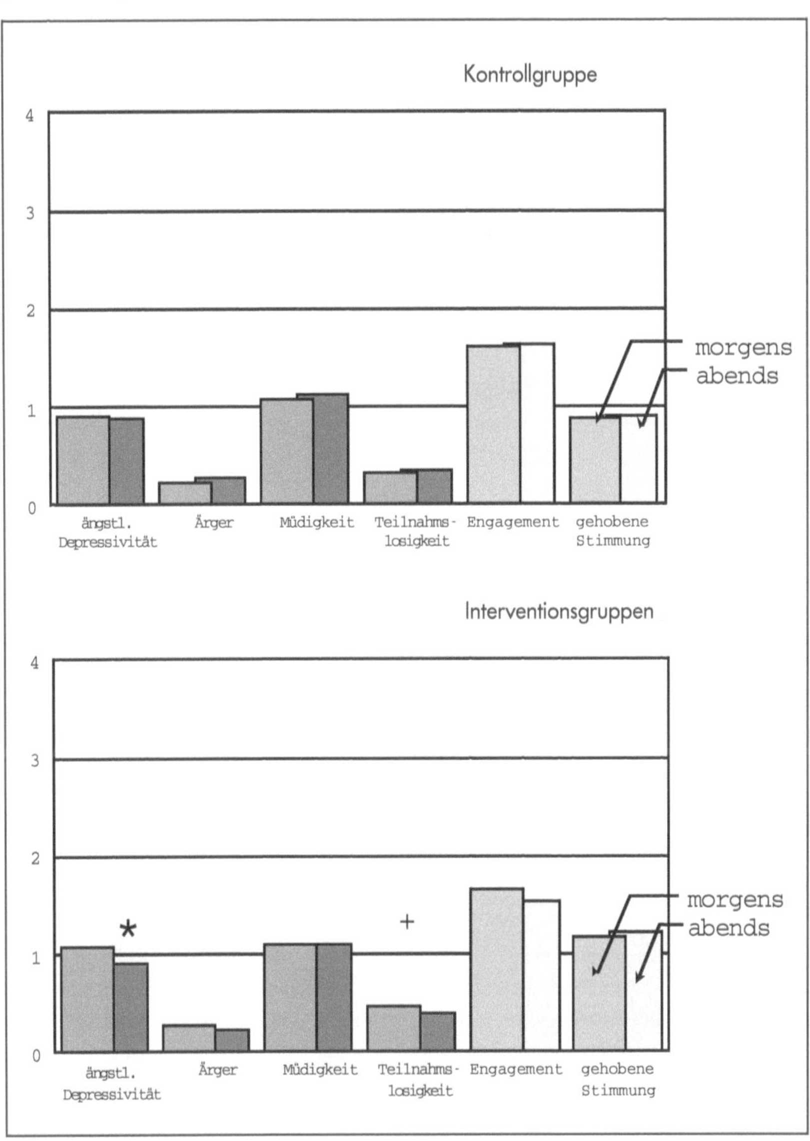

Abbildung 2: Stimmungsveränderungen

Zwei Falldarstellungen

Eine 26jährige Patientin wird in der 25. SSW mit vorzeitigen Wehen stationär aufgenommen. Sie ist deutsch-türkischer Abstammung, mit einem Türken verheiratet und hat in Deutschland den Realschul-Abschluß gemacht mit Berufsabschluß Arzthelferin.
Sie fiel am Anfang durch ihr ängstlich-gespanntes Verhalten auf mit sichtbar zusammengepreßtem Mund, was sie aber bislang mit Vernunft und betont angebrachtem medizinischem Wissen im Gespräch „bannen" konnte.
Sie hatte bereits zwei glücklose Schwangerschaften im vorigen Jahr gehabt, und auch in dieser Schwangerschaft gab es von Anfang an Probleme, die mit Hormontherapie, Hyperemesis (stationäre Aufnahme in der achten SSW) und Kreislaufbeschwerden begannen und sich dann in vorzeitigen Wehen mit leichter Blutung fortsetzten.

Die *Funktionelle Entspannung* begann mit einer Bestandsaufnahme – „Wo liege ich gut, wo weniger?" Ankommen, landen auf der Unterlage, Platz nehmen, sich orten. Anspannung im Nacken wird offenbar: „Die Schultern wollen immer wie von selbst Richtung Kopf ziehen, da wird es dann eng". Über das Loslassen, Fallenlassendürfen der einzelnen Schulter, zunächst einfach so, wie sie es kann, dann begleitet von ihrem Seufzer, spürt sie, wie der schwere Bauch leicht und weich wird.
Auch ihre Gesichtszüge werden weicher und kindlicher, sie kann über ihre Angst und die noch nicht überwundene Enttäuschung und Trauer über die verlorenen Kinder andeutungsweise sprechen.
Am zweiten Interventionstag hat sie eine Art taktiler Halluzination, die sie als sehr positiv erlebt: Sie hat das Gefühl, jemand (Gütiges) nimmt ihre Hände in seine Hände und sie ist nun sicher, es kann doch alles gut werden.
In anderen *Funktionelle Entspannungs*-Stunden spielt der harte Nacken (sie wagt sich ja auch „hartnäckig" nach den Enttäuschungen kurzfristig wieder an eine neue Schwangerschaft) eine wichtige Rolle. Über Spüren im Mund – „Wo ist Raum?" Die Zunge hat Platz, muß sich nicht einengen (im Zaum halten) und schließlich, für sie befreiend, mit dem „Metro-Goldwyn-Meyer-Löwen" und seinem lockeren Maulaufreißen kann sie dies auch im Ebenenwechsel wahrnehmen und verändern.

In den beiden folgenden Abbildungen sind einmal der Beschwerdeverlauf dieser Patientin und zum zweiten der Stimmungsverlauf dargestellt. Interventionstage waren der 10., 14., 16. und 17. Januar. Es läßt sich deutlich eine Verminderung der Unterleibsschmerzen und Herzbeschwerden darstellen. Am 14.1. war zunächst noch einmal i.v.-Tokolyse notwendig geworden, weil die Patientin kurz vor der bevorstehenden, von ihr selbst mit Bangigkeit erwarteten und nicht akzeptierten Entlassung wieder stärkere Wehen bekommen hatte.

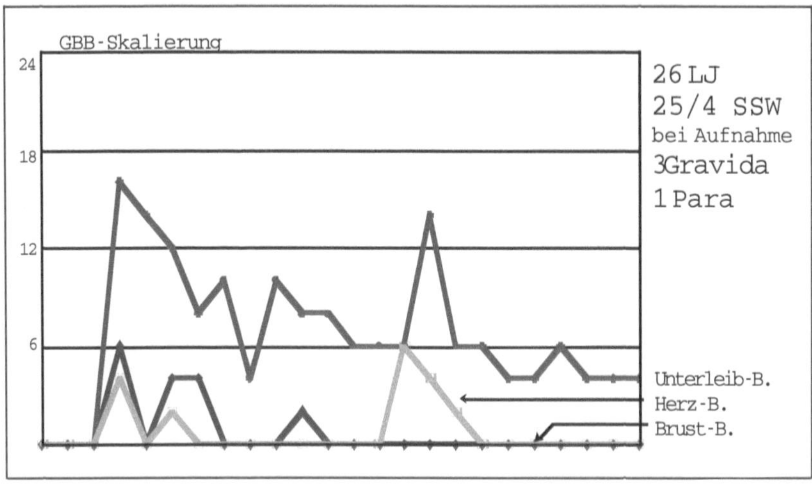

Abbildung 3: Beschwerdeverlauf derPatientin S. (6024)

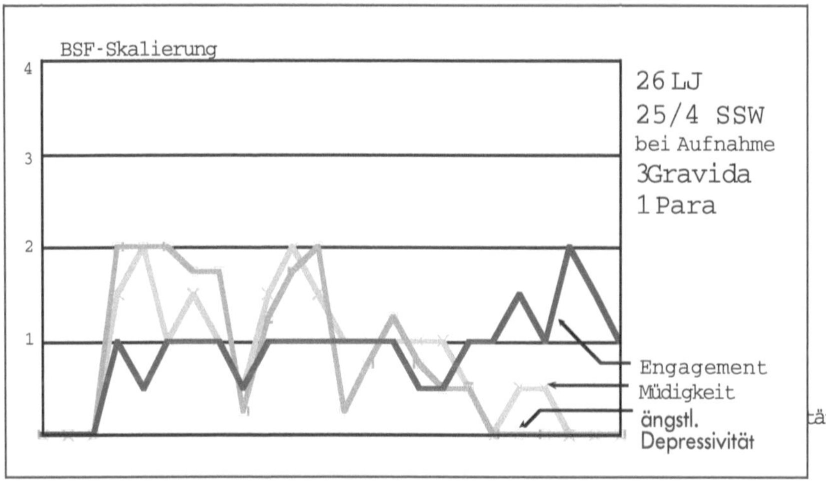

Abbildung 4: Stimmungsverlauf der Patientin S. (6024)

Die Stimmung verändert sich ebenfalls sehr positiv, Zunahme von Engagement, deutliche Abnahme von Müdigkeit und ängstlicher Depressivität, vor allen Dingen auch an den Interventionstagen sind hier nachweisbar.

Als Beispiel einer weniger „ansprechenden" Patientin dienen die folgenden Abbildungen, die sowohl vom Beschwerdeverlauf, aber noch sehr viel deutlicher vom Stimmungsverlauf, extreme Angaben abbilden und die Abwehr der Patientin veranschaulichen:

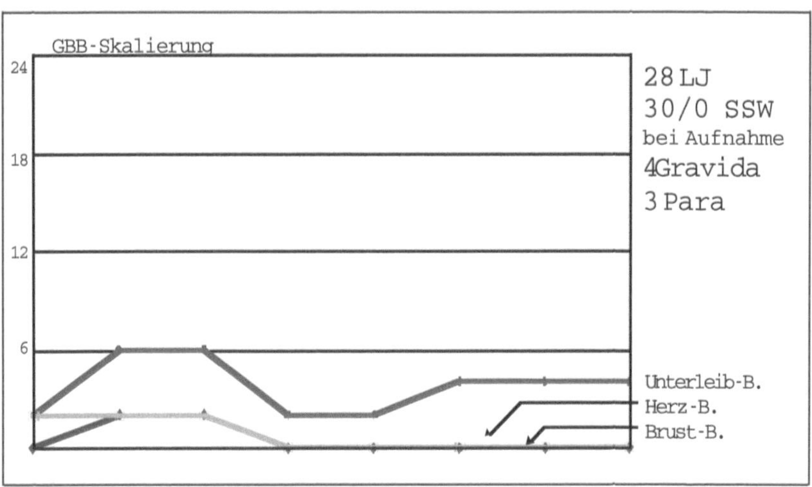

Abbildung 5: Beschwerdeverlauf der Patientin O. (6016)

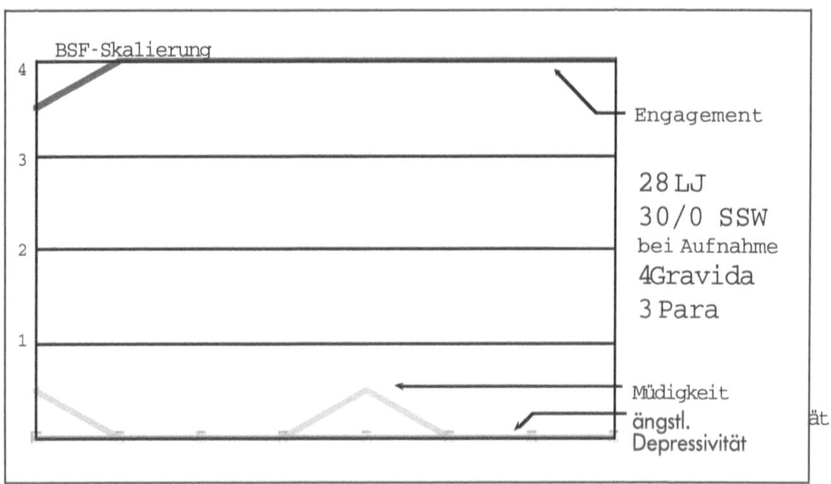

Abbildung 6: Stimmungsverlauf der Patientin O. (6016)

Bei den „unverfänglich" somatisch anmutenden Beschwerden wie Unterleibsbeschwerden, Herz- und Brustbeschwerden war es der Patientin offenbar noch möglich, Beeinträchtigungen anzugeben.

Beim Stimmungsverlauf und Engagement wurden Extremangaben in der obersten Kategorie, bei Müdigkeit und ängstlicher Depressivität in der niedrigsten Kategorie durchgängig gemacht. Dies paßt aber nicht zu Vorgeschichte, objektivem Erscheinungsbild und Verhalten und gibt Hinweis auf Verleugnung als Abwehrmechanismus in einer sonst nicht erträglichen bedrohlichen Situation.

So war die Anamnese dieser Patientin schwer belastet durch eine Zangenentbindung bei der ersten Schwangerschaft, im selben Jahr einer Fehlgeburt und vier Jahre später dem Versterben des Kindes drei Monate nach der Geburt (Frühgeburt in der 24. SSW). Auffällig waren auch die niedrige Gewichtszunahme während der gesamten jetzigen Schwangerschaft und im Interview die Verleugnung von Ängsten und Sorgen zur Entwicklung der aktuellen vierten Schwangerschaft.

Hypothetische und hier vorläufig bestätigte Wirkung der kreativtherapeutischen Verfahren

Durch sinnlich-lustvolle Erfahrung beim Malen sowie Wahrnehmung gefühlter „sicherer“ Körperbereiche in der *Funktionellen Entspannung* kommen die Schwangeren in Kontakt mit ihren „gesunden“/potenten Anteilen. Sie können spüren, daß diese sehr viel größeren Raum einnehmen und wirksamer sein können als der momentan gestörte Bereich. Sie erleben zumindest zeitweise Beruhigung, Entkrampfung, Abbau von An-Spannungen, Relaxation und weniger Ängstlichkeit, Stärkung des Selbstwertgefühls, des Autonomieerlebens und des kreativen Potentials. Sie spüren wohltuend und entlastend Harmonisierung des Kreislaufs und eine deutliche subjektive und auch objektive Reduzierung der Wehenbereitschaft.

Es wurde von den Schwangeren oft geschildert, daß sie sich beim Malen von der Hektik des Krankenhausbetriebs abschirmen konnten, und es trug für viele überraschend dazu bei, daß sie für sich sein konnten: Ein Gefühl von Autonomie, das zur Beruhigung beitragen mochte. Die Bilder, die von den Frauen oft aufgehängt wurden, waren ein wichtiges Gegenüber, machten auf sie aufmerksam: „Hier bin ich“ als Ausdruck eines gestärkten Selbstwertgefühls. Vielleicht können so die notwendige Symbiose in der Schwangerschaft und auch die antizipierte symbiotische Beziehung zum Kind weniger ängstigend wahrgenommen und Ambivalenzen als weniger verunsichernd erlebt werden.

Von seiten des Pflegepersonals wird eine deutliche Entlastung im Umgang mit den z.T. sehr anstrengenden Patientinnen rückgemeldet. Die Gespräche drehen sich nicht nur um Wehe oder Nicht-Wehe, Aufgehen des Muttermundes, richtiges oder falsches Verhalten, sondern es findet ein Austausch auf kreativer Ebene statt, wo sich die Patientinnen nicht als krank oder insuffizient erleben müssen.

Die bisherigen Erfahrungen mit körperzentrierten und kreativtherapeutischen Angeboten weisen auf Verminderung der subjektiv wahrgenommenen Nebenwirkungen, Unterstützung einer früheren Reduzierung der Pharmakotherapie und eine mögliche Verkürzung der stationären Verweildauer hin.

Literatur

Börgens, S. (1995): Psychosoziale Aspekte der Frühgeburt. Gynäkologe, 28, S. 136-141.

Brähler, E., Scheer, j. (1983): Der Gießener Beschwerdebogen. Handbuch. Bern (Hans Huber).

Dmoch, W., Osorio C. (1984): Untersuchungen zur Psychodynamik mit Persönlichkeitsstruktur bei Frauen mit vorzeitigen Wehen. In: Psychosomatische Probleme in der Gynäkologie und Geburtshilfe. Berlin-Heidelberg-New York, 1984.

Herborn, E., Klapp, C., Dudenhausen, J.W., Klapp, B.F. (1996): Bilder von Schwangeren mit vorzeitigen Wehen. Erste Erfahrungen eines maltherapeutischen Angebots. Z. Geburtsh. Neonatol., 200, S. 151-154, Stuttgart (Enke).

Herms, V., Kubli, F. (1987): Psychosomatische Aspekte von Schwangerschaft, Geburt und Wochenbett. Z. Geburtsh. u. Perinat., 182, S. 3-15.

Hörhold, M. & Klapp, B.F., (1993): Testungen der Invarianz und der Hierarchie eines mehrdimensionalen Stimmungsmodells auf der Basis von Zweipunkterhebungen an Patienten- und Studentenstichproben. Zeitschrift für Medizinische Psychologie, 1, S. 27-35.

Klapp, B., Belz, S., Müller, A. (1992): Kunst- und Musiktherapie in der Klinik. MMG, 17, S. 265-277.

Perkin, M. R., Bland, J. M., Peacock, J. L., Anderson, H. R. (1993): The effect of anxiety and depression during pregnancy on obstetric complications. Br. J. Obstet. Gynecol., 100, S. 629-634.

Schneider, H., Naiem, A., Malek, A., Hänggi, W. (1994): Ätiologische Klassifikation der Frühgeburt und ihre Bedeutung für die Prävention. Geburtsh. und Frauenheilk., 54, S. 12-19, Stuttgart (Georg-Thieme).

Uexküll, Th., Fuchs, M., Müller-Braunschweig, H., Johnen, R. (1994): Subjektive Anatomie, Stuttgart-New York (Schattauer).

Winkler, L., Schneider, K.-T.M., Graeff, H. (1990/91): Beobachtungen zur psychotherapeutischen Betreuung von Frauen mit vorzeitiger Wehentätigkeit. In: Stauber, M., Conrad, F., Haselbacher, G. (Hrsg.): Psychosomatische Gynäkologie und Geburtshilfe 1990/91, Berlin (Springer), S. 141-144.

Subjektive Geburtsbelastung

Anton Bergant, R. Moser, K. Heim, H. Ulmer, O. Dapunt

Einleitung

Es kommt nicht so selten vor, daß Frauen im Anschluß an die Geburt eines Kindes die ursprüngliche Familienplanung dahingehend ändern, daß diese infolge der körperlichen und seelischen Geburtsbelastung auch gleich abgeschlossen wurde. Daß die Menschheit auch in unserer Region trotzdem nicht auszusterben droht, liegt wohl einerseits daran, daß die Zeit auch diesbezüglich ein guter Therapeut ist und andererseits daran, daß es viele Frauen gibt, welche die Geburt als wesentlich weniger belastend erleben.

In der Literatur wird vorwiegend im angloamerikanischen Bereich vor allem der Geburtsschmerz berücksichtigt. Brownridge (1995) schreibt, daß „natural labor is likely to be one of the most painful events of their lifetime, often exceeding all expectations". Melzack (1984) berichtete, daß 60% der Erstgebärenden die Geburtswehen als „unbearable, intolerable and extremely severe" beschreiben. Ob Geburtsvorbereitungskurse den Geburtsschmerz tatsächlich zu reduzieren vermögen, wird nicht einheitlich beurteilt (Melzack et al. 1984, Crowe, von Baeyer 1989, Copstick et al. 1986). Soziokulturelle Unterschiede bezüglich der Wahrnehmung von Geburtsschmerzen werden einhellig beschrieben (Senden et al. 1988, Weisenberg, Caspi 1989).

Anliegen der hier vorgestellten Untersuchung war es, über die isolierte Beurteilung des Wehenschmerzes hinaus die Geburtsbelastung, welche zusätzlich die psychische und soziale Dimension des Ereignisses zu berücksichtigen versucht, unter standardisierten Wochenbettbedingungen zu erfassen. Zudem sollte geklärt werden, welche Faktoren die Geburtsbelastung am stärksten beeinflussen und wie stabil die Einschätzung der Geburtsbelastung über drei Jahre hinweg ist.

Patienten und Methodik

Die Untersuchung wurde an der Universitätsklinik für Frauenheilkunde in Innsbruck über einen Zeitraum von zwei Jahren unter standardisierten Wochenbettbedingungen durchgeführt.

Einschlußkriterien:
- Deutsche Muttersprache
- Keine Mehrlingsgeburt

- Keine Peridural- bzw. Spinalanästhesie
- Teil „rooming in" im Wochenbett
- Einverständniserklärung

Insgesamt wurden in die Untersuchung 570 Wöchnerinnen miteinbezogen. Am vierten postpartalen Tag (nach Ergebnissen einer Pilotstudie) wurde die Einschätzung auf einer siebenteiligen Skala (keine bis sehr starke Geburtsbelastung) vorgenommen. Zusätzlich wurde ein strukturiertes Interview durchgeführt, welches soziodemographische und medizinische Daten, Fragen zu Geburtsvorbereitung, Anwesenheit des Partners bei der Geburt, Kinderwunsch, Lebenszufriedenheit und Fragebögen zur Ängstlichkeit (trait-anxiety von Spielberger et al.) und Depression (deutsche Version der Edinburgh Postnatal Depression Scale – Bergant et al.) umfaßte.
Nach drei Jahren wurden 50 Frauen (Auswahl der Probandinnen erfolgte nach Zufallsprinzip) telefonisch erneut zur damaligen Geburtsbelastung befragt.
Die statistische Verrechnung erfolgte mit dem Statistikpaket SPSS für Windows 6.0. Korrelationen zwischen den einzelnen Variablen wurden mittels Spearman rank Coeffizient berechnet. In der Folge wurde ein Vergleich von Patientinnen, welche die Geburt als nicht oder gering belastend erlebten (Gruppe 1; n=196) gegenüber jenen, welche die Geburt als starke bzw. sehr starke Belastung (Gruppe 2; n=137) erlebten, mit dem Mann-Whitney Test durchgeführt. Die Gewichtung der Einflußfaktoren auf die Geburtsbelastung wurde über eine multivariate logistische Regressionsanalyse evaluiert.

Ergebnisse

Das Durchschnittsalter der Wöchnerinnen beträgt 28 Jahre, 47,5% waren Erstgebärende, 78% waren verheiratet, und 4% hatten zum Geburtszeitpunkt keinen festen Lebenspartner.
Die Einschätzung der Geburtsbelastung von allen befragten Wöchnerinnen ist auf Abb. 1 dargestellt. Anhand dieser Resultate erfolgte die Gruppeneinteilung (Gruppe 1: keine oder geringe Belastung, n=196; Gruppe 2: sehr hohe Belastung, n=137) zur statistischen Verrechnung.
Abb. 2 zeigt die Verteilung der Geburtsbelastung unter dem Kriterium des Geburtsmodus. Vakuumextraktion erweist sich hoch signifikant belastender gegenüber Kaiserschnittentbindung und Spontangeburt.
Die Korrelationsberechnungen zur Zielvariable Geburtsbelastung erbrachte hochsignifikante Zusammenhänge für Geburtsdauer ($p < 0.001$, Berechnung erfolgt nur für vaginale Entbindungen), allgemeine Ängstlichkeit ($p < 0.001$), depressive Verstimmung ($p < 0.001$), Zufriedenheit im Berufsleben ($p < 0.01$), Geburtsmodus ($p < 0.05$), Vakuumentbindungen werden erheblich belastender erlebt als Spontangeburten und geplante Kaiserschnitte) und Multiparität ($p < 0.05$).

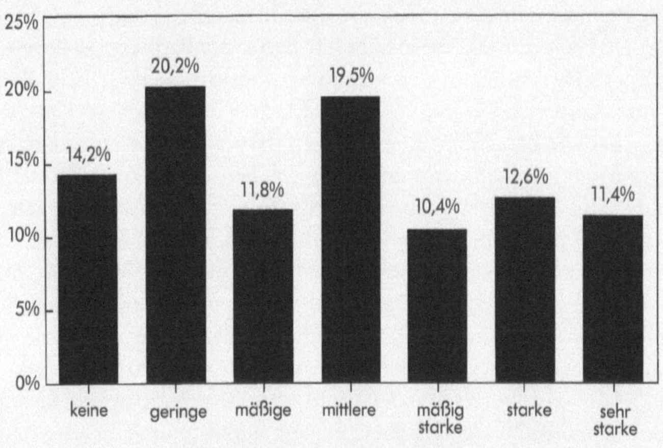

Abbildung 1

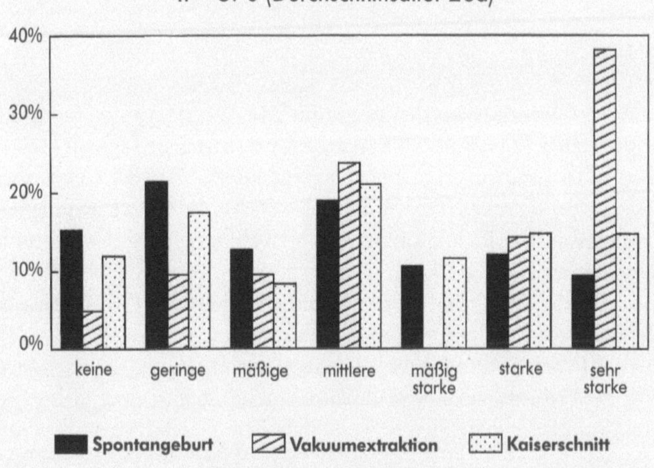

Abbildung 2

Die univariate Analyse (Mann-Whitney Statistik) bestätigte oben angeführte Ergebnisse, zusätzlich zeigten sich signifikante Unterschiede für längere Schwangerschaftsdauer ($p < 0.01$) und bei höherem Geburtsgewicht des Neugeborenen ($p < 0.05$). Keine statistisch signifikanten Ergebnisse ließen sich für die Variablen Alter, Zivilstand, Partnerschaftsdauer, Zufriedenheit in der Paarbeziehung, Anzahl vorausgegangener Fehlgeburten, eigener Beruf, Beruf des Partners, Wohnort, gegenwärtige körperliche Erkrankung, frühere psychologische/psychiatrische Betreuung, Psychopharmakakonsum, Nikotinkonsum, Kinderwunsch, soziale Unterstützung, Schwangerschaftserleben, Teilnahme am Geburtsvorbereitungskurs, Säuglingspflegekurs, an Schwangerschaftsgymnastik, Anwesenheit des Partners bei der Geburt, Stillverhalten und Gabe von Schmerzmittel während der Wehentätigkeit (50 mg Pethidin- oder 10 mg Nalbuphinhydrochlorid intramuskulär) evaluieren.
In die multivariate logistische Regressionsanalyse wurden jene Variablen inkludiert, welche sich bei den vorausgegangenen Analysen als signifikant herausstellten und zusätzlich die Variablen Alter, Kinderwunsch und Beziehungszufriedenheit in der Partnerschaft. Dabei erwies sich die Geburtsdauer ($p < 0.001$) als stärkster Einflußfaktor für die subjektiv empfundene Stärke der Geburtsbelastung. Es folgen Geburtsmodus ($p < 0.019$), Depressionsscore ($p < 0.027$) und Alter ($p < 0.033$). Als tendenziell signifikant erwiesen sich allgemeine Ängstlichkeit und das Geburtsgewicht des Neugeborenen.
Drei Jahre nach Ersteinschätzung wurden 50 zufällig ausgewählte Frauen telefonisch um eine neuerliche Einschätzung der damaligen Geburtsbelastung gebeten. Es zeigte sich dabei eine statistisch signifikante Reduktion der Geburtsbelastung ($p < 0.05$), keine der befragten Frauen erinnerte sich der ursprünglichen Bewertung.

Diskussion

Innerhalb einer Pilotstudie wurden insgesamt 210 Wöchnerinnen (vom ersten bis siebten postpartalen Tag jeweils 30 Frauen pro postpartalem Tag) zur Geburtsbelastung befragt. Das Ergebnis erbrachte eine stetige Reduktion der Geburtsbelastung bis zum dritten postpartalen Tag, in der Folge waren die Einschätzungen auf gleichem Niveau stabil. Die Reduktion der Geburtsbelastung nach der Geburt bis zum vierten postpartalen Tag ist stärker ausgeprägt als vom vierten Tag bis drei Jahre nach der Geburt. Aus diesem Grund wurde die Einschätzung der Geburtsbelastung am vierten Tag nach der Entbindung durchgeführt.
Aus geburtshilflicher Sicht wird die allgemeine Erfahrung einer „erschwerten Geburt" bei langer Geburtsdauer, Notfallmaßnahmen während einer Geburt (z.B. Vakuumextraktion), Erstgebärenden und einem höherem Geburtsgewicht des Neugeborenen statistisch hochsignifikant bestätigt, wobei der Einfluß der beiden letzten Kriterien in der multivariaten Regressionsanalyse relativiert wurde. Der enge Zusammenhang der Geburtsbelastung mit den „emotionalen Variablen" Angst und Depression erklärt sich nicht dermaßen selbständig. Es ist bekannt, daß der „post-

partum blues“ oder die „postpartale Dysphorie“ am vierten postpartalen Tag die höchste Inzidenz erreicht. Ist die erhöhte Geburtsbelastung ein Resultat einer depressiv gefärbten Sichtweise oder die Depression eine Folge der erhöhten Geburtsbelastung? Um der Ei-Henne-Problematik zumindest teilweise zu entkommen, sei mir eine persönliche Hypothese gestattet. Die psychiatrische Diagnostik kennt sowohl im ICD-10 als auch im amerikanischen DSM IV den Begriff der „posttraumatic disorder“ als Reaktionsbildung auf Belastungssituationen, die häufig depressiven und ängstlichen Charakter annehmen. Zudem sprechen auch die Erfahrungen aus unserer Pilotstudie mit einer Abnahme der Geburtsbelastung zum vierten Tag ebenfalls für die Erklärung, daß es sich bei der „postpartalen Dysphorie“ um eine affektive Anpassungsstörung handeln könnte.

Geburtsvorbereitungskurse sind in unserer Untersuchung nicht in der Lage, die Geburtsbelastung zu verringern. Trotzdem sind die vorliegenden Daten nicht sicher in der Lage, die Argumente von Melzack et al. (1984) und Crowe et al. (1989) zu entkräften, welche die Effektivität von Geburtsvorbereitungskursen und dabei insbesondere das Wissen um die physiologischen Abläufe der Geburt zur Schmerzreduktion betonten. Abgesehen vom Unterschied zwischen Geburtsbelastung und Geburtsschmerz besuchten die Wöchnerinnen unserer Probandengruppe weder einen standardisierten Geburtsvorbereitungskurs noch war die Teilnahmefrequenz identisch.

Zufriedenheit im Berufsleben ist ein signifikanter Prognoseparameter für geringe Geburtsbelastung. Höhere Berufszufriedenheit korrespondiert mit höherem Selbstwertgefühl und generell höherer Lebenszufriedenheit (Meim et al. 1986), welche die Adaptation auf Streßbelastung verbessern.

Literatur

Bergant, A.M., Nguyen, T., Heim, K., Ulmer, H., Dapunt, O.: Deutsche Übersetzung und Validierung der „Edinburgh Postnatal Depression Scale (EPDS)“. Dtsch. med. Wschr. (im Druck).

Brownridge P. (1995): The nature and consequences of childbirth pain. Eur. J. Obstet. Gynecol. Reprod. Biol. 59 suppl. S. 9-15.

Copstick, S.M., Taylor, K.E., Hayes, R., Morris, N. (1986): Partner support and the use of coping techniques in labor. J. Psychosom. Res. 30 (4), S. 497-503.

Crowe, K., von Baeyer, C. (1989): Predictors of a positive childbirth experience. Birth 16 (2), S. 59-63.

Meim, E., Willi, J. (1986): Psychosoziale Medizin 2 – Gesundheit und Krankheit in bio-psycho-sozialer Sicht. Berlin (Springer).

Melzack R. (1984): The myth of painless childbirth. Pain 19, S. 321-337.

Melzack, R., Kinch, R., Dobkin, P., Lebrun, M., Taenzer, P. (1984): Severity of labor pain: influence of physical as well as psychologic variables. Can. Med. Assoc. J. 130 (5), S. 579-584.

Senden, I.P., van du Wetering, M.D., Eskes, T.K., Bierkens, P.B., Laube, D.W., Pitkin, R.M. (1988):. Labor pain: a comparison of parturients in a Dutch and an American teaching hospital. Obstet. Gynecol. 71 (4), S. 541-544.

Weisenberg, M., Caspi, Z. (1989): Cultural and educational influences on pain of childbirth. J. Pain Symptom. Manag. 4 (1), S. 13-19.

Wassergeburt – Mode im Kreißsaal oder eine sichere Variante klinischer Geburtshilfe?

Friederike Siedentopf, S. Häger, B. Horstkamp, P. Rott, H. Kentenich

Einleitung

Die Aufgaben der klinischen Geburtshilfe wandeln sich. Nachdem das Hauptinteresse ärztlicherseits dem Sicherheitsaspekt in der Geburtshilfe galt und auf diesem Gebiet große Fortschritte erzielt wurden, divergieren die Vorstellungen der Frauen von „ihrer" Geburt von dieser medizinisch-technisch dominierten Einstellung. Es wird mehr und mehr eine weitgehend selbstbestimmte Geburt ihres Kindes gewünscht und gefordert. Die Geburtshelfer, die dieses Erlebnis begleiten, sollen für maximale Sicherheit sorgen. Doch es ist zu gewährleisten, daß möglichst viel Raum für die Familie bleibt, dieses Ereignis in ihrem Sinne zu gestalten.
Eine geburtshilfliche Variante, die im Rahmen dieser gesellschaftlichen Tendenzen möglich wurde, stellt die Wassergeburt dar. Sie wird als Entbindungsmodus kontrovers diskutiert. Offene Fragen stellen weiterhin die Sicherheit für Mutter und Kind sowie auch für das beteiligte Personal dar. Uns beschäftigte die Frage, ob Geburtsverläufe im Wasser sich von denen auf dem Lande vom Geburtserleben für die Frau sowie vom fetal outcome her unterscheiden.
Die Gefahr der Aspiration besteht bei der Wassergeburt nicht, da der Atemantrieb des Kindes durch den sogenannten „Diving-Reflex" aufgehoben ist. Darunter versteht man eine Apnoe in Expirationsstellung mit gleichzeitigem Larynxverschluß. Das selbständige Atmen setzt erst ein, wenn die Hautäste des Nervus trigeminus mit Luft in Kontakt kommen.
Diese physiologischen Mechanismen werden nur dann außer Kraft gesetzt, wenn beim Kind ein Sauerstoffmangel unter der Geburt entsteht.
Als Vorteile der Wassergeburt wird die Möglichkeit zur Entspannung gesehen. Dies könnte zu einem niedrigeren Schmerzmittelverbrauch führen. Durch den geringeren Druckgradienten wird für das Kind der Übergang in das extrauterine Leben über das ihm vertraute Medium Wasser erleichtert.
Eine kontinuierliche Überwachung der kindlichen Herztöne ist im Wasser genauso möglich wie auf dem Lande. Wir verwenden dazu die telemetrische Kardiotokographie.
Wasser stellt zudem in unserem Kulturkreis ein sehr kraftvolles Symbol dar. Es ist das Element, aus dem wir stammen und das das Leben ermöglicht. Wasser wird mit

Fruchtbarkeit verbunden und ist Bestandteil unzähliger medizinischer Prozeduren und religiöser Riten bis in die heutige Zeit.
Ich denke, daß sich auch aus dieser metaphysischen Bedeutung des Wassers die Anziehungskraft der Wassergeburt erklärt.

Material/Methode

Seit April 1996 gibt es im Kreißsaal der DRK-Frauenklinik Pulsstraße in Berlin-Charlottenburg die Möglichkeit, im Wasser zu entbinden. Wir befragten die Frauen zu ihren Informationsquellen bezüglich der Wassergeburt sowie zu ihrem Geburtserleben. Des weiteren wurden soziodemographische Parameter erhoben und Parameter, die über den Geburtsverlauf Auskunft geben wie APGAR-Werte, NA-pH, Anwendung von Analgetika unter der Geburt sowie etwaige aufgetretene Komplikationen.
Die Geburtsverläufe bei Wassergeburten verglichen wir mit den Verläufen „auf dem Lande" mittels des Verfahrens der „matched pairs". Als Vergleichskollektiv wurde die auf eine Wassergeburt folgende Spontangeburt gewählt. Auch diesem Kollektiv wurde ein Fragebogen ausgehändigt, der die Vorbereitung auf die Geburt zum Inhalt hatte. Bisher sind die Geburten des Zeitraums April 1996 bis Dezember 1996 statistisch ausgewertet (n=36 je Gruppe).

Ergebnisse

Das Wasser- und das Landkollektiv unterscheiden sich nicht hinsichtlich der Parität oder der Schwangerschaftswoche zum Zeitpunkt der Geburt. Die bislang ausgewerteten Geburten zeigen keine Hinweise auf Unterschiede im Geburtsverlauf zwischen Wasser- und Landgeburten, was die fetalen Parameter wie NA-pH und APGAR betrifft.
Ebenso ist die Geburtsdauer nicht unterschiedlich lang. Die entscheidende Einflußgröße ist hier die Parität und nicht der Geburtsmodus.
Die Episiotomierate ist bei Wassergeburten deutlich niedriger (28% versus 46%, p=n.s.), ohne daß dies durch die Parität bedingt ist.
Bei der Betrachtung dieses Ergebnisses ist zu fragen, ob eventuell die Dammrißrate als Folge der selteneren Durchführung einer Episiotomie erhöht sein könnte. Die statistische Auswertung zeigte, daß dies nicht der Fall ist. Die Häufigkeit der Rißverletzungen ist in beiden Gruppen zwar nicht gleich, aber der bestehende Unterschied ist statistisch nicht signifikant (DR I und II: 16% versus 8%, DR III/IV bisher in beiden Gruppen nicht aufgetreten, Scheidenrisse 14% in beiden Gruppen, p=n.s.).
Es zeigte sich, daß bei Wassergeburten deutlich weniger Wehenmittel angewendet werden (14% versus 46%, $p<0.01$).

Auch der Schmerzmittelgebrauch liegt im Wasser deutlich unter dem „auf dem Lande". Zur Frage des Blutverlustes unter der Geburt fiel auf, daß bei dem Wassergeburtenkollektiv der geschätzte Blutverlust sogar niedriger ist als „auf dem Lande".
Die Frauen verbinden mit der Wassergeburt vor allem alternative Geburtshilfe. 72% aller Frauen, die im Wasser geboren haben, empfanden das Wasser als förderlich zur Entspannung. Ein deutlicher Unterschied ergab sich auf die Frage, ob die Wassergeburt als schonend für das Kind und für sich selbst empfunden wird. Dies bejahten 53% respektive 56% der „Wassergeburtsfrauen" im Gegensatz zu nur 25% respektive 19% der „Landgeburtsfrauen" (p=0,01). Zwei Drittel der Frauen erhoffen von der Wassergeburt, weniger Schmerzen zu erleiden. Häufig wurde noch geäußert, daß bei einer Wassergeburt weniger Angst empfunden werde (28%). An kritischen Punkten wurde vor allem von „Landgeburtsfrauen" thematisiert, daß im Wasser weniger Eingriffsmöglichkeiten für Ärzte und Hebammen bestünden (17%). Diese Angst teilen die Frauen, die im Wasser geboren haben, nicht. Nur 3% von ihnen äußerten diese Befürchtung (p=0,05).
Auffallend ist die positive Aufnahme der Wassergeburt durch die Frauen. Zwei Drittel der Befragten empfanden die Geburt als ein schönes oder sehr schönes Erlebnis (versus 32%). Keine von den „Wassergeburtsfrauen" fand ihre Geburt schrecklich (versus 14% bei den Landgeburten).
Fast alle befragten Frauen würden erneut im Wasser entbunden werden wollen (93%).
Nur 5% aller Frauen erhalten im Gespräch mit ihrer Ärztin/ihrem Arzt Informationen über die Wassergeburt. Dies Ergebnis ist sicherlich als Ausdruck der Kontroverse um die Wassergeburt in Ärztekreisen zu werten.
Wer auf dem Land entbindet, ist da schon besser dran. Immerhin 30% erfahren über die Geburt etwas von ihrer Ärztin/Arzt. Nur sehr wenige Frauen fühlten sich durch ihre Frauenärztin/arzt auf die Geburt vorbereitet (jeweils 3% in jeder Gruppe). Hier scheint ein Defizit in der Kommunikation zwischen Schwangeren und ihren betreuenden Ärzten zu bestehen.

Diskussion

Die von uns erhobenen geburtshilflichen Parameter bestätigen die Ergebnisse von Dr. Eldering aus Bensberg, der in Deutschland über die größte Erfahrung mit Wassergeburten verfügt und diese auch systematisch auswertet. In seiner Klinik werden Wassergeburten seit 1982 durchgeführt. Die Verläufe der ersten tausend Wassergeburten sind im Dezember 1996 in der Zeitschrift „Geburtshilfe und Frauenheilkunde" publiziert worden.
Die subjektiv sehr bedeutend erscheinenden Assoziationen der Frauen mit der Wassergeburt deuten an, daß es sich nicht um eine reine Modeerscheinung handelt.
Da keine Unterschiede im fetal outcome zu beobachten sind, kann man davon ausgehen, daß es sich um einen sicheren Entbindungsmodus handelt.

Damit dies auch so bleibt, sind bestimmte Kontraindikationen für die Wassergeburt zu beachten. Kontraindikationen sind in unserer Klinik Frühgeburtlichkeit und Mehrlingsgravidität, des weiteren fetale Streßsituationen bei pathologischem CTG und/oder pathologischer Mikroblutuntersuchung sowie grünes Fruchtwasser, da hier das Kind durch Hypoxie zu früh mit dem selbständigen Atmen beginnen könnte.
Auch erscheint es nicht sinnvoll, Beckenendlagenentbindungen in der Wanne durchzuführen, da hier gegebenenfalls schnell eingegriffen werden muß. Die Periduralanästhesie stellt ebenfalls eine relative Kontraindikation dar. Sie stört die Temperaturregulation von Mutter und Kind und kann somit eine fetale Streßsituation verursachen.
Die Wassertemperatur sollte 32 bis 36 Grad Celsius nicht überschreiten. Eine höhere Temperatur kann durch Absenken des arteriellen Mitteldrucks der Mutter zur plazentaren Minderdurchblutung führen.
Die Dauer des Aufenthaltes in der Wanne sollte ganz dem Wunsch der Frau überlassen bleiben. Michel Odent, der bekannteste Pionier der Wassergeburt, sieht den Moment als den individuell richtigen an, in dem die Kreißende nach Schmerzmitteln verlangt.
Zusammenfassend läßt sich sagen, daß sich aus unseren Daten keine Hinweise ergeben, daß Geburtsverlauf und Befindlichkeit der Frauen durch die Wassergeburt negativ beeinflußt werden. Sie kann dagegen als sicherer Entbindungsmodus gelten.
Psychosomatische Geburtshilfe soll sichere Geburtshilfe sein, die gleichzeitig die Förderung der frühen Mutter-Kind-Beziehung ermöglicht. Die Wassergeburt stellt in diesem Kontext eine Methode dar, die diesen Zielen immer untergeordnet sein sollte. Außerdem sollte sie in ihrem Stellenwert nicht überbetont werden.
Abschließend möchte ich die Frau zitieren, die als erste in unserem Kreißsaal im Wasser entbunden wurde. Wie ich finde, spricht ihr Kommentar zum Erleben der Geburt für sich:
„Das Wasser gab mir ein großes Gefühl von Geborgenheit und Ruhe. Gerade weil meine Wassergeburt nicht geplant war, entstand eine Spontaneität und ein Gefühl von Gemeinsamkeit und „Pioniergeist" unter den Menschen, die dabei waren, weil es für alle das erste Mal war..., und deshalb wurde die Geburt ein ganz besonderes und sehr schönes Erlebnis !!!"
Auch sie würde beim nächsten Kind erneut ins Wasser steigen.

Literatur

Eldering, G., Selke, K. (1996): Wassergeburt – eine mögliche Entbindungsform? Geburtsh. u. Frauenheilk. 56, S. 670-676.
Odent, M. (1983): Birth under Water. Lancet 2, S. 147-167.
Zimmermann, R. et al. (1993): Wassergeburt – wie sicher ist sie? Die Hebamme 6, S. 71-75.

Entwicklung und Modell eines psychosomatisch-gynäkologischen Liaison-Dienstes an der Aachener Universitätsklinik

Ulrike Brandenburg, B. Leeners, A. Petermann-Meyer, D. Wälte, W. Rath, E. Petzold

Bei der Darstellung dieser Studie wird es weniger um das *Dramatische* gehen, um das, *was* während des Liaison-Dienstes gemacht wurde, sondern mehr um das *Epische* , also das *Wie*.

Liaison kommt von liieren, von verbinden, sich verbinden, miteinander in Beziehung treten. Um genau dieses „Miteinander in Beziehung Treten" geht es bei psychosomatischer Liaisonarbeit. Häufig wird diese mißverstanden als ein primär aufgaben- und zielorientiertes, funktionales Geschehen. Kernstück ist aber vielmehr das „In Beziehung Setzen" zweier unterschiedlicher, gleichzeitig aber interdependenter, also wechselseitig abhängiger Systeme. Psychosomatische Liaison besteht im wesentlichen darin, eine interpersonale Beziehungsebene zwischen sich fremden Beziehungssystemen, in diesem Fall der Gynäkologie und der Psychosomatik, aufzubauen und darüber die Identität und den Wert jedes einzelnen zu stärken. Über ein solches Stärken von individueller Identität auf dem Boden einer gemeinsamen, symmetrischen Beziehung (d.h. gleiche Rechte, gleicher Einfluß, gleicher Respekt) ist Entwicklung von Intimität möglich. Diese Intimität wiederum ist die entscheidende Grundlage für vertrauensvolle und effektive psychosomatische Liaisonarbeit auf unterschiedlichsten Ebenen, sei es Versorgung, Lehre oder Forschung.

Das *Was*, der *dramatische* Teil sei in aller Kürze zusammengefaßt. Anfang 1994 kam es in der Gynäkologischen Klinik der Aachener Universität zu einem Ordinarienwechsel. Mit Beginn seiner Amtszeit bat der neue Ordinarius um psychosomatische Betreuung seiner Patientinnen. Meinerseits stieß dieser Wunsch auf große Resonanz, nicht zuletzt deswegen, weil ich im Rahmen der von mir geleiteten Sexualwissenschaftlichen Ambulanz ohnehin sehr viel mit psychosomatisch-gynäkologischen Problemen zu tun hatte.

Zeitgleich startete ich Aktivitäten auf allen drei Ebenen: Versorgung, Lehre und Wissenschaft. *Auf der Versorgungsebene* versuchte ich, die gynäkologischen Konsile zu versorgen, was nicht leicht war, da die Anzahl langsam aber stetig wuchs. Auch waren diese Konsile sehr zeitintensiv, da insbesondere die Betreuung von Karzinompatientinnen häufig bis zu 20 Kontakte erforderte.

Im Rahmen von Ausbildung und Lehre entstand so eine psychosomatisch-gynäkologische Fallkonferenz für gynäkologische Kollegen und Kolleginnen. Zudem wurden Fortbildungsveranstaltungen zum Thema „Psychosomatische Gynäkologie“ wie auch eine psychosomatisch-gynäkologische Vorlesung implementiert. Letztere findet im Rahmen der gynäkologischen Hauptvorlesung nunmehr seit fast drei Jahren regelmäßig statt.

Auf wissenschaftlicher Ebene wurde eine Bedarfsanalyse zur Schätzung des psychosomatischen Bedarfs in der gynäkologischen Klinik durchgeführt. Gynäkologische Schwestern, Pfleger und ÄrztInnen schätzten im Rahmen einer Fragebogenaktion subjektiv und unabhängig voneinander den psychosomatischen Versorgungsbedarf in ihrer Abteilung ein. Die Analyse erbrachte das erwartete Ergebnis eines sehr hoch eingeschätzten psychosomatischen Behandlungsbedarfs in der Frauenklinik.

Auf der Basis dieser breitangelegten ersten Arbeitsphase kam es zu sehr erfreulichen Entwicklungen. So machte sich schon bald eine junge, psychotherapeutisch weitergebildete Assistenzärztin auf, unter Supervision in der gynäkologischen Klinik eine psychosomatische Sprechstunde einzurichten. Damit war ein wichtiger erster Schritt getan. Eine erste Implementierung einer psychosomatisch-gynäkologischen Arbeitseinheit *innerhalb* der Frauenklinik hatte sich realisiert.

Im März 1996 kam es zur Besetzung der ersten Liaisonstelle. Diese war lange geplant gewesen, dennoch war es eine kleine Revolution, als es nun wirklich und tatsächlich zu ihrer Geburt kommen durfte. Verwaltung sowie beide Kliniken hatten an einem Strang gezogen und damit die Entstehung eines ungewöhnlichen und noch sehr wenig verbreiteten Modells möglich gemacht. Die Idee hinter der Liaisonstelle war, eine Ärztin zu finden, die vor Ort in der Gynäkologie arbeiten und sozusagen „back stage“ in der Psychosomatik ausgebildet werden sollte – das klassische Modell einer Liaisonstelle. Nach einigem Suchen gelang es, eine Ärztin mit hohen fachlichen (somatischen und psychotherapeutischen) wie auch sozialen (dynamisch, flexibel, wahrnehmungsfähig und humorvoll) Kompetenzen zu finden, ein klassisches Multitalent also, bzw. eine typische Frau.

Sie arbeitet halbtags, verbringt ca. drei Viertel ihrer Zeit in der Gynäkologischen Klinik und ein Viertel in der Psychosomatischen Abteilung, wo sie supervidiert wird, an Fallkonferenzen teilnimmt etc. Pro Woche hat sie etwa 10–15 Patientenkontakte. Zudem hat sie regelmäßige Stationsbesprechungen eingeführt, an denen Schwestern, Ärztinnen und Physiotherapeutinnen teilnehmen. Weiterhin hat sie zusammen mit einer Diplom-Pädagogin eine ambulante Psychotherapiegruppe für Mammakarzinompatientinnen aufgebaut.

Neben der Versorgung entwickelten sich auch die wissenschaftlichen Belange weiter. So sitzt zum Beispiel während der Therapie der eben erwähnten Interventionsgruppe eine Doktorandin hinter der Scheibe, videographiert das ganze Geschehen, dokumentiert es und evaluiert diese Gruppe mittels Fragebogeninventar im Abstand von drei Monaten. Da weitere wissenschaftliche, psychosomatisch-gynäkologische Projekte geplant sind, bzw. bereits umgesetzt werden, bildete sich eine Wissenschaftskonferenz, die sich einmal wöchentlich trifft. Weiterhin hat sich ein Treffen im großen Rahmen im Abstand von sechs Wochen etabliert, an dem alle Involvierten und insbesondere auch die beiden Chefs beider Abteilungen teilnehmen. Diese Treffen auf Führungsebene haben sich als strategisch unerläßlich erwiesen. Nur über den kontinuierlichen Dialog der beiden Kooperationspartner auf höchster Ebene läßt sich die Arbeit an der Basis verläßlich und dauerhaft implementieren. (Es ist allerdings ratsam, das Zusammenkommen nicht der ohnehin schon etwas überlasteten Aktivität der Chefs zu überlassen, sondern es als eine der eigenen Basisaufgaben zu verstehen, sie zueinander zu führen.)

Auch was die Lehre betrifft, gibt es Entwicklungen. So hat sich eine neue Balintgruppe von Ärzten und Ärztinnen der Gynäkologie, zum Teil auch anderer Abteilungen gegründet.

Wichtig ist auch die Öffentlichkeitsarbeit. Über gemeinsame öffentliche Veranstaltungen, wie auch Pressemitteilungen über die begonnenen Aktivitäten, entstand einerseits Resonanz bei der Bevölkerung, andererseits wurde über das gemeinsam angebotene Produkt die eigene Identität als ein miteinander kooperierendes System gestärkt.

Im folgenden soll das *Wie*, also der *epische* Teil skizziert werden. Wir haben vor allem auf Beziehung gesetzt, darauf, daß – wenn wir diese sorgfältig und respektvoll aufbauen – sich die beiden Systeme Psychosomatik und Gynäkologie irgendwann mehr oder weniger eigendynamisch autopoetisch miteinander vernetzen werden. Im Rahmen dieser Beziehungsbildung ging es zunächst um klare Vorleistungen, die wir Psychosomatikerinnen als sozusagen „professionelle Beziehungsexpertinnen" erbringen mußten. So ging es z. B. für mich lange Zeit darum, daß ich mich versuchte, in den Rhythmus der Gynäkologie einzuschwingen, um diese darüber kennenzulernen. Es ging darum, daß ich aktiv die Beziehung aufnahm und gestaltete, mich für den Bereich Gynäkologie interessierte, für die Besonderheiten der Arbeitsabläufe der dort arbeitenden Menschen, für deren Überforderungen, deren Ängste und diese respektieren wie auch wertschätzen lernte. Dieser erste Prozeß des Beziehung Aufnehmens vollzog sich insbesondere über die Krankenversorgung und die im Zusammenhang damit häufigen persönlichen Gespräche mit Pflege- und ärztlichem Personal. Dabei wurde mir klar, mit welch hoher Angst all *die* Themen dort besetzt sind, die wir Psychosomatiker vertreten: Auseinandersetzung mit Ängsten, mit Konflikten, mit Verlusten, oder Ohnmacht, etc., also mit genau den Bereichen, die – eine technisierte, maximaltherapeutisch-orientierte Somatik, die Kranke instrumentalisiert – hochgradig fürchtet und somit abspalten muß. Ein „in Beziehung Treten" mit uns macht diese Abspaltung auf seiten der somatischen Kollegen und Kolleginnen deutlich spürbar und ruft insofern Angst, Schuldgefühl und damit Abwehr hervor. Diese Gefühle wiederum konnten natürlich in einem frühen Stadium der Beziehungsbildung noch nicht öffentlich gemacht bzw. kommuniziert werden. Sie konnten statt dessen zunächst nur als Tabu ausgehalten werden, indem auf der Beziehungsebene trotz allen Respektes gegenseitiger Schutz über viel Distanz gewährleistet wurde. Erst über ein Zunehmen an Vertrauen konnte diese Distanz peu à peu fallengelassen werden. Dieses Vertrauen wuchs mit der Vernetzung über die ge-

meinsame Versorgung, die Balintgruppe, Visiten und Fortbildungsveranstaltungen. Auch das räumliche miteinander Vertrautwerden war wichtig, zum Beispiel, daß – während die Versorgung sich ausschließlich in der Gynäkologischen Klinik abspielte – die übrigen Veranstaltungen vermehrt in den psychosomatischen Räumen stattfanden.
Ein wichtiges Produkt dieses zunehmenden Vertrauens zwischen den beiden Kliniken waren die Bündnispartnerinnen, die auftauchten: Ärztinnen in der Gynäkologie, die mehr und mehr mit den Psychosomatikern kooperierten. Sie waren unerläßlich dafür, daß diese im „anderen Stall" eine Lobby hatten, Fürsprecher, Manager, Vorreiter. Über diese wurde zum einen, wie bereits betont, die psychosomatisch-gynäkologische Sprechstunde eingerichtet, zum zweiten in entscheidender Weise die „Power" für die Realisierung der gemeinsamen Liaisonstelle mobilisiert. Außerdem entstand so die Möglichkeit, ein interdisziplinäres Team zu bilden, das eine eigene Identität als psychosomatisch-gynäkologische Arbeitsgruppe entwickelte. Die Geburt dieses Teams kann als der eigentlich wichtigste Schritt im Rahmen dieser Liaisonarbeit verstanden werden. Dieses Team war es, das im Grunde die wirkliche Elternschaft für das gemeinsame Kind, das gynäkologisch-psychosomatische Projekt übernahm. Dieses Team ist es bis heute, das frühzeitig Gefahren erkennt, Erschütterungen in einer der beiden Abteilungen meldet, den Informationsfluß für die Kommunikation gewährleistet und gleichermaßen auch das Zentrum an Verläßlichkeit darstellt. Hier war und ist auch der Ort der Reflexion, der Selbsterfahrung: Hier werden Konflikte besprochen, hier werden Konkurrenzen oder Befürchtungen von Konkurrenzen – statt wie üblich tabuisiert – ausgesprochen und zu bewältigen versucht. Das war und ist nicht immer einfach. Fragen kamen auf: Wer hält welchen Vortrag, wer ist bei welchem Artikel Erstautorin? Narzißtische Geltungswünsche dürfen auf den Tisch kommen. Auf der Ebene des bereits bestehenden gegenseitigen Vertrauens war es möglich, auch diese schwierigen Themen, für die ja keiner von uns eine Art Umgangskultur kennt, zu diskutieren.
Ein weiterer entscheidender Punkt dieser fruchtbaren psychosomatisch-gynäkologischen Vernetzung ist möglicherweise die Wahl einer *Ärztin* und *Frau.*

Zunächst zur Ärztin: Besonders Karzinompatientinnen eröffnen sehr häufig den Kontakt über ihren Körper, stellen klare Fragen zum medizinischen Verlauf, zur Behandlung, zur Prognose, etc. Die Kontakteröffnung über seelische Beschwerden ist für sie sehr viel stärker angstbesetzt. Immer wieder habe ich es erlebt, daß ich als psychosomatische Konsilärztin zunächst gebeten wurde, noch einmal zu tasten: den schmerzhaften Unterleib, den beginnenden Aszites, die verhärtete Brust usw. Auf derartige Bedürfnisse kann eine Ärztin besser eingehen als eine Psychologin. Ein zweiter Grund, warum wir eine Ärztin wollten, war der, daß wir ein mündigeres, eigenverantwortlicheres Ärztinnen-Patientinnen-Modell schaffen wollten als das in der Somatik übliche – mit dem Ziel, es nachahmenswert zu machen. Daß dies funktionierte, zeigte sich darin, daß Patientinnen, die intensiv psychosomatisch mitbetreut wurden, durch selbstbewußteres Fragen auffielen oder durch Einfordern von mehr Gesprächszeit – auch im somatischen Kontext. Ein dritter Punkt für die Wahl einer Ärztin war die leichtere In-

tegration in die Gruppe der Gynäkologinnen und des gynäkologischen Pflegepersonals aufgrund derselben gemeinsamen, medizinischen Kultur.
Nun zu zweitens, zur Frau: Wie bereits gesagt, ist Liaisonarbeit nichts anderes als Beziehungsarbeit. Diese zu verrichten, ist eine Kunst. Dieses Kunstwerk zu vollbringen, dazu bedarf es Menschen von hoher sozialer Kompetenz. Die dazu geeignete Spezies scheint vor allem die der Frauen zu sein. Es ist nicht in Abrede zu stellen, daß es auch den einen oder anderen zur Beziehungsmedizin konvertierten Mann gibt, aber primär sind es in unserer Gesellschaft die Frauen, die dieses Handwerk gelernt haben und es ausüben. Während Männer sich hauptsächlich über ihre Leistungen definieren, definieren sich Frauen zuallererst über ihre Beziehungen. Für sie ist Identität fast gleich Intimität (Gilligan, 1988). Ihre Existenzberechtigung entnehmen sie einer Ethik des Näherns, des Beziehungstiftens. Diese Kompetenz der Frauen wurde im Rahmen unseres psychosomatischen-gynäkologischen Teams hochgradig deutlich. Analytische Reflexionsfähigkeit, sei es von Fehlern, von Krisen, von Visionen und auch von weiblichen Konkurrenzen, paarte sich ideal mit der ihnen genuinen Fähigkeit von aktiver, kompetenter Gestaltung von Beziehung und Intimität. Intimität wiederum ist – laut Erikson (1964) – die transformierende Erfahrung, durch die sich adoleszente Identität in die Generativität reifer Liebe und Arbeit verwandelt. Eine psychosomatisch-gynäkologische Liaisonarbeit ist ein modellhaftes Stück Pionierarbeit eines zukunftsweisenden, beziehungsmedizinischen Ansatzes.

Literatur

Gilligan, C. (1988): Die andere Stimme. München.
Erikson, Erik H. (1964): Insight and Responsibility. New York.

Pilotprojekt: Psychosomatische Sprechstunde in der Universitätsfrauenklinik

Brigitte Leeners, U. Brandenburg, A. Petermann-Meyer, E. Petzold, W. Rath

Einleitung

Die Frauenklinik der Universität Aachen verfügt über 100 teils geburtshilfliche, teils gynäkologische Betten, wobei die Abteilung einen onkologischen Schwerpunkt hat. Außerdem stellen sich auf Zuweisung Patientinnen ambulant in der Poliklinik in einer allgemeinen oder verschiedenen Spezialsprechstunden vor. Als Angebote bestehen eine gynäkologisch-urologische und eine onkologische Sprechstunde sowie eine Sprechstunde für Risikoschwangerschaften und zur Pränataldiagnostik. Nach Schätzungen der Mitarbeiter leidet mindestens ein Drittel der Patientinnen unter psychosomatischen Problemen. Der Bedarf einer psychosomatischen Betreuung ließ sich nicht mehr über die konsiliarische Tätigkeit abdecken, welche für die Gynäkologie im wesentlichen von einer Ärztin der Abteilung Psychosomatik geleistet wurde. Um eine integrierte Behandlung anbieten zu können, wurde im April 1995 unter Supervision der Abteilung für psychosomatische Medizin eine psychosomatische gynäkologische Sprechstunde im Rahmen unserer Poliklinik eingerichtet.

Material und Methode

Patientinnen mit therapieresistenten gynäkologischen Erkrankungen, wie beispielsweise rezidivierenden vaginalen Mißempfindungen, Menstruationsbeschwerden, unklaren Unterbauchschmerzen, sexuellen Störungen etc. werden häufig nach zahlreichen erfolglosen Behandlungsversuchen durch z.T. viele verschiedene Ärzte in die Universitätsklinik überwiesen. Oft ist die Möglichkeit eines psychosomatischen Krankheitsbildes bis zu diesem Zeitpunkt weder von den behandelnden Ärzten noch von der Patientin selbst berücksichtigt worden. Läßt sich bei einer gründlichen gynäkologischen oder geburtshilflichen Untersuchung keine somatische Ursache der Beschwerden finden, wird eine eventuelle psychosomatische Ursache angesprochen. Dabei unterscheiden sich die Patientinnen dieser Sprechstunde von den direkt in der Abteilung für psychosomatische Medizin vorgestellten Frauen durch eine primär hohe Ablehnung rein psychotherapeutischer Interventionen. Durch die somatische Exploration konnten diese Frauen häufig bereits ein Vertrauensverhältnis zu mir als behandelnder Frauenärztin aufbauen, so daß mehr Offenheit als gegenüber einer weiteren fremden Person möglich ist. Damit wird die Entscheidung zu einer psychosomatischen Exploration erleichtert. Sie findet in drei 45minütigen Gesprächen statt. Dabei spielt sicherlich der oft hohe Leidensdruck und die Erwartung gegenüber der Universitätsklinik als letzter Instanz eine Rolle. Nach diesen drei Gesprächen wird die psychosomatische Diagnose und eine Therapieempfehlung mit der Patientin besprochen, teilweise mit dem Angebot, eine Therapie an unserer Klinik zu beginnen. Grundsätzlich besteht die Möglichkeit, auch den Partner hinzuzuziehen.

Neben diesen Frauen, welche sich primär mit konkreten Beschwerden vorstellen, stellen sich manchmal bei einer umfangreicheren Anamnese beispielsweise hinsichtlich der Sexualität Beschwerden heraus, welche bis dato nicht geäußert wurden.

Eine weitere Zielgruppe der psychosomatisch in die Gynäkologie integrierten Sprechstunde sind Patientinnen, welche bei der Verarbeitung der Diagnose Krebs professionelle Unterstützung wünschen. Im Gegensatz zu den beiden eben genannten Gruppen nehmen diese Frauen die Sprechstunde nach einer kurzen Anfangsphase oft in größeren Abständen abhängig von ihrem Bedarf in Anspruch. Seit der Einstellung einer weiteren psychotherapeutisch geschulten Ärztin im März 1996, welche schwerpunktmäßig stationäre Patientinnen betreut, und der Einrichtung einer ambulanten Interventionsgruppe für Frauen mit gynäkologischen Karzinomen macht diese Gruppe einen geringeren Anteil der Patientinnen in der ambulanten Sprechstunde aus.

Ergebnisse

Fallbeispiel 1:

Anhand eines Fallbeispiels soll die dringende Notwendigkeit einer Integration psychosomatischer Aspekte in die Gynäkologie deutlich werden: Zur Zeit wird im Rahmen der Sprechstunde eine 32jährige Patientin mit dem Symptom Vaginismus psychotherapeutisch betreut. Sie hatte sich seit ihrem sechzehnten Lebensjahr regelmäßig gynäkologischen Untersuchungen unterzogen, ohne daß das Thema Sexualität jemals angesprochen worden war. Auf die Frage nach Geschlechtsverkehr, als bei der gynäkologischen Vorsorge eine sehr enge Vagina auffiel, stellte sich heraus, daß trotz zahlreicher Versuche in der seit sechs Jahren bestehenden Ehe kein Geschlechtsverkehr möglich war. Damit waren während der 16jährigen regelmäßigen Betreuung stets diverse somatische Gesichtspunkte berücksichtigt, jedoch offenbar ein wesentliches Problem dieser Frau übersehen worden.

Fallbeispiel 2:
Eine 34jährige Patientin gab ein Jahr nach einer kompletten Entfernung des inneren Genitales aufgrund einer massiven Endometriose die gleichen Unterbauchschmerzen wie präoperativ an. Unter einer Hormonsubstitutionstherapie ergab sich sowohl bei der klinischen als auch bei der vaginalsonographischen Untersuchung kein Anhalt für ein Rezidiv. Nach der psychosomatischen Exploration hat die Patientin eine Therapie begonnen und ist heute weitestgehend beschwerdefrei.

Zwischenzeitlich ist diese Sprechstunde ein fester Bestandteil unserer Poliklinik geworden, wobei ich als aktuelle Kreißsaalärztin an manchen Tagen einige organisatorische Hürden überwinden muß, um die Sprechstundenzeiten einzuhalten. Ich habe das Glück, in einer Abteilung mit vielen psychosomatisch interessierten Kollegen auf jeder Stufe der hierarchischen Leiter zu arbeiten, dennoch kämpfe ich auch 1 1/2 Jahre nach Einrichtung dieser Sprechstunde um die Bedingungen, unter denen sie stattfindet. Z. B. ist im Kollegenkreis nicht selbstverständlich, daß die Pünktlichkeit und Zuverlässigkeit wesentlicher Bestandteil des Therapiekonzeptes sind, so daß ich teilweise bei der Kreißsaalübergabe vor Beginn der Sprechstunde unter Streß gerate. Durch eine hohe Inanspruchnahme seitens der Patientinnen und der überweisenden Ärzte wurden die Kapazitäten der Sprechstunde schon nach wenigen Wochen gesprengt, so daß auch heute der Bedarf wesentlich höher ist als der uns zur Verfügung stehende zeitliche Rahmen. Dies gilt insbesondere für Patientinnen, welche über einen längeren Zeitraum therapeutisch betreut werden. Innerhalb von drei Stunden führe ich vier Gespräche von jeweils 45 Minuten, aufgrund des hohen Bedarfs richte ich häufig einen weiteren Termin im Anschluß an die offizielle Sprechstunde ein. Eine entsprechende Dokumentation erfolgt im Anschluß an die Sprechstunde ebenfalls in der Freizeit. Die Ausbildung zur Psychotherapeutin habe ich selbst finanziert und neben meiner Tätigkeit als Ärztin durchgeführt.
Insgesamt hat sich das klinische Denken in unserer Abteilung von rein somatischen Überlegungen hin zu einer stärkeren Berücksichtigung psychosomatischer Fragestellungen entwickelt. Beispielsweise werden viele Patientinnen, bei denen eine Laparoskopie aufgrund unklarer Unterbauchschmerzen geplant ist, einer psychosomatisch ausgebildeten Ärztin vorgestellt und die sich aus dem Gespräch ergebenden Aspekte bei der Indikationsstellung berücksichtigt. Wir würden uns wünschen, daß dieses Procedere grundsätzlich für Patientinnen mit chronischen Unterbauchschmerzen gilt, jedoch werden teilweise forensische Argumente stärker als psychosomatische Hintergründe gewichtet.

Diskussion

Bei dem hohen Zeitaufwand psychotherapeutischer Interventionen, einer Mehrarbeit sowohl der psychosomatischen Ärztinnen als auch der anderen Mitarbeiter stellt sich die Frage, ob eine solche Belastung durch die erzielten Resultate gerechtfertigt ist. Insbesondere im universitären Rahmen werden viele Patientinnen mit hohen Belastungen durch Diagnosen mit schlechter Prognose oder mit umfangreichen chirurgischen Interventionen betreut, wobei eine Kontinuität der behandelnden Ärzte häufig nicht gegeben ist. Darüber hinaus werden in unserer Poliklinik Patientinnen erst nach zahlreichen bislang nicht erfolgreichen Therapieversuchen vorgestellt.

Eine integrierte gynäkologisch psychosomatische Sprechstunde ist trotz des erheblichen Mehraufwandes für das behandelnde Team nach den hier dargestellten Erfahrungen eine sinnvolle und notwendige Einrichtung. Neben den Veränderungen im klinischen Denken des Teams eröffnet sie insbesondere Patientinnen, die zunächst psychotherapeutische Interventionen ablehnen, weitere Möglichkeiten. Die Einrichtung einer solchen Sprechstunde erfordert einerseits ein hohes persönliches Engagement und kann andererseits eine sehr erfüllende kreative Ergänzung der somatisch orientierten Tätigkeit eines Arztes werden.

Literatur

auf Anfrage bei der Verfasserin

Eine Untersuchung psychosozialer Faktoren von verstärkten Menstruationsblutungen

Martina Döscher, H. Kentenich

Einleitung

Frauen bluten zyklisch – es sei denn sie sind schwanger, noch Kind oder „alt". Die Tabuisierung dieser Blutung reicht Jahrhunderte zurück und ist bis heute in nahezu allen Kulturkreisen zu finden (Schlehe 1987).
Die psychische Beeinflussung eines monatlichen „zuviel an Blut", dem körperlichen Gegensatz der Amenorrhoe, wurde schon früher angenommen und war selten auch Thema von Untersuchungen (u.a. Prill 1964, Greenberg 1983, Scott 1983, Bancroft u. Mitarb.1993), bisher ohne einheitliches Ergebnis.
Bei Durchsicht der Literatur zu dem Thema fällt das Fehlen eines durchgängigen Diagnose und Therapiekonzeptes auf somatischer wie psychischer Ebene auf. Es gibt, so könnte man auch sagen, zu viele verschiedene körperliche Ursachen, als daß es sich lohnen könnte, dem noch psychische hinzuzufügen.
Die Ungenauigkeit bei der Definition des Symptoms Hypermenorrhoe spiegelt dies wider. Ein objektivierbarer Blutverlust von über 80 ml pro Zyklus ist als pathologisch anzusehen. Welcher Arzt mißt aber die verlorene Blutmenge (außerhalb einer Forschungseinrichtung)? Das subjektive Empfinden der Frau oder die Anzahl verbrauchter Binden bleibt oft Maßstab für das weitere Vorgehen.
Hierzu untersuchte z.B. Fraser (1984) Einflußfaktoren auf die Wahrnehmung des Blutverlustes. Er fand u.a. keinen Zusammenhang zwischen der Anzahl verbrauchter Binden und dem tatsächlichen Blutverlust. So sammelte eine Frau 336 ml Blut in 21 Binden, eine andere dagegen in 48 Binden nur 9,6 ml. Wie kommt ein solcher Unterschied zustande?

Methoden

Um beeinflussende psychosoziale Faktoren herauszufiltern, wurden 31 Patientinnen der Frauen- und Poliklinik Charlottenburg in Berlin in einem offenen tiefenpsychologisch orientierten Interview befragt. Ergänzend wurden Daten aus einem Fragebogen zu psychovegetativen Beschwerden, dem Gießen-Test (einem tiefenpsy-

chologisch angelegten Persönlichkeitsfragebogen), und Daten der Krankenakte hinzugenommen.
Einschlußkriterien waren: eine Zunahme der Blutungsstärke ohne zunächst erkennbare somatische Genese bei prämenopausalen Frauen unter 50 Jahren.

Auszüge aus Ergebnissen und Diskussion

Der *Leidensdruck* durch die Blutung entstand bei 35% der Frauen durch soziale Einschränkungen, die mit einer starken Blutung verbunden sein können. 42% gaben an „nur zu stark zu bluten", 13% suchten wegen der begleitenden Schmerzen den Arzt auf und 6% klagten über Schwäche. Der Hämoglobinwert war bei ca. einem Drittel der Frauen erniedrigt (unter 12 g/dl).
Die somatischen Beschwerden stehen somit deutlich im Hintergrund.

Hierzu Zitate aus den Interviews:

- „Die Arbeit ist mir sehr wichtig, ich habe nie deswegen gefehlt. Nur einmal bei einem Kongreß in Holland kam plötzlich viel Blut, und ich mußte rauslaufen. Mein Chef ist hinterhergekommen, weil er dachte, es sei etwas passiert."
- „Immer dieses Schwimmfest, ich kann das Haus dann eine Woche gar nicht verlassen"
- „Diese blutige Suppe im Klo, ... ekelhaft".

Hier wird die zentrale Bedeutung der gesellschaftlichen und individuellen Tabuisierung und damit die Einstellung zur Menstruation auf die Wahrnehmung der Blutungsstärke deutlich ... jeder Tropfen mehr ist noch „ekliger".
Interessant ist, daß auch in unserer Untersuchung (wie schon zuvor z.B. bei Mahr 1985) kein Zusammenhang zwischen der Einstellung zur Menstruation und dem Auftreten von begleitenden Beschwerden gefunden wurde, dagegen ein deutlicher Zusammenhang zwischen dem Auftreten von Dysmenorrhoe und Hypermenorrhoe. Eine mögliche Erklärung wäre die undifferenzierte Gleichsetzung von starken Schmerzen und starker Blutung durch die betroffene Frau.
Sexualität während der Blutung wurde von 80% der Frauen vollständig abgelehnt. Frauen mit primär positiven Erfahrungen in der Sexualität berichteten häufiger eine negative Veränderung durch die Blutungsstörung, wohingegen jene mit primär negativen Erfahrungen subjektiv durch die Störung eher eine Entlastung erfuhren.

Hierzu Beispiele aus Paarbeziehungen:

- Da beide Partner wechselweise im Schichtdienst arbeiten, ergibt sich selten überhaupt eine Gelegenheit zur Sexualität. Trotzdem hat die Patientin ständig ein schlechtes Gewissen. „Es war immer eine unangenehme Pflicht. Ich vermeide es, wo es geht. Nur wenn ich blute, kann ich ja wirklich nicht". Sie plaziert dann überall

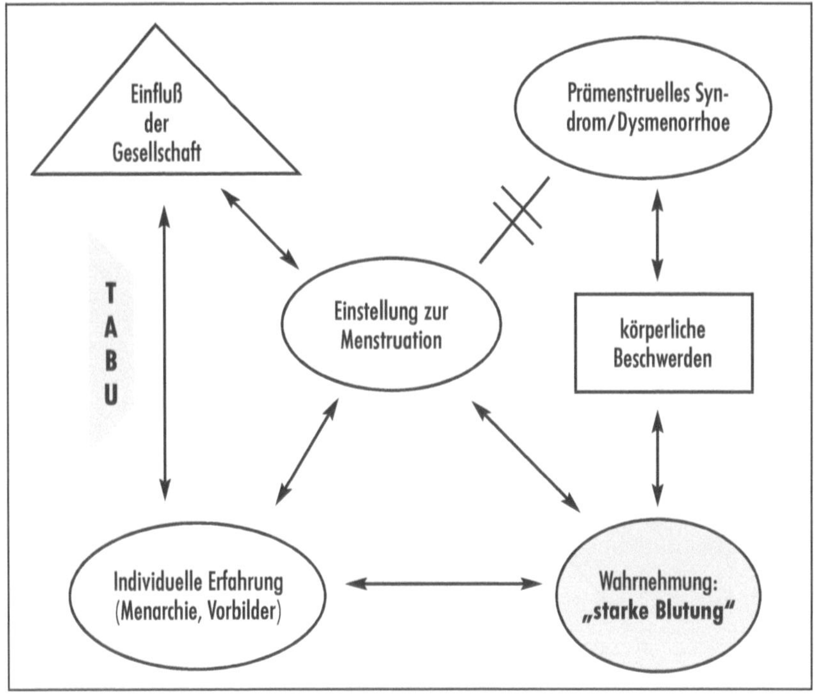

Abb. 1: Bewertung der Blutung

sichtbar Watte, Binden und Tampons. „Die Blutung bleibt auch mal zwei bis drei Tage länger, wenn er keinen Nachtdienst hat".

- „Für meinen Mann ist das auch unangenehm, wenn ich nachts alles vollgeblutet habe. Er muß mit aufstehen, wenn ich das Laken wechsle. Wir haben vor kurzem erst eine neue Matratze gekauft, die ist nun wieder verschmutzt."

Die Patientinnen wiesen in 48% der Fälle einen *psychischen Konflikt* auf, der einen Zusammenhang mit der Blutungsstörung erkennen läßt. Im Vordergrund stehen Nähe-Distanz-Konflikte in der Familie oder Partnerschaft.

- Bei einer 45jährigen Patientin trat in zeitlichem Zusammenhang mit der Trennung von ihrem Partner erstmalig eine starke Blutung für zehn Tage auf und führte bei ihr zu panischer Angst zu sterben. Sie konnte seitdem kaum essen, nahm 7 kg an Gewicht ab und verlangte die sofortige Entfernung der Gebärmutter. Sie betonte ihren heftigen Ekel auch vor normal starken Blutungen, wohingegen die ebenfalls vorhandene Streßinkontinenz Grad II sie kaum beeinträchtigte. Als die behandelnden Ärztinnen keine dringliche Operationsindikation sahen, drohte sie damit, sich das Leben zu nehmen, falls eine solche Blutung sich wiederholen sollte.

Zusammenfassung

Das Krankheitsbild der Hypermenorrhoe setzt sich demnach zusammen aus:

1. Der tatsächlichen Blutungsstärke, die durch einen psychischen Konflikt beeinflußt sein kann.
2. Der wahrgenommenen Blutungsstärke, abhängig von individueller und gesellschaftlicher Bewertung.
3. Der Folge des meist über Jahre bestehenden Symptoms im Sinne somatopsychischer Auswirkungen z.B. auf die Partnerschaft und Sexualität.

In dem folgenden Schema sind die hier angedeuteten Zusammenhänge zusammengefaßt:

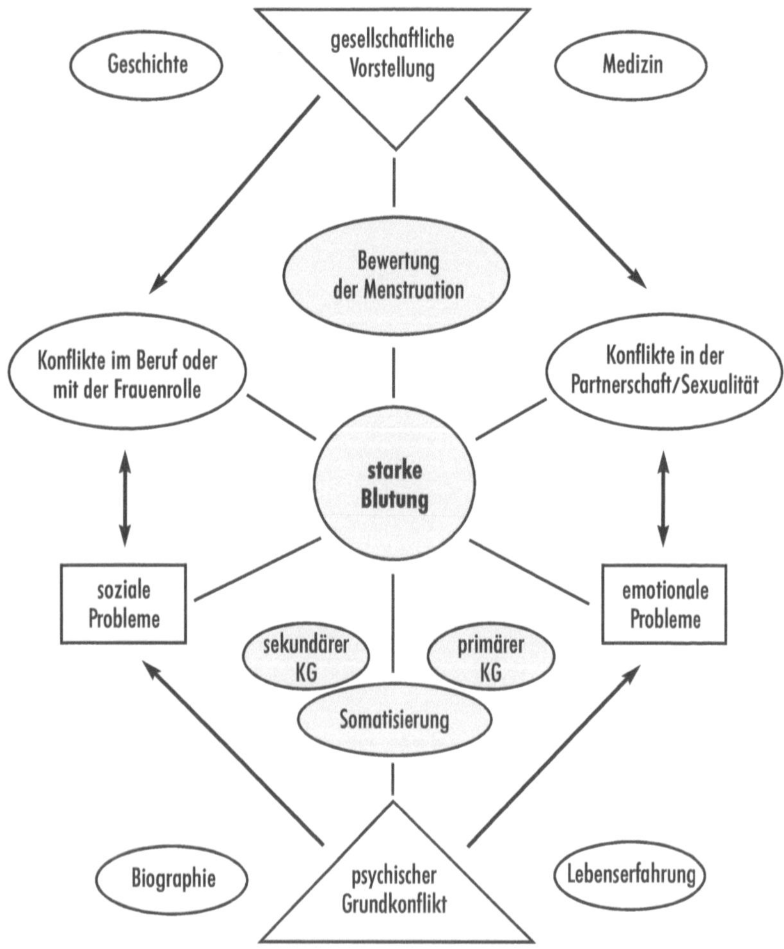

Abb. 2: Psychosoziale Faktoren von Blutungsstörungen

Schlußfolgerungen

In Anlehnung an den Therapieleitfaden zur Amenorrhoe von Richter (1991) ergeben sich folgende Diagnose- und Therapieempfehlungen:

1. Anamnese mit Beschreibung der Symptome:

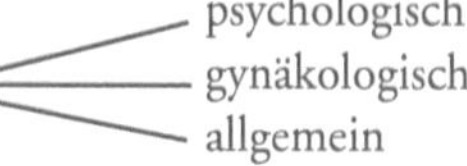

Fragen nach Menstruationsbeschwerden, Kontrazeption, Schilddrüse, Blutungsneigung, Diabetes mellitus, Gewichtsschwankungen, Androgenisierung;
– Beeinträchtigung durch die Blutung: Beruflich – Privat – Sexualität?
– Einschätzung der Patientin über die Ursache der Blutung (Laienätiologie)?
– Notizen über nonverbale Informationen (Äußeres, Stimmung, usw.)

2. Gynäkologische Untersuchung und Vaginalsonographie zur Abschätzung der Uterusgröße, Morphologie und insbesondere des Endometriums.
3. Laboruntersuchungen: Blutbild (evtl. Schilddrüsendiagnostik, Hormonstatus u.a.)
4. Aufklärung der Patientin über die Befunde und ein Gespräch über das weitere Vorgehen
5. Zum nächsten Termin z.B. quantifizieren der Blutungsmenge anhand der visuellen Einteilung nach Higham (1990). Ein Score über 100 Punkte zeigt mit hoher Sensitivität und Spezifität einen Blutverlust über 80 ml pro Menstruation an. Ein Beispiel ihrer Untersuchung zeigt die nächsten Abbildung mit einem Gesamtscore von 283 Punkten:

Menstruationstage

Binden	1	2	3	4	5	6	7…	x Score
	II	I	I		I	I		1
		IIII/	III	II				5
		II	II					20
Koagel		25	3					1

Tampons	1	2	3	4	5	6	7…	x Score
		I			II	I		1
		II	III	II				5
		IIII/	IIII					10

Abb. 3: Visuelle Schätzung des Blutverlustes (nach Higham 1990)

6. Auswertung der visuellen Schätzung und des Hb: liegt eine medizinisch relevante Blutungsstörung vor?

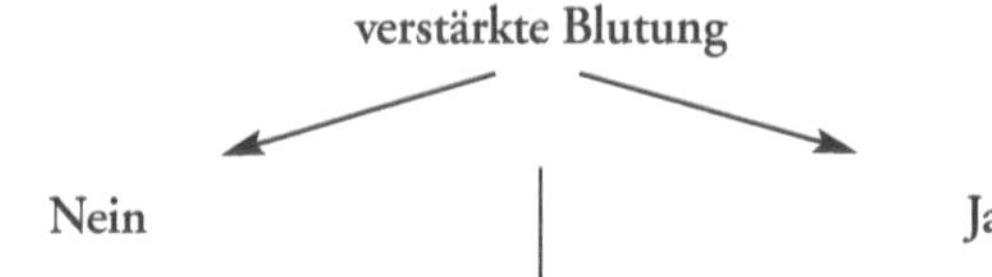

Nein

- Aufklärung über die Harmlosigkeit der Beschwerden (auch bei Vorliegen von Myomen).
- Suche nach dem Grund für die Fehleinschätzung der Blutungsstärke gemeinsam mit der Patientin. Wann genau haben die Beschwerden begonnen? Im Zusammenhang mit einem anderen Ereignis ?
- Welche Alternativen zur medikamentösen oder operativen Therapie sind für die Patientin vorstellbar?

Ja

- *Ursachensuche:*

1. Bei Myomen: Aufklärung, Abschätzung des Schweregrades und der Notwendigkeit des Eingreifens in Abstimmung mit der Patientin.
2. Hormonstatus
3. Hysteroskopie & Kürettage mit Beseitigung evtl. vorhandener submuköser Myome oder Polypen und der Suche nach Anzeichen einer Adenomyosis uteri;

ÍIn *jedem* Fall muß ein sorgfältiger Malignomausschluß erfolgen!
ÍFrage nach der Bedeutung der Gebärmutter und nach Kinderwunsch!

Therapieempfehlungen

1. Eisensubstitution bei Anämie
2. Schmerztherapie bei Dysmenorrhoe (Entspannungsübungen oder medikamentös)
3. Hormontherapie bei hormoneller Dysregulation
4. Operative Verfahren – Myomenukleation, Endometriumablation oder Hysterektomie nach Ergebnis der Untersuchungen und Lebenssituation der Patientin. Bei der Indikationsstellung für eine Hysterektomie sollten das Körperbild sowie die Bewertung der Gebärmutter und Menstruationsblutung einbezogen werden. Eine ausführliche Aufklärung über Unsicherheiten und Ängste im Zusammenhang mit der Sexualität nach einer solchen Operation sollte vor der Einweisung ins Krankenhaus erfolgen.
5. Eine Psychotherapie oder Paartherapie sollte bei dem Anhalt für eine psychodynamische Ursache oder Beeinflussung der Blutungsstörung frühzeitig in Gesprächen mit der Patientin erwogen werden.

Sensibilität und psychosomatisches Denken gegenüber Hypermenorrhoe-Patientinnen ist wünschenswert, da dieses Symptom bisher leider häufig noch eine wenig hinterfragte Fahrkarte zur Hysterektomie geblieben zu sein scheint.

Literatur

Bancroft, J., et al. (1993): Perimenstrual Complaints in Women Complaining of PMS, Menorrhagia, and Dysmenorrhoea: Toward a Dismantling of the Premenstrual Syndrome. Psychosom Med 551, S. 33-45.

Beckmann D., Brähler, E., Richter, H.E. (1985): Gießen-Test (GT). Ein Test für Individual- und Gruppendiagnostik. 3. Aufl. (Huber) Bern.

Fraser, I.S. et al. (1986): Measured Menstrual Blood Loss in Women With Menorrhagia Associated with Pelvic Disease or Coagulation Disorder. Obstet Gynaecol 86, S. 630-33.

Greenberg, M. (1983): The Meaning of Menorrhagia: An Investigation into the Association between the Complaint of Menorrhagia and Depression, J Psychosom Res 27, S. 209-14.

Higham, J.M., P.M.O'Brien, R.W.Shaw (1990): Assessment of Menstrual Blood Loss Using a Pictorial Chart. Br J Obstet Gynaecol 97, S. 734-39.

Mahr, E. (1985): Menstruationserleben. In: Ergebnisse der Frauenforschung, Bd.6, Hrsg. Bennholdt-Thomsen et al., (Beltz) Weinheim.

Prill, H.J. (1964): Psychosomatische Gynäkologie. (Urban & Schwarzenberg) München-Berlin.

Schlehe, J. (1987): Das Blut der fremden Frauen, Menstruation in der anderen und in der eigenen Kultur. 1. Aufl. (Campus) Frankfurt/Main.

Scott, P.C. (1983): The Outcome of Menorrhagia: A Retrospective Case Control Study. J R Coll Gen Pract 33, S. 715-20.

Gynäkologische Chirurgie: Angst und Abwehr in Abhängigkeit vom OP-Modus

Götz Schönefuß, S. Hawighorst-Knapstein, S. O. Hoffmann, P.G. Knapstein

Einleitung

Die gynäkologisch erkrankte Patientin ist vor der Operation in einer *Konflikt*situation.

Der unlustvolle Affekt der *Angst* ist der Indikator dieses Konfliktes und „kein primär neurotisches Phänomen" (Hoffmann et al. 1992). Angst bei realer äußerer Bedrohung ist der Antrieb für konstruktives Verhalten, das zur Bewältigung der Konfliktsituation notwendig ist. Neurotische Angst resultiert dagegen aus einer subjektiv erlebten Bedrohung, einem inneren Konflikt. Um die Angst zu reduzieren und den Konflikt zu bewältigen, werden von der Patientin bewußte und unbewußte Prozesse in Gang gesetzt. Die Gesamtheit der Anstrengungen „zur Verringerung von Angst, Schmerz, Scham, Schuld und Kränkung, Gefühlen, die das Selbstwertgefühl mindern, die eigene Identität bedrohen" (Faller et al. 1990) wird in der psychoanalytischen Theorie *Abwehr* genannt.

Nachfolgend wird die präoperative Angst und die Abwehr von gynäkologisch erkrankten Frauen in Abhängigkeit von der Art der bevorstehenden Operation und im Unterschied zu gesunden Frauen beschrieben. Zusammenhänge zwischen Abwehr und präoperativer Angst sowie Veränderungen der Abwehr im einjährigen Verlauf werden aufgezeigt.

Material und Methode

Seit 1993 wird in der Mainzer Universitäts-Frauenklinik eine multidimensionale prospektive Quer- und Längsschnittstudie durchgeführt, die unter anderem Angst und Abwehr vor und nach verschiedenen Operationsmethoden untersucht. Bisher wurden 82 Hysterektomie-, 51 Exenterations- und 38 Wertheim-Meigs-Patientinnen mit halbstrukturierten Interviews und standardisierten Testverfahren präoperativ (T1) befragt. Zwölf Monate postoperativ (T3) nahmen 54 Patientinnen an den Nachuntersuchungen teil.

Die Angst der Frauen in der Konfliktsituation wird mit der State-Version des STAI (state-trait-anxiety-inventory) erfragt (Laux et al. 1981). Die State-Angstskala besteht aus zwanzig Feststellungen, in denen die Patientinnen anhand einer vierstufigen Skala (1 überhaupt nicht bis 4 sehr) beschreiben, wie sie sich jetzt im Moment fühlen. Der STAI wird nur präoperativ (zum Zeitpunkt T1) eingesetzt.
Der Fragebogen zu den Konfliktbewältigungsstrategien (FKS) wurde von Hentschel und Wiemers (1986) zur Erfassung der individuellen Abwehrstruktur entwickelt (Hentschel 1988). Von seiner theoretischen Konzeption geht er auf das Defense Mechanisms Inventory von Gleser und Ihilevich (1969) zurück. Erfaßt werden die Abwehrmechanismen Projektion, Wendung gegen das Selbst, Wendung gegen das Objekt, Intellektualisierung und Verleugnung.
Bei Projektion (PRO) werden unakzeptable Gedanken und Gefühle des Subjekts nach außen verlagert und einer Person in der Umgebung zugeschrieben. Eigene Gefühle können nicht ausgedrückt werden, eigene Unzulänglichkeiten werden an anderen kritisiert.
Wendung gegen das Selbst (TAS) beschreibt die Neigung, Konflikte dadurch zu lösen, daß man sie gegen sich selbst richtet. Dieses Verhalten ist assoziiert mit der Internalisierung von externen Problemen, affektiver Dysphorie, Hemmung des offenen Ausdrucks von Aggressionen und niedriger Selbstachtung. TAS korreliert positiv mit Depression, Suizidversuchen, geringer Ich-Stärke und reduziertem Selbstwertgefühl.
Wendung gegen das Objekt (TAO) mißt die Fähigkeit zur Aggressionsäußerung. TAO steht in Beziehung zu Wut, Feindseligkeit, externer Orientierung und erfaßt einen Mangel an Hemmung oder Kontrolle.
Intellektualisierung (INT) beinhaltet den Versuch, Konflikten mit kognitiven Manövern zu begegnen. Psychische Probleme werden nicht als solche akzeptiert und Gefühle unterdrückt. INT ist positiv korreliert mit einem Antwortverhalten im Sinne von sozialer Erwünschtheit.
Verleugnung (REV) erfaßt Verneinung, Verdrängung und Reaktionsbildung, also Abwehrmechanismen, welche das Bewußtsein begrenzen. Hohe REV-Werte sind ein Anzeichen für kognitive Restriktion und psychische Unreife in Beziehung zu anderen Menschen.
Der Fragebogen besteht aus zehn Kurzgeschichten, in denen konflikthafte Situationen aus dem Alltagsleben beschrieben werden. Pro Geschichte werden die fünf Abwehrmechanismen jeweils durch zwei vorgegebene Antworten repräsentiert. Das in den Antworten beschriebene Konfliktlösungsverhalten wird von den Patientinnen anhand einer Bewertung von 0 bis 3 (keinesfalls, eher nicht, vielleicht, sicher) eingeschätzt. Die Einschätzungen werden für die einzelnen Abwehrmechanismen über alle Geschichten aufsummiert, so daß Präferenzen bei der Wahl bestimmter Abwehrmechanismen im Schwankungsbereich zwischen 0 und 60 direkt ablesbar sind.
Der FKS wurde zunächst nur präoperativ eingesetzt. Inzwischen wird er aber auch zum T3-Zeitpunkt vorgegeben, damit mögliche Veränderungen im einjährigen Verlauf festgehalten werden können.

Die Mittelwerte der präoperativen Angst und der Abwehrmechanismen der verschiedenen Gruppen wurden mittels t-Test auf signifikante Unterschiede geprüft. Die Beziehungen zwischen Angst und Abwehrmechanismen wurden durch Pearson-Korrelationen berechnet. Als Statistik-Programm diente SPSS/PC 4.0 (Brosius 1988).

Ergebnisse

Im STAI zeigen die Patientinnen im Durchschnitt eine hohe präoperative Angst (STAI-T-Wert=60). Unter Berücksichtigung der Operationsart (Exenteration: 62, Wertheim-Meigs: 59, Hysterektomie: 60) ergeben sich keine signifikanten Unterschiede.

Im Vergleich zu einer Stichprobe von 150 gesunden Frauen (VG), die in der Mainzer Psychosomatischen Klinik befragt worden sind, hat die Gesamtgruppe der Patientinnen (GYN) im FKS präoperativ signifikant niedrigere Werte bei Wendung gegen das Objekt (p=.015) und hochsignifikant höhere Werte bei Intellektualisierung (p=.000) und Verleugnung (p=.000, Tab. 1). Die Unterschiede bleiben – wenn auch in etwas abgeschwächter Form – unter Berücksichtigung der Alterseffekte bestehen.

Unterscheidet man die Art der Operation, so liegen hysterektomierte Frauen (HY) in ihren Werten bei Wendung gegen das Objekt, Intellektualisierung und Verleugnung der gesunden Vergleichsgruppe am nächsten, während Exenterationspatientinnen (EX) sich am deutlichsten davon entfernen (Tab. 1). Exenterationspatientinnen wählen hochsignifikant häufiger den Abwehrmechanismus der Intellektualisierung (p=.009) und signifikant häufiger die Verleugnung (p=.014) als Hysterektomiepatientinnen.

Tabelle 1: FKS – Mittelwertsübersicht der Abwehrmechanismen präoperativ (T1)

	VG	GYN	t-Test	EX	WM	HY
Anzahl	150	152	(p-Wert)	51	38	63
Alter	37	48	.000**	49	47	48
PRO	27,79	28,22	.623	28,90	25,69	29,11
TAS	24,28	25,06	.540	27,98	19,00	26,16
TAO	20,79	17,41	.015*	16,25	17,33	18,38
INT	30,33	36,60	.000**	38,98	37,14	34,37
REV	33,16	37,86	.000**	39,86	37,78	36,59

VG = Vergleichsgruppe gesunder Frauen, GYN = alle Patientinnen,
EX = Exenterationspatientinnen, WM = Wertheim-Meigs-Patientinnen,
HY = Hysterektomie-Patientinnen,
PRO = Projektion, TAS = Wendung gegen das Selbst, TAO = Wendung gegen das Objekt, INT = Intellektualisierung, REV = Verleugnung

Die präoperative Angst korreliert hochsignifikant positiv mit den Abwehrmechanismen Wendung gegen das Selbst (r=.29, p<.001) und signifikant positiv mit Wendung gegen das Objekt (r=.26, p<.01), positiv mit Projektion (r=.15) und negativ mit Intellektualisierung (r=-.18) und Verleugnung (r=-.08).
Den FKS haben präoperativ (T1) und ein Jahr nach der Operation (T3) bisher 15 Exenterations-, 10 Wertheim-Meigs- und 29 Hysterektomiepatientinnen ausgefüllt. In der Gesamtgruppe sind im Verlauf die Werte für Projektion, Wendung gegen das Selbst und Wendung gegen das Objekt gesunken, für Intellektualisierung signifikant (p=.021) und für Verleugnung hochsignifikant (p=.006) angestiegen (Tab. 2).

Tabelle 2: FKS – Mittelwertsübersicht der Abwehrmechanismen für 54 gynäkologische Patientinnen im Verlauf von T1 nach T3

	T1	T3	t-Test (p-Wert)
Projektion	29,58	28,21	.146
Wendung gegen das Selbst	26,08	24,12	.078
Wendung gegen das Objekt	17,96	17,33	.600
Intellektualisierung	34,42	36,71	.021*
Verleugnung	35,75	37,87	.006**

Diskussion

In der Literatur werden erhöhte Angstwerte vor Operationen (Herschbach 1985, Knorr 1967) sowie deren Unabhängigkeit vom Ausmaß des Eingriffs (Höfling 1988) beschrieben. Die Bewältigungsmechanismen Verleugnung und Verdrängung werden vor allem bei Krebserkrankungen häufiger genannt (Kübler-Ross 1978, Meyerowitz et al. 1983, Beutel 1988). Patientinnen mit wenig flexiblen Anpassungsmechanismen leiden häufiger unter Ängsten (Herschbach et al. 1985).
Diese Aussagen werden durch unserere Untersuchungen bestätigt. Darüber hinaus beschreiben die niedrigen Werte des Abwehrmechanismus Wendung gegen das Objekt bei den Patientinnen eine Hemmung nach außen gerichteter aggressiver Impulse. Die hochsignifikant positive Korrelation zwischen Wendung gegen das Objekt und präoperativer Angst spricht dafür, daß eine normale Aggressionsäußerung in der präoperativen Situation Angst auslösen würde und deshalb von den Patientinnen unterdrückt werden muß.
Ein Effekt des Operationsmodus auf die Abwehr der Patientinnen findet sich insofern, als eine größere Ausdehnung des Eingriffs zu höheren Werten bei Intellektualisierung und Verleugnung und niedrigeren Werten bei Wendung gegen das Objekt führt.

Für die Patientinnen ist trotz einer Angstreduktion durch stärkere Verleugnung und Intellektualisierung sowie Hemmung offener Aggressionsäußerung präoperativ eine hohe Zustandsangst festzuhalten.
Die Veränderungen im Abwehrverhalten im Vergleich zu gesunden Frauen bestehen auch ein Jahr nach der Operation weiter. Die Patientinnen scheinen also im Verlauf die präoperative Konfliktsituation und ihre Folgen noch nicht bewältigt zu haben.
Die Konfliktbewältigung der auslösenden Situation „gynäkologische Operation", die zu erhöhter Angst und veränderter Abwehr im Vergleich zur Normalbevölkerung führt, kann abgestimmt auf die Therapie beeinflußt werden. Informationsangebote und Aufklärungsgespräche sind vor allem zur Angstreduktion wichtige Einflußfaktoren.

Literatur

Beutel, M. (1988): Bewältigungsprozesse bei chronischen Erkrankungen Weinheim (Edition Medizin).

Brosius, G. (1988): SPSS/PC + Basics und Graphics, McGraw-Hill, Hamburg.

Faller, H., Hartmann, A., Lang, H., Sachsenheimer, W., Schilling, S. (1990): Belastungsverarbeitung bei Krebskranken in der Rezidiv- und Metastasierungsphase, ihre Bedeutung für Therapie und Nachsorge. Eine methodenorientierte Längsschnittstudie. In: Koch, U., Potreck-Rose, F. (Hrsg.): Krebsrehabilitation und Psychoonkologie. Heidelberg (Springer), S. 193-206.

Gleser, G.C., Ihilevich, D. (1969): An objective instrument for measuring defense mechanisms, J. consult. Clin. Psychol. 33, S. 51-60.

Hentschel, U. (1988): Kurze Einleitung in den theoretischen Hintergrund und die Durchführung des FKS und erste Angaben zu Testkennwerten, Universität Leiden/NL., Unveröffentlichtes Manuskript.

Herschbach, P. (1985): Psychosoziale Probleme und Bewältigungsmöglichkeiten bei Brust- und Genitalkrebspatientinnen. München (Röttger).

Herschbach, P., Rosmund, A.M., Brengelmann, J.C. (1985): Probleme von Krebspatientinnen und Formen ihrer Bewältigung. Onkologie 8, S. 219-231.

Höfling, S. (1988): Psychologische Vorbereitung auf chirurgische Operationen. Heidelberg (Springer).

Hoffmann, S.O., Hochapfel, G. (1992): Einführung in die Neurosenlehre und Psychosomatische Medizin. Stuttgart (Schattauer).

Knorr, N.J. (1967): A depressive syndrome following pelvic exenteration and ileostomy. Arch. of Surg. 94, S. 258-260.

Kübler-Ross, E. (1978): Was können wir noch tun? Stuttgart (Kreuz-Verlag).

Laux, L., Glanzmann, P., Schaffner, P., Spielberger, C.D. (1981): STAI – Das State-Trait-Angstinventar. Theoretische Grundlagen und Handanweisung. Weinheim (Beltz Test).

Meyerowitz, B.E., Heinrich, R.L., Schag, C.C. (1983): A competency-based approach to coping with cancer. In: Burish, T.G., Bradley, L.E. (eds.) Coping with chronic disease. New York (Academic Press), S. 137-158.

Verlauf zweier psychosozialer Interventionsgruppen bei Patientinnen mit Mammakarzinom

Susanne Ditz, A. Schiller, M. Neises

Einleitung

Die Bedeutung und Notwendigkeit einer psychosozialen unterstützenden Begleitung bei Patientinnen mit Mammakarzinom ist heute unbestritten. Der Schwerpunkt liegt dabei auf der Entängstigung der Patienten, der Vermittlung von geeigneten Bewältigungsstrategien (Coping) der Krankheit sowie im ersten Hinführen zum Verständnis lebensgeschichtlicher Ereignisse, die möglicherweise in einem Zusammenhang mit der Erkrankung stehen.

Diese Arbeit ist Teil eines Forschungsvorhabens, das zwei Jahre von der Universität Heidelberg, Fakultät für Klinische Medizin Mannheim gefördert wurde und Zusammenhänge zwischen Immunstatus, Krankheitsbewältigung und Krankheitsverlauf von Brustkrebspatientinnen untersucht.

Patientinnen und Methodik

Aufnahmekriterien in die Studie

Ein Angebot für die Teilnahme an einer Bewältigungsgruppe erhielten sämtliche Patientinnen, die an der Frauenklinik, Klinikum Mannheim an einem histologisch gesicherten Mammakarzinom 1994 bzw.1995 operiert wurden (Tab. 1). Ausgeschlossen wurden Patientinnen mit Fernmetastasen. Die obere Altersgrenze lag bei 70 Jahren.

Tab. 1: Einschlußkriterien

- Patientin der Frauenklinik, Klinikum Mannheim
- histologisch gesichertes Mammakarzinom
- Tumorstadium T1-T4, N0-1, M0
- Primärtherapie 1994 bzw. 1995
- Alter bis 70 Jahre zum Zeitpunkt der Diagnosestellung
- Rezidivfreiheit zum Zeitpunkt des Gruppenbeginns

Rekrutierung

Einige Monate nach Abschluß der Primärtherapie wurde einem Teil der Patientinnen in einem insgesamt persönlich gehaltenen Schreiben ein Gruppenangebot gemacht. Zum Teil wurden Motivationsgespräche während des postoperativen stationären Aufenthaltes von psychotherapeutischem Fachpersonal durchgeführt.

Stichprobenbildung

Die Untersuchungsstichprobe besteht aus 23 Patientienen. Daraus wurden zunächst zwei Therapiegruppen gebildet mit 12 bzw. 11 Teilnehmerinnen.
Damit sind nicht alle Patientinnen erfaßt, die das Therapieangebot angenommen haben.. Weitere Gruppen sind geplant.

Halbstrukturiertes tiefenpsychologisches Interview

Vor dem geplanten Gruppenbeginn wurde mit allen Teilnehmerinnen ein halbstrukturiertes tiefenpsychologisches Interview durchgeführt. Das Material wurde nach folgenden Schwerpunkten ausgewertet:

- biographische Anamnese
- frühe und gegenwärtige Objektbeziehung einschließlich der Partnerbeziehung
- Ich-Funktion
- tiefenpsychologische Diagnose

Besonderen Wert wurde auf die subjektive Geschichte der Karzinomentstehung, die Phantasie über die Krankheit und deren Prognose, sowie den Zeitpunkt der Erkrankung innerhalb der Lebensgeschichte gelegt.

Setting und Konzept der Gruppenintervention

Die beiden Gruppen fanden einmal wöchentlich statt, wobei mindestens 25 Gruppensitzungen (Dauer 1,5 Stunden) angeboten wurden (s. Tab. 2).
Das Gruppenkonzept sah eine Fokussierung auf krankheitsrelevante Themen vor:

- Vermittlung relevanter Information über die Natur der Krebserkrankung sowie Anleitung zum Umgang mit den somatischen Folgen der Krebserkrankung und ihrer Behandlung
- Auswirkungen der Erkrankung auf Beruf, Partnerschaft, Sexualität
- Bearbeitung der Krankheitsfolgen für das Selbstbild und das Selbstwertempfinden
- Erhaltung des sozialen Beziehungsgeflechtes und Vermeidung von Isolation
- Sensibilisierung für das eigene Verhalten insbesondere selbsschädigende Aspekte
- Ermutigung zu Autonomie und neuer Handlungsfreiheit: Themenzentriert wurde der Frage nachgegangen. „Wie entfalte ich meine eigenen Kräfte zur Bewältigung meiner Krankheit. Wie gestalte ich mein Gesundwerden und Gesundbleiben?“
- Darstellung in der Gruppe, Entmutigung zu überwinden und neue Kräfte zu schöpfen.

Tab. 2: Setting der Gruppenintervention

- Eine Gruppensitzung pro Woche (kontinuirlich)
- Dauer pro Sitzung: 1,5 Stunden.
- Mindestanzahl: 25 Sitzungen
- *Leitung*: gemeinsam durch eine Frauenärztin und einem Facharzt für Innere Medizin, beide mit Zusatzbezeichnung Psychotherapie.

Ergebnisse

Soziodemographische und tumorbiologische Daten

Das Durchschnittsintervall zwischen Primärtherapie und Gruppenbeginn lag für beide Gruppen etwas über einem Jahr. Die Frauen waren zu Gruppenbeginn fast Mitte Fünfzig. Signifikante Unterschiede gab es hinsichtlich der Kinderzahl und der Berufstätigkeit. Die Frauen der Gruppe 1 hatten mehr Kinder und arbeiteten weniger. Fast alle waren verheiratet oder lebten in fester Partnerschaft. Die Hälfte der zweiten Gruppe lebte wider Willen ohne Partner. Die soziodemographischen Daten sind in Tabelle 3 zusammengefaßt.

Tab. 3: Soziodemographische Daten

	Gruppe 1	Gruppe 2	Sig.
Anzahl Teilnehmerinnen	12	11	–
Intervall Primärtherapie – Gruppenbeginn (Jahre)	1.3	1.1	–
Alter bei Gruppenbeginn (Jahre)	55.0 (42.9 – 68.2)	52.4 (39.7 – 67.2)	–
Grösse (cm)	160.4	163.4	–
Gewicht (kg)	67.1	69.9	–
Familienstand			(t)
verheiratet	9	4	
ledig	0	4	
geschieden	1	1	
verwitwet	2	2	

	Gruppe 1	Gruppe 2	Sig.
Paar-Situation			–
allein	2	5	
Partner	2	2	
Ehemann	8	4	
Kinder			(*)
keine	0	4	
1	5	4	
2	6	2	
3	0	0	
4	1	0	
Beruf			(*)
Vollzeit	1	6	
Teilzeit	6	1	
Hausfrau	3	1	
Rentnerin	2	3	
Entfernung			–
bis 30 km	6	6	
> 30 km	6	5	

Hinsichtlich der tumorbiologischen Daten gab es keine relevanten Unterschiede (s. Tab. 4).

Tab. 4: Tumorbiologische Daten

	Gruppe 1	Gruppe 2	Sig.
Menopausenstatus			–
prämenopausal	5	4	
perimenopausal	0	1	
postmenopausl	7	6	
Operationsmodus			–
brusterhaltend	3	4	
Ablatio	9	7	
Rekontstruktion	3	3	

	Gruppe 1	Gruppe 2	Sig.
Tumorstadium			–
T1	3	4	
T2	6	6	
T3	1	0	
T4	1	0	
Lymphknotenstatus			–
negativ	6	8	
positiv	6	3	
genetische Belastung			
keine	7	3	(t)
vorhanden	3	7	

Rekrutierung

Erwartungsgemäß kann die Bereitschaft an einer Gruppenintervention teilzunehmen deutlich gesteigert werden durch ein vom psychotherapeutischen Fachpersonal durchgeführtes Arzt-Patientinnengespräch (>50 %). Nur ein Drittel der angeschriebenen Frauen zeigten Interesse, an einer psychosozialen Interventionsgruppe teilzunehmen bzw. nehmen bereits teil.

Halbstrukturiertes tiefenpsychologisches Interview

Auffallend häufig stammten die Patientinnen aus der Gruppe 1 aus unvollständigen Familien.

Die Mehrzahl der Frauen (n=7) mußten schwere Verluste bzw. Trennungen in der Kindheit hinnehmen. Zum Teil waren dies frühe Traumatisierungen durch Kriegs- und Fluchterlebnisse.

Von daher ist es verständlich, daß wir es vor allem in der Gruppe 1 mit überwiegend frühgestörten Persönlichkeiten zutun hatten. Vorherrschend war eine depressiv-masochistische Struktur mit Konfliktverleugnung, Harmonisierung und Idealisierung. Die älteren Patientinnen zeigten sogar eine Tendenz zur Blockierung aller Affekte.

Die Beziehungen zu den Müttern war bei den meisten Frauen in dem Sinne gestört, daß die Mütter für die Töchter nicht erreichbar waren.

Entsprechend schwierig gestalteten sich bei der Mehrzahl der Frauen die gegenwärtigen Objektbeziehungen. Von den zehn Patientinnen der Gruppe 1 mit bestehender Partnerschaft gaben acht auf Befragen an, mit ihrer Beziehung zufrieden zu sein. Bei einigen dieser Frauen konnte man im Verlauf der Gruppe deutlich erkennen, daß es sich

um Idealisierungen handeln mußte. Im Interview hatten die meisten Frauen angegeben ihre Männer hätten ausnahmslos vorbildlich auf die Operation und ihre Folgen reagiert. Einem Teil der Frauen gelang es im Verlauf der Gruppe darüber zu sprechen, daß sie sich von ihren Partnern nicht angenommen und nicht verstanden fühlten.
In der zweiten Gruppe fanden sich deutlich reifere Persönlichkeiten. Ein ödipales Niveau, eine sog. strukturelle Normalität, wurde von mehr als der Hälfte der Patientinnen erreicht. Auffallend häufig konnte eine ambivalente oder ablehnende Haltung gegenüber der weiblichen Rolle beobachtet werden. Insgesamt überwog auch in der zweiten Gruppe eine depressive Struktur.
Zwei Frau aus der Gruppe 2 bericheten beim Interview, daß sie von ihren Männern auf Grund der Erkrankung verlassen wurden.
Über die Hälfte aller Patientinnen stellten die Krebserkrankung in ursächlichen Zusammenhang mit vorangegangen Verlusterlebnissen, Trennungen oder Überforderungssituationen durch chronische Konflikte (n=14).

Teilnahmeverhalten und Auftreten von Rezidiven

Sechs Patientinnen der ersten Gruppe und zwei Patientinnen der zweiten Gruppe brachen die Teilnahme an der Bewältigungsgruppe vorzeitig ab (s. Tab. 5). Fast alle (7 von 8 Patientinnen), die vorzeitig die Bewältigungsgruppe beendeten hatten einen beträchtlichen Anfahrtsweg zu bewältigen (>30 km). Zu einem Abbruch kam es vor allem auch bei denjenigen, die kürzer und weniger intensiv über die Inhalte der Gruppe aufgeklärt waren. Von den acht Frauen, die vorzeitig die Gruppe beendeten, haben drei Patientinnen ein Rezidiv bekommen (s. Tab. 6). Eine der drei Frauen ist bereits verstorben. Bei keiner der Patientinnen, die bis zum Schluß teilnahmen, ist bisher ein Rezidiv bekannt.

Tab. 5: Teilnahmeverhalten

	Gruppe 1	Gruppe 2	Sig.
			(t)
kontinuierlich	6	9	
vorzeitige Beendigung/Abbruch	6	2	

Tab. 6: Auftreten von Metastasen

	Gruppe 1	Gruppe 2
Rezidive	2	1
davon verstorben	1	0

Gruppenverlauf

Im Gruppenverlauf offenbarten sich typische Abwehrmechanismen wie Verdrängung und Verleugnung. So wurden real nachvollziehbare krankheitsbedingte Ängste, zum Beispiel vor dem Auftreten von Metastasen oder vor einem frühen Tod, vom überwiegenden Teil der Frauen vor allem in der ersten Gruppe negiert. Ausgeprägte Schlafstörungen, wechselnde körperliche Beschwerden und depressive Verstimmungszustände kennzeichneten demgegenüber das psychosomatische Korrelat der bestehenden seelischen Belastungen.

Entgegen der Vorstellung, die brusterhaltende Operation könne die Angst, ein Lokalrezidiv zu bekommen, steigern, äußerten in unserem Kollektiv die mastektomierten Frauen eine gegenüber den brusterhaltend operierten Frauen deutlich höhere Rezidivangst. Erklärbar wird dies durch die der Therapieentscheidung vorausgegangene Selektion: die brusterhaltende Operation bestätigt in den Augen der Patientin das frühe Krankheitsstadium zum Zeitpunkt der Diagnosestellung und wird zum Symbol für eine günstige Prognose. So ist auch zu verstehen, daß die am stärksten ausgeprägte Rezidivangst bei einer Patientin auftrat, die wegen eines multizentrischen Karzinoms beidseits abladiert wurde.

Bei fast allen Patientinnen der zweiten Gruppe bestand ein aus ungelösten Konflikten resultierender chronischer psychischer Streß. Anfänglich zeigten sich Harmonisierungstendenzen mit Schwierigkeiten im Ausdruck aggressiver Gefühle. Im Verlauf konnte die Gruppe aggressive Gefühle deutlicher spüren und auch ausdrücken Zugleich mit der Bearbeitung von gegenwärtigen Problemen wurde versucht, selbstschädigendes Verhalten bewußt zu machen, um eine Veränderung der Lebensweise zu ermöglichen. Vor allem in der zweiten, aber auch ansatzweise in der ersten Gruppe gelang es bei einigen Patientinnen, einen Kontext zwischen der Erkrankung und der eigenen Lebensgeschichte herzustellen, der dazu führte, daß einige selbstschädigende Verhaltensweisen bewußt wurden. Die so gewonnenen Einsichten führten bei einigen Patientinnen dazu, daß alternatives Verhalten erprobt wurde und selbstschädigendes Verhalten abgelegt werden konnte.

Das therapeutische Ziel war anfänglich, eine entsprechende Stützung zu vermitteln. Später arbeiteten wir auch aufdeckend; diese Tendenz entwickelten die Patientinnen spontan, weil sie immer mehr die Ansicht vertraten, der Krebs sei bei ihnen nicht zufällig entstanden, sondern in der Absicht, zur Lösung ihrer sonst unlösbaren Konflikte. Die diesbezügliche Intention einiger Patientinnen ging soweit, zu versichern, auch die Organwahl der Krebserkrankung sei zielgerichtet erfolgt.

In beiden Gruppen wurde das Thema Sexualität weitgehend ausgeklammert. In der ersten Gruppe wurde nur einmal ausführlich über sexuelle Schwierigkeiten gesprochen. Dies in einer Stunde, als der männliche Gruppenleiter nicht anwesend war.

Die erste Gruppe brauchte lange, um ein Gemeinschaftsgefühl zu entwickeln. Dies zeigte sich auch daran, daß sie sich erst gegen Ende mit Namen ansprachen. Der Kontakt unter den einzelnen Mitglieder nach Abschluß der Bewältigungsgruppe ist gering.

Bei der zweiten Gruppe entwickelte sich von Anfang an ein starkes Solidaritätsgefühl unter den Gruppenmitgliedern. Nach wenigen Stunden kannten die Frauen sich beim Namen und begannen sich auch außerhalb der Gruppensitzungen zu treffen. Nach Abschluß der Gruppe haben die Frauen einen Stammtisch gegründet und treffen sich einmal im Monat weiter. Als Erfolg ist zu werten, daß sich ein gutes Gruppengemeinschaftsgefühl entwickelte. Der für Krebskranke charakteristischen Isolationstendenz wurde damit entgegengewirkt.
Bis auf eine Patientin, schätzten die bis zum Schluß gebliebenen beider Gruppen, den Effekt der Intervention sehr positiv ein im Hinblick auf ihre Lebensqualität und den Krankheitsverlauf.

Diskussion

Entscheidend für die Compliance überhaupt an einer Bewältigungsgruppe teilzunehmen ist das individuelle persönliche Beratungsgespräch durch psychotherapeutisches Fachpersonal.
Die Validität der Untersuchungsergebnisse hängt nicht zuletzt von der Güte der Motivierungsarbeit ab. Eine ausführliche Aufklärung und gemeinsame Entscheidungsfindung für oder gegen die Gruppenteilnahme ist eine wichtige Vorbedingung. Teilnahme oder Ablehnung ist eng verknüpft mit der inneren Bereitschaft aktiv an der eigenen Genesung mitzuarbeiten.
Die Gruppenzusammensetzung ist das Ergebnis eines autoselektiven Prozesses. Zunächst zu den Vorteilen des autoselektiven Prozesses: hochmotivierte Patientinnen, die wirklich an der Veränderung ihres Lebensstils arbeiten wollen, können einer adaequaten Therapie zugeführt werden. Diese Menschen begreifen ihre Erkrankung als Chance und als Weg zu einer tiefgreifenden Wandlung und akzeptieren ihre Mitverantwortung am Zustandekommen und Verlauf derselben in einem umfassenden psychosomatischen Sinn.
Durch diese günstige Motivationslage überwinden diese Patienten noch ein weiteres Hindernis, das nicht zun unterschätzen ist: die soziale Diskriminierung, die die Patientinnen unserer Klinik ganz allgemein trifft und die dann für die Krebskranke eine doppelte ist: als Krebskranke auch noch Psychotherapie zu benötigen.
Nachteil des Ausleseprozesses: Die Aussagen können nur begrenzte Allgemeingültigkeit haben, da eben das viel häufiger anzutreffende Verhalten von Krebspatientinnen konfliktvermeidende Züge hat, die jeder Konfrontation aus dem Weg geht.
Therapieabbrüche waren vor allem in der ersten Gruppe zu verzeichnen. Möglicherweise steht dies im Zusammenhang mit dem deutlich höheren Anteil an Patientinnen mit frühen Störungsanteilen und daraus resultierenden Kontaktstörungen. Durch den Mangel an innerer Struktur können in der Gruppe auftretende Konflikte nicht ausreichend geklärt und bearbeitet werden. In der Wiederholung alter Beziehungsmuster stellt sich ein Gefühl des Alleingelassen und Nichtverstanden-Wer-

dens ein. Dies kann bei diesen Patientinnen zu emotionalem Rückzug in die innere Emigration führen, mit der Konsequenz eines endgültigen Beziehungsabbruchs.
Bis auf eine Patientin aus Mannheim, die im Verlauf der Bewältigungsgruppe ein Rezidiv entwickelte, hatten sämtliche Patientinnen, die vorzeitig die Teilnahme beendeten, eine erhebliche Anfahrtsstrecke zu bewältigen (>30 km). Möglicherweise wurde auch dadurch die Entscheidung beeinflußt.
Insgesamt gesehen sind die gemachten Erfahrungen als ermutigend zu bezeichnen. Die Patientinnen lernten zunächst in relativer kurzer Zeit (Wochen bis Monate) neue und effektive Bewältigungsstrategien für die momentane Situation kennen. Eine beginnende Umstrukturierung deutete sich an hinsichtlich der Einstellung zu den Grundfragen der Existenz (Tod, Sinn, Freiheit). Langfristig ist damit eine Veränderung des Lebensstils verbunden. Davon ist die Familie des Krebskranken sowie seine Arbeitswelt selbstverständlich mitbetroffen, wie wir meinen im Sinne einer besseren (Über-) lebensqualität.

Schlußfolgerung/Zusammenfassung

Untersucht wurde der Verlauf einer psychosozialen Intervention bei 23 Patientinnen mit Mammakarzinom. Der Effekt der Gruppenintervention im Hinblick auf die Lebensqualität und den Krankheitsverlauf wurde von den Patientinnen insgesamt gesehen positiv eingeschätzt. Das Konzept scheint grundsätzlich angenommen zu werden. Die zukünftige wissenschaftliche Begleitung soll zu Fragen des Bedarfs, der inhaltlichen Wünsche, der Anonymität und der grundsätzlichen Akzeptanz dieses Konzeptes der ambulanten Unterstützung Auskunft geben.

Literatur

Buddeberg C. (1992): Brustkrebs. Psychische Verarbeitung und somatischer Verlauf. Schattauer Stuttgart-New York.

Ditz S., Neises M., Schiller A., Nebe C. T. (1996): Akzeptanz einer psychosozialen Interventionsgruppe für Patientinnen mit Mammakarzinom Arch. of Gyne and Obstet. Vol 258 (Suppl 1) 98.

Herschbach P. (1985): Psychosoziale Probleme und Bewältigungsstrategien von Brust- und Genitalkrebspatientinnen Röttger München.

Kahleyss M. (1988): Psychoanalytische Gesichtspunkte der Krebserkrankung Prax. Psychother. Psychosom. 33: 233-241.

Neises M. (1995): Krankheitverlauf von Patientinnen mit Mammatumoren-immunologische, endokrinologische und psychometrische Parameter. Medizinische Habilitationsschrift der Universität Heidelberg.

Neises M., Ditz S., Wege S., Melchert F., (1996): Prospektive longitudinale Untersuchung zur Lebensqualität und Krankheitsbewältigung bei Patientinnen mit Mammakarzinom Arch. of Gyne and Obstet. Vol 258 (Suppl 1) 97.

Pettingale K.W., Morris T., Greer S. (1985): Mental attitude to cancer: an additional prognostic factor Lancet, 1,750.
Schwarz R. (1994): Die Krebspersönlichkeit. Schattauer Stuttgart.
Spiegel D., Kraemer H. C., Bloom R., Gottheil E. (1989): Effect of psychological treatment on survival of patients with metastatic breast cancer. Lancet 2:888-891.
Verres R. (1986): Krebs und Angst Springer Berlin Heidelberg New York.

Psychoonkologisches, poststationäres Nachsorgeangebot für Mamma-Ca-Patientinnen an der Akutklinik

Mechthild Kuhlmann, M. Hochreuter, E. Naber, M. Vogelsang, S. Deitersen, E. Krawietz, U. Bier, A. E. Schindler

Nach der Entlassung aus der Klinik stehen den Krebspatientinnen üblicherweise drei psychosoziale Angebote zur Verfügung: Die Anschlußheilbehandlung, die Nachsorgekur und die Selbsthilfegruppen.

Obwohl insgesamt eine hohe Präsenz an vorhandenen Nachsorgeangeboten besteht, nimmt der größte Teil der Frauen diese nicht wahr. Die Gründe für diese Nicht-Inanspruchnahme sind zum Teil durch persönliche Dinge bestimmt, die Frauen wollen sich so kurz nach dem einschneidenden Ereignis der Brustkrebsdiagnose nicht von ihren Familien trennen, oder sie haben Angst vor dem Thema bzw. der Auseinandersetzung damit. So gaben in einer Untersuchung von Brusis (1993) von 162 befragten Mamma-Ca-Patientinnen nur 19% der Frauen an, ein psychosoziales Nachsorgeangebot in Anspruch genommen zu haben. Der Hauptgrund für die Ablehnung war in dieser Untersuchung die Angst vor einer zu großen psychischen Belastung durch diese Angebote.

Nach Hartmann (1990) wird diese Angst zum einen durch die fehlenden Intformationen über die Bedeutung, die diese Angebote für die Frauen im Einzelfall haben können, begründet, zum anderen spielt sicher auch die Verdrängung/Verschiebung etc. eine große Rolle. Nach vorsichtigen Schätzungen würden allerdings ca. 20% aller vom Krebs betroffenen Menschen von einer fachlichen Beratung profitieren.

Neben den innerpersonellen Schwierigkeiten handelt es sich also offenbar ebenfalls um ein Informationsdefizit. So fand Brusis (1993) in ihrer Untersuchung, daß nur etwa 54% der befragten Frauen in der Primärklinik über entsprechende psychosoziale Angebote unterrichtet worden waren.

Die von Olbricht (1993) beobachteten psychosomatischen Langzeitfolgen nach Mammakarzinom, die u.U. unabhängig sind von der Art der ersten Mammaoperation (Buddeberg, 1990), sind im wesentlichen somatische Ausdrucksformen einer depressiven Reaktion: Schlafstörungen, Erschöpfungszustände, Herz- und Kreislaufbeschwerden, Schwindel, Rückenschmerzen. Darüber hinaus wurde ein dauerhaft herabgesetztes Selbstwertgefühl und, als wohl tragischstes Problem, die soziale Isolation genannt.

Hinsichtlich der Langzeitfolgen, wie auch hinsichtlich der Einwirkungen psychosozialer Aspekte auf den Krankheitsverlauf (Buddeberg, 1990), scheint in diesem Zusammenhang der von Greer (1992) geprägte Begriff der adjuvanten Psychotherapie interessant. Die mangelnde Akzeptanz solcher Interventionen stellt jedoch das gravierendste Problem in der Prävention psychosomatischer Langzeitfolgen dar.

Buddeberg (1990), Muthny (1986) und vor allem die betroffenen Frauen selbst beschrieben den Zeitpunkt der Diagnosestellung und die ersten Wochen danach am belastendsten. (Kirstgen, 1994: 64% Zeitpunkt der Diagnosestellung, 18% Primärtherapie, 14 % Chemotherapie)
Als wichtigster Punkt einer Unterstützung seitens des medizinischen Systems in dieser Zeit wird immer wieder die ausführliche, einfühlsam vermittelte, medizinische Information genannt (Muthny, Brusis). Allerdings sind die Frauen in dieser Zeit aufgrund der extremen Situation meistens nicht in der Lage, diese Informationen in vollem Umfang aufzunehmen. Leider erinnern die Frauen häufig nur die emotionale Belastung und beschreiben die nicht auf ihre Bedürfnisse zugeschnittene fehlende Klinikbetreuung als fachliche und medizinethische Insuffizienz. Hier trifft also der Informationswunsch mit Bedürfnissen nach persönlicher Zuwendung zusammen, der in dieser verwobenen Informations- und Beziehungsebene vom Klinikpersonal in der Regel nicht befriedigt werden kann. Folge dieser fast zwangsläufig für die Frauen inadäquaten Klinikbetreuung sind bereits im Erstkontakt aufgebaute aversive Schranken, so daß möglicherweise das medizinische Versorgungssystem selbst „...die Einstellungen erzeugt, die die spätere Inanspruchnahme von Hilfsangeboten verhindern." (Brusis, 1993) Möglicherweise ist auch hier die Ursache für die Zuwendung zur sogenannten alternativen Medizin zu sehen, die in der Regel eine sehr einfühlsame Patientenzuwendung in allen Therapierichtungen vertritt.

Konzentriert auf die medizinische Betreuung der Patientinnen stellt sich die Frage: Soll sich die Klinik oder die Familie bzw. das familiäre soziale Netz um die psychischen Belange kümmern?
Über die Bedürftigkeit von gynäkologisch-onkologischen Patientinnen führten Kirstgen (1994) und Bastert an der Universitätsfrauenklinik in Heidelberg eine Untersuchung zum psychoonkologischen Bedarf am Tumorzentrum Heidelberg durch. Bei dieser Untersuchung handelt es sich um eine der ersten Studien, die über eine direkte Befragung der betroffenen Frauen versuchten, einen Bedarf zu ermitteln. Von den 200 gynäkologisch-onkologischen Patientinnen, die überwiegend (83,5%) an Brustkrebs erkrankt waren, wünschten immerhin fast 80%, daß sich die Klinik um ihre psychischen Belange kümmern solle. Nur in ca. 20 % solle die Familie diese Aufgabe übernehmen.
Zusammenfassend besteht in der Zeit der Erstdiagnose die größte Belastung für die betroffenen Frauen, verbunden mit einem großen Informationsbedürfnis. Aufgrund eines komplizierten Interaktionsmusters können diese Ansprüche in der Primärklinik meistens nicht zur Zufriedenheit der Frauen befriedigt werden. Folge dieses er-

sten, oft als unbefriedigend erlebten Klinikkontaktes ist u.U. eine spätere Verweigerung von Angeboten dieses Systems, mit der weiteren Folge einer Nicht-Inanspruchnahme möglicher präventiver psychosozialer Angebote.

Projektbeschreibung

Für uns stellte sich die Frage, inwieweit wir diesen Ereignissen durch ein an die Klinikbehandlung sich anschließendes Betreuungskonzept der Primärklinik entgegenwirken können.

Grundlage unseres Projektes war die an den Bedürfnissen der Patientinnen orientierte, psychosoziale Nachsorge. In diesem Zusammenhang war es wichtig, ein realistisches und an den tatsächlichen Gegebenheiten angepaßtes Modell zu erarbeiten. Als Leitungsteam entwickelte sich eine heterogene Gruppe an Klinikpersonal, die Ärztinnen, Oberarzt, Schwester, Krankengymnastinnen umfaßte. Diese Einbeziehung aller Ebenen der Klinik sollte den Frauen adäquate Ansprechpartner/-innen zur Verfügung stellen und insgesamt eine tangentielle Beteiligung aller Mitarbeiter/-innen in gleichberechtigter Weise zeigen.

Von vorneherein befristeten wir die Gruppe auf sechs Monate, da wir die Frauen nicht übermäßig an die Klinik binden wollten, sondern eine Motivationsgrundlage für z.B. die Inanspruchnahme ambulanter, wohnortnaher Einrichtungen bieten wollten.
Aufgrund der immer noch existierenden Vorurteile gegen „Psycho“ haben wir das Projekt „Gesprächskreis“ genannt und in den Aushängen das Reizwort „Psycho“ vermieden. Als wesentlichsten Punkt haben wir die Informationsvermittlung zu medizinischen Aspekten und weitere für die Frauen wichtige Themen wie Ernährung, Lymphdrainage etc. angeboten. Insgesamt haben wir den auch für uns wichtigen Erfahrungsaustausch mit den Frauen im „Gespräch“ hervorgehoben.
Wichtig zur Stärkung des erschütterten Selbstvertrauens war die frühzeitige, aktive Einbeziehung der interessierten Frauen. Aus diesem Grund legten die an der Gruppe teilnehmenden Frauen im wesentlichen die Inhalte und Reihenfolge der gewünschten Themen, nach Mehrheitsprinzip, selbst fest. Wir wollten nach den „verletzenden“ Erlebnissen der Diagnose- und Therapiezeit die zwangsläufig eher passive Haltung der Frauen in eine aktive Rolle leiten und Distanzwünsche, z.B. ausgedrückt durch den Wunsch nach sachlicher Informationsvermittlung, als persönliche Grenzen der Frauen respektieren bzw. deren persönliche Integrität schützen.

Das Gruppenangebot sollte gewährleisten, daß die Frauen frühzeitig, also noch bevor sie Gelegenheit hatten, sich mit der Krankheit in der sozialen Isolation zu arrangieren, in Kontakt mit anderen betroffenen Frauen kommen.

Es gab keine Ausschlußkriterien, da die Frauen nach unserer Einschätzung auch in ihrem privaten Leben mit allen Schattierungen der Krankheit „Brustkrebs“ konfrontiert werden, und wir in der Gruppe die Möglichkeit hatten, auf die Verschiedenartigkeit der Erkrankung hinzuweisen und gleichzeitg die Individualtiät und Unvergleichbarkeit herauszustreichen. Gleichzeitig wollten wir den Frauen vermitteln, daß sich auch im Falle eines Rezidivs oder einer Metastasierung persönliche Überlebensstrategien entwickeln lassen.
Als längerfristiges Ziel wollten wir eine Senkung der Hemmschwelle gegenüber psychosozialen Angeboten erreichen. Aus diesem Grund stellten wir die von den Frauen ausgesuchten informationsvermittelnden Themen an den Anfang, ließen in dieser Zeit auch „neue“ Frauen in Rücksprache mit den teilnehmenden Frauen zu, boten aber in der 2. „geschlossenen“ Sequenz einen Austausch über die Sorgen und Probleme mit und um den Brustkrebs herum an.

Ergebnisse

Im Zeitraum von Dezember 1994 bis Februar 1997 fanden insgesamt drei Gruppen vollständig statt, die vierte Gruppe hatte sechs Treffen hinter sich.
Wir konnten in dieser Zeit, überwiegend durch persönliche Ansprache 110 Frauen, mit einem Durchschnittalter von 51 Jahren, interessieren, wobei wir etwa 90 Frauen betreuten. Etwa 60 Frauen nahmen regelmäßig an den Gruppen teil, pro Treffen waren durchschnittlich 12 Frauen anwesend. (s. Tabelle 1 und 2)

Tabelle 1: Teilnahme an den „Gesprächskreisen Brustkrebs“ an der Universitätsfrauenklinik Essen (Untersuchungszeitraum: 12/94-2/97)

Anmeldungen	110 Pat.
Teilnahme insgesamt	90 Pat.
Teilnahme >als 6 Abende	62 Pat.
durchschnittliche Teilnahme pro Abend	12 Pat.
mehrfache Gruppenteilnahme	10 Pat.
über Sprechstunde in Psychotherapie weitergeleitet	10 Pat.

Tabelle 2: Soziodemograhische Daten

Durchschnittsalter (39-66 Jahre)	51 Jahre
Verheiratet, Beziehung	75%
Kinder	69%
berufstätig	50%

Bezogen auf den Zeitpunkt der Erstdiagnose lag diese bei 81% der Frauen weniger als sechs Monate zurück, wobei häufiger Wartezeiten auf den Beginn der nächsten Gruppe auftraten, wir den Frauen aber eine Teilnahme an der nächsten Gruppe in Aussicht stellten. Bei einigen Frauen lag die Erstdiagnose bereits fast zehn Jahre zurück, wobei bei 19% der Frauen eine Metastasierung bekannt war. Die meisten Frauen (69%) hatten entweder eine Chemo- oder Strahlentherapie oder beides hinter sich. (s. Tabelle 3)

Tabelle 3: Teilnahme bezogen auf Erstdiagnose und Krankheitsstadium

81%	< als 6 Monate seit Erstdiagnose
19%	1-10 Jahre seit Erstdiagnose
19%	Metastasen
38%	nach Chemotherapie und tw. Radiatio
31%	nach Radiatio.

In der persönlichen Beurteilung der Frauen, erfaßt durch semistrukturierte Interviews am Ende der Gruppe, bestätigte sich die Einschätzung, daß der Gesprächskreis insgesamt als Bereicherung und der Kontakt zu anderen betroffenen Frauen als große Entlastung empfunden wurde. Darüber hinaus gaben fast alle Frauen an, ihre Sprachlosigkeit, auch innerhalb der sozialen Beziehungen, verloren zu haben und sich aufgrund der medizinischen Informationen sehr viel sicherer zu fühlen. Keine der Frauen äußerte sich befremdlich über die Teilnahme der kränkeren Frauen.

Die meisten Frauen (80%) hielten eine zuvor abgelehnte psychosoziale Betreuung jetzt eher für möglich. Insgesamt konnten 10 Frauen in eine psychotherapeutische Betreuung weitergeleitet werden, die diese ebenfalls als große Bereicherung empfanden.

Diskussion

Im Vergleich zu einer supportiv-expressiven Gruppentherapie nach D. Spiegel (1986) für Mamma-Ca-Patientinnen am Inselspital Bern konnten wir in einem ähnlichen Zeitraum fast dreimal soviele Frauen zur Teilnahme bewegen und fast sechsmal so viele Frauen zur regelmäßigen Teilnahme motivieren. (s. Tabelle 4)

Es zeigt sich, daß das Angebot eine große Akzeptanz bei den betroffenen Frauen gefunden hat. Hinsichtlich des in der Einleitung erwähnten großen Wunsches vieler Mamma-Ca-Patientinnen nach mehr Information und mehr persönlicher Betreuung kommt das Projekt „Gesprächskreis Brustkrebs“ den Wünschen der Frauen recht nahe.

Tabelle 4: Vergleich des Essener „Gesprächskreises Brustkrebs" mit einer supportiv-expressiven Gruppentherapie am Inselspital Bern

	Essener Kreis	Berner Gruppe
Zeitraum	ca. 2 Jahre	ca. 2 Jahre
Anmeldungen	110	60
Teilnahme	90	34
Teilnahme regelmäßig	60	11
Teilnehmerinnen proSitzung	12	4

Inwieweit wir in unserem Kollektiv eine verbesserte Akzeptanz von Nachsorgeangeboten erreichen konnten, wird der Langzeit-Follow-up zeigen.
Vor allem handelt es sich nach unseren Erfahrungen um ein an der Akutklinik praktikables Angebot, was aus den klinikeigenen personellen Ressourcen heraus erfüllbar ist. Einzige Voraussetzung ist eine psychotherapeutische Ausbildung wenigstens eines/einer Gruppenleiterin und eine entsprechende Motivation zu dieser meistens zusätzlich zum Arbeitsalltag angebotenen Gruppenbetreuung.
Ob ein solches Angebot über den Erfahrungsaustausch zwischen Personal und betroffenen Frauen auch im Hinblick auf eine psychoonkologische Ausbildung an der Klinik eingesetzt werden kann, wird Gegenstand weiterer Untersuchungen sein.
Offen bleibt in beiden Untersuchungen, ob jeweils durch das Angebot eine bestimmte Gruppe an Mammakarzinom-Patientinnen mit unterschiedlichen Ansprüchen erfaßt wurde. Insofern ist ein Effizienzvergleich bezogen auf die psychischen Auswirkungen in beiden Gruppen nur bedingt möglich.

Literatur

Brusis, J.: „Warum nehmen Brustkrebspatientinnen nicht an (ambulanter) psychosozialer Nachbetreuung teil?" in: Muthny, F. A.: 'Onkologie im psychosozialen Kontext – Spektrum psychoonkologischer Forschung, zentrale Ergebnisse und klinische Bedeutung', 1993, Asanger Verlag, Heidelberg.

Buddeberg, C.: „Die Bedeutung psychosozialer Faktoren für den Verlauf von Mammakarzinom-Erkrankungen – Ausgangsbefunde einer prospektiven Verlaufsstudie", 1990, Schweizer Archiv für Neurologie und Psychiatrie, Band 141, Heft 5, S. 429-455

Greer, S.: „Psychological response to breast cancer: Effect on outcome", 1979, The Lancet, S. 785-787eer.

Hartmann, Matthias: „Praktische Psycho-Onkologie", 1990, Pfeiffer Verlag München

Kirstgen, C.: „Psychoonkologische Nachsorge – Besteht ein Bedarf am Tumorzentrum?", 1994, GebFra, 54(6)S. 341-346.

Muthny, F.A.: „Psychosoziale Auswirkungen der Mastektomie und Bedarf an psychosozialer Versorgung – eine empirische Untersuchung mit Mammacarzinompatientinnen", 1986, Psychother, med. Psychol., 36, S. 240-249.

Olbricht, Ingrid: „Was Frauen krank macht – Der Einfluß der Seele auf die Gesundheit der Frau“ 1993, Kösel Verlag, München.

Spiegel, D.: „Psychosozial Interventions with cancer patients“, 1986, Journal of Psychosocial Oncology, Vol. 3(4) S. 83-93.

von Wegberg, B.: „Erfahrungen mit der supportiv-expressiven Gruppentherapie nach D. Spiegel am Inselspital in Bern“, 1996, Vortrag auf dem Kongreß der European School of Oncology, St. Gallen.

Verzeichnis der erstgenannten Autorinnen und Autoren

Barth-Juninger, Christiane, Dr. med.
Frauenärztin – Psychotherapie
Urbanstr. 4, 79104 Freiburg i. Br.

Bergant, Anton, Dr. med.
Universitätsklinik für Frauenheilkunde
Anichstr. 35, A-6020 Innsbruck

Brähler, Elmar, Prof. Dr. rer. biol. hum. habil.
Universität Leipzig
Abt. für Medizinische Psychologie
Liebigstr. 21, 04130 Leipzig

Brandenburg, Ulrike, Dr. med.
Klinik für Psychosomatik und
Psychotherapeutische Medizin an der RWTH Aachen
Pauwelsstr. 30, 52074 Aachen

Dietrich, Carmen, Dipl. med.
Frauenärztin – Psychotherapie
Lindenplatz 4, 15344 Strausberg

Ditz, Gisela, Dr. med.
Universitäts-Frauenklink
Klinikum Mannheim
Theodor-Kutzer-Ufer 1-3, 68167 Mannheim

Döscher, Martina, Dr. med.
Grünberger Straße 8, 10243 Berlin

Frick-Bruder, Viola, Dr. phil. Dipl.-Psych.
Psychoanalytikerin
Heilwigstr. 120, 20249 Hamburg

Hellmann, Viola, Dr. med.
Frauenärztin – Psychotherapie
Rudolf-Renner-Str. 37, 01159 Dresden

Herold, Klaus, Dr. med.
Frauenarzt
Carolastr. 1, 09113 Chemnitz

Kentenich, Heribert, Prof. Dr. med.
Chefarzt der Frauenklinik
DRK-Kliniken Westend
Pulsstr. 4, 14059 Berlin

Klapp, Christine, Dr. med.
Virchow Klinikum,
Medizinische Fakultät der Humboldt-Univ.,
Frauenklinik – Abt. für Geburtsmedizin und Medizinische Klinik –
Abt. für Psychosomatik und Psychotherapie
Augustenburger Platz 1, 13353 Berlin

Kowalcek, Ingrid, Dr. med. Dipl.-Psych.
Klinik für Frauenheilkunde und Geburtshilfe
der Medizinischen Universität Lübeck
Brahmsstr. 10, 23556 Lübeck

Kuhlmann, Mechtild, Dr. med.
Universitätsklinikum Essen
Zentrum für Frauenheilkunde
Hufelandstr. 55, 45122 Essen

Leeners, Brigitte, Dr. med.
Universitätsfrauenklinik Aachen
Pauwelsstr. 30, 52074 Aachen

Ludwig, Arndt, Dr. med.
Frauenarzt – Psychotherapie – Psychoanalyse
Leipziger Straße 118, 08058 Zwickau

Neises, Mechthild, Priv. Doz. Dr. med.
OÄ der Universitäts-Frauenklinik
Klinikum Mannheim
Theodor-Kutzer-Ufer 1-3, 68167 Mannheim

Noelle, Dietrich, Dr. med.
Facharzt für Geburtsh. und Frauenheilkunde
Psychotherapeutische Medizin
Schillerstr. 21/3, 79312 Emmendingen

Richter, Dietmar, Prof. Dr. med.
Frauenarzt – Psychotherapie
Geburtshilfe – Gynäkologische Abt.
Kreiskrankenhaus Bad Säckingen
Meisenhartweg 14, 79713 Bad Säckingen

Scheele, Michael, Dr. med.
Abt. Geburtshilfe und Gynäkologie
Allgemeines Krankenhaus Heidelberg
Tangstedter Landstraße 400, 22413 Hamburg

Schenk, Herrad, Dr. phil.
Im Dürrenberg 7, 79292 Pfaffenweiler

Schmidt, Gunther, Prof. Dr. phil
Abteilung für Sexualforschung
Psychiatrische und Nervenklinik und Poliklinik
Universitätskrankenhaus Eppendorf
Martinistr. 52, 20246 Hamburg

Schönefuß, Götz, Dr. med.
Universitäts-Frauenklinik und
Klinik für Psychosomatische Medizin
Langenbeckstr. 1, 55101 Mainz

Schuth, Walter, Priv. Doz
Dr. med. Dipl.-Psych.
Universitäts-Frauenklinik
Hugstetter Straße 55, 79106 Freiburg i. Br.

Siedentopf, Friederike, Dr. med.
DRI-Kliniken Westend
Frauenklinik
Pulsstr. 4, 14059 Berlin

Strauß, Bernhard, Priv. Doz.,
Dr. phil. Dipl.-Psych.
Klinium der Friedrich-Schiller Universität
Institut für Medizinische Psychologie
Staystraße 2, 07740 Jena

Stunder, Wolfgang A., Prof. Dr.
Hauptstr. 28, 77736 Zell

Satzung der Deutschen Gesellschaft für Psychosomatische Geburtshilfe und Gynäkologie (DGPGG)

§ 1 Name und Sitz
Die Gesellschaft führt den Namen: Deutsche Gesellschaft für psychosomatische Geburtshilfe und Gynäkologie (DGPGG). Sie ist in das Vereinsregister beim Amtsgericht Bad Säckingen eingetragen. Sie verfolgt ausschließlich gemeinnützige Zwecke im Sinne des Abschnitts „Steuerbegünstigte Zwecke" der Abgabenordnung .

§ 2 Zweck und Aufgaben der DGPGG
Zweck der Deutschen Gesellschaft für psychosomatische Geburtshilfe und Gynäkologie ist die Förderung von Wissenschaft, Forschung, Lehre und Weiterbildung auf dem gesamten Fachgebiet der Psychosomatik in Geburtshilfe und Gynäkologie. Im besonderen gehören zu den Aufgaben der Gesellschaft

1. Die wissenschaftliche Erarbeitung und Verbreitung psychosomatischer Erkenntnisse auf dem gesamten Fachgebiet.
2. Die Abhaltung wissenschaftlicher Tagungen und Fortbildungsveranstaltungen auf dem gesamten Fachgebiet.
3. Die Zusammenarbeit mit anderen nationalen und internationalen Gesellschaften ähnlichen Charakters, insbesondere mit der Deutschen Gesellschaft für Gynäkologie und Geburtshilfe und der Internationalen Gesellschaft für psychosomatische Geburtshilfe und Gynäkologie (ISPOG).
4. Die Förderung der beruflichen Belange der auf diesem Gebiet Tätigen. Die Gesellschaft ist selbstlos tätig. Sie verfolgt nicht in erster Linie eigenwirtschaftliche Zwecke.

§ 3 Mitglieder
Ein Antrag auf Mitgliedschaft erfordert die Empfehlung von 2 Mitgliedern der Gesellschaft. Über die Aufnahme beschließt der Vorstand mit einfacher Mehrheit. Die Aufnahme kann ohne Angabe von Gründen verweigert werden.
a) Ordentliche Mitglieder
Ordentliches Mitglied der Gesellschaft kann werden, wer eine ärztliche akademische oder eine gleichwertige psychologische Ausbildung abgeschlossen hat.
b) Außerordentliche Mitglieder
Außerordentliches Mitglied kann werden, wer der psychosomatischen Medizin aufgeschlossen gegenübersteht und über die Tätigkeit, die Forschung, die Tagungen und Veröffentlichungen der DGPGG informiert werden möchte.
c) Korporative Mitgliedschaft

Eine korporative Mitgliedschaft ist möglich.
d) Ehrenmitglieder
Ehrenmitglieder können auf Vorschlag des Vorstandes von der Mitgliederversammlung gewählt werden. Die Wahl erfolgt mit 2/3 Mehrheit.
Alle Mitglieder haben gleiche Rechte.

§ 4 Pflichten der Mitglieder
Die Mitglieder haben nach besten Kräften die Interessen der Gesellschaft zu wahren und zu fördern, sich an die Satzung der Gesellschaft und die Beschlüsse ihrer Organe zu halten sowie die Mitgliedsbeiträge zu zahlen.

§ 5 Erlöschen der Mitgliedschaft
Die Mitgliedschaft erlischt durch Tod oder durch freiwilligen Austritt. Der Austritt ist nur am Ende eines Geschäftsjahres auf Grund einer schriftlichen Austrittserklärung möglich. Die Austrittserklärung muß spätestens bis zum 30.9. des laufenden Jahres beim Präsidialbüro der DGPGG oder beim Kassenwart der DGPGG eingegangen sein, andernfalls währt die Mitgliedschaft bis zum Ende des darauffolgenden Jahres.
Über einen Ausschluß kann nur eine ordentliche Mitgliederversammlung mit einer Mehrheit von zwei Dritteln der anwesenden Simmen beschließen.

§ 6 Organe der DGPGG
Organe der Gesellschaft sind:
1. die Mitgliederversammlung (MV)
2. der Vorstand
3. der Wissenschaftliche Beirat

§ 7 Mitgliederversammlung
Die Mitgliederversammlung ist das oberste Organ der DGPGG. Die MV wird vom Vorstand mindestens einmal jährlich einberufen. Der Vorstand ist verpflichtet, eine MV einzuberufen, wenn mindestens 1/5 der Mitglieder dies verlangen. Die Einberufung erfolgt schriftlich durch den Präsidenten oder seinen Stellvertreter.
Die Einladung hat mindestens drei Wochen vor der MV zu erfolgen. Die MV ist immer beschlußfähig.
Die Mitglieder haben das Recht, Anträge für die MV zu stellen; diese müssen spätestens eine Woche vor Abhaltung derselben beim Vorstand schriftlich eingebracht werden.
Der Präsident, sein Stellvertreter oder eines der Vorstandsmitglieder in der Reihenfolge nach §8 leiten die Mitgliederversammlung. Die MV beschließt mit einfacher Mehrheit, sofern nicht anders bestimmt.
Auf Verlangen von einem stimmberechtigten Mitglied ist geheim mittels Stimmzettel abzustimmen

Die Beschlüsse werden vom Schriftführer protokolliert und von ihm und einem Vorstandsmitglied unterzeichnet.
Der Vorstand führt die Beschlüsse aus. Aufgaben der Mitgliederversammlung sind insbesondere:
Die MV regelt die grundlegenden Angelegenheiten der Gesellschaft, wählt den Vorstand und erteilt Entlastung. Die MV kann Kommissionen einsetzen. Die MV nimmt den Bericht des Vorstandes entgegen und den Bericht über den Rechnungsabschluß, wobei die Kassenprüfung durch zwei von der MV zu bestimmende Mitglieder, die nicht dem Vorstand angehören, erfolgt.
Die MV wählt und entlastet den Vorstand.
Die MV kann Ehrenpräsidenten und Ehrenmitglieder ernennen, sowie andere Institutionen zu Kollektivmitgliedern wählen oder diese mit der DGPGG assoziieren.

§ 8 Vorstand
Der Vorstand besteht aus:
1. dem Präsidenten,
2. dem Vizepräsidenten,
3. dem Schriftführer,
4. dem Schatzmeister,
5. einem Beisitzer

Der Vorstand wird in der Mitgliederversammlung gewählt. Bei eindeutigem Votum kann en bloc in offener Abstimmung gewählt werden. Im Zweifelsfall kann eine Personaldebatte in Abwesenheit des oder der Kandidaten erfolgen oder die Wahl in geheimer Abstimmung vorgenommen werden. In gleicher Weise ist bei der Abwahl eines, mehrerer oder aller Vorstandsmitglieder zu verfahren.
Der Vorstand ist an die Beschlüsse der Mitgliederversammlung gebunden. Der Präsident und sein Stellvertreter vertreten die Gesellschaft gerichtlich und außergerichtlich. Jeder von ihnen hat Alleinvertretungsrecht.
Der Vorstand leitet die Geschäfte der Gesellschaft und verwaltet das Vermögen. Der Vorstand richtet wissenschaftliche Tagungen und Fortbildungsveranstaltungen aus.
Die Amtsdauer des Vorstandes beträgt 3 Jahre. Wiederwahl ist zulässig.
Scheidet im Verlauf einer Amtsperiode ein Mitglied aus dem Vorstand aus, so ergänzt sich der Vorstand bis zur nächsten Mitgliederversammlung durch Zuwahl aus der Reihe der Mitglieder.
Die Zuwahl erfolgt einstimmig durch den Vorstand. Der Präsident hat das Recht, bei wichtigen Entscheidungen Versammlungen des Vorstandes einzuberufen. Der Vorstand ist beschlußfähig, wenn mindestens 3 Mitglieder und unter ihnen der Präsident oder in seiner Vertretung der Vizepräsident anwesend sind.

§ 9 Wissenschaftlicher Beirat
Der wissenschaftliche Beirat besteht aus ordentlichen Mitgliedern. Diese werden vom Vorstand vorgeschlagen. Der wissenschaftliche Beirat unterstützt beratend den Vorstand.

§ 10 Beitragsordnung
Es wird ein Beitrag erhoben. Die Höhe des Beitrages bestimmt die Mitgliederversammlung .
Die Mitgliedsbeiträge sind Jahresbeiträge und sind bis zum 31.3. eines jeden Jahres fällig.

§ 11 Spenden
Zur Verwirklichung der gemeinnützigen Zwecke der Gesellschaft ist diese berechtigt, Spenden entgegenzunehmen und satzungsgemäß zu verwenden.

§ 12 Gewinne
Mittel der Gesellschaft dürfen nur für die satzungsmäßigen Zwecke verwendet werden. Die Mitglieder erhalten keine Zuwendungen aus Mitteln der Gesellschaft.
Sie haben deshalb auch bei ihrem Ausscheiden keinerlei Ansprüche auf das Vermögen der Gesellschaft.

§ 13 Haftung
Für die Schulden der DGPGG haftet ausschließlich das Vereinsvermögen. Eine persönliche Haftung der Mitglieder ist ausgeschlossen.

§ 14 Satzungsänderungen
Satzungsänderungen werden von der Mitgliederversammlung beschlossen. Sie bedürfen der Zustimmung von zwei Dritteln der anwesenden Stimmen. Ein entsprechender Antrag muß in der Einladung zur Mitgliederversammlung enthalten sein.

§ 15 Auflösung der Gesellschaft
Die Gesellschaft kann durch Beschluß der Mitgliederversammlung mit mindestens 3/4 Mehrheit der abgegebenen Stimmen auf Antrag aufgelöst werden. Der Antrag der Auflösung der Gesellschaft muß mindestens 3 Monate vor der Mitgliederversammlung mit der Angabe von Gründen den Mitgliedern zugestellt werden:
Bei Auflösung der Gesellschaft oder Wegfall ihres bisherigen Zweckes fällt ihr Vermögen an die Deutsche Gesellschaft für Gynäkologie und Geburtshilfe.

§ 16 Geschäftsjahr
Das Geschäftsjahr ist das Kalenderjahr.

Die DGPGG wurde am 19.11.1980 in Bad Godesberg gegründet. Die Satzung wurde am 25.2.1981 auf der ordentlichen Mitgliederversammlung in Mainz beschlossen und trat am selben Tag in Kraft. Die Eintragung in das Vereinsregister Bad Säckingen erfolgte am 17.1.1984. Satzungsänderungen erfolgten durch die Mitgliederversammlung auf der Fortbildungstagung in Köln 1985 und auf dem Kongreß in Basel am 22.5.1995.

Otto Rank

Das Trauma der Geburt und seine Bedeutung für die Psychoanalyse

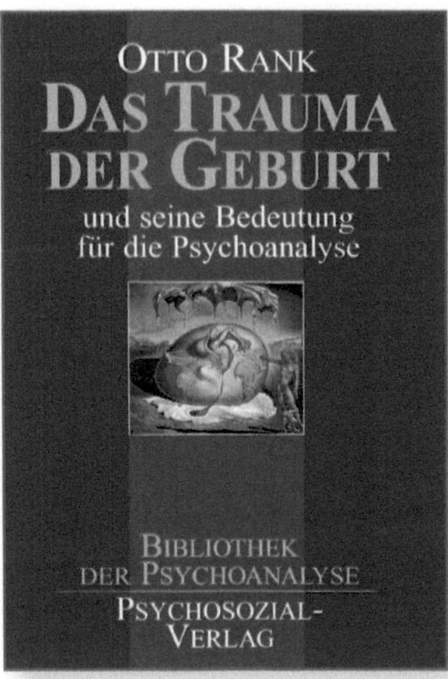

2007 · 229 Seiten · Broschur
ISBN 978-3-89806-703-4

Ein Klassiker der psychoanalytischen Literatur!

Otto Ranks »Das Trauma der Geburt und seine Bedeutung für die Psychoanalyse« ist mit Recht als ein Klassiker der psychoanalytischen Literatur weithin bekannt. Rank führt in die frühe ganz an der Vaterbeziehung orientierten Psychoanalyse mit der vorsprachlichen Mutterbeziehung und der Geburtserfahrung eine damals neue Problemebene ein. Dem Buch und seinem Autor wurde aus den Reihen der etablierten Psychoanalytiker darum auch massiver Widerstand entgegengesetzt, und das Werk Ranks fiel in Vergessenheit. Inzwischen wird aber gewürdigt, dass Rank mit der Betonung der Mutterbeziehung wesentliche Entwicklungen in der Psychoanalyse und Psychotherapie vorweggenommen hat.

www.ingramcontent.com/pod-product-compliance
Ingram Content Group UK Ltd.
Pitfield, Milton Keynes, MK11 3LW, UK
UKHW041841190726
13854UKWH00002B/655

9 783932 133350